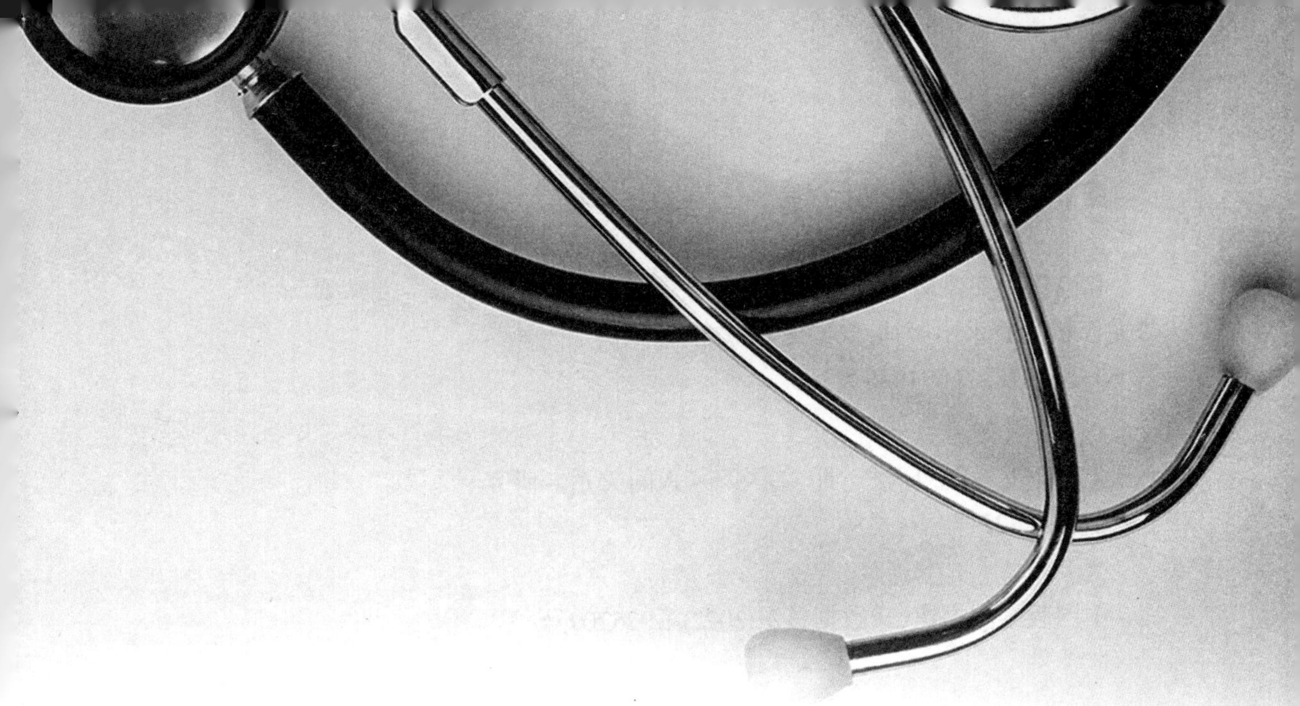

和谐医患关系构建研究

李婕　杜建波　南凯　魏满堂　田珂　时志民　著

黑龙江科学技术出版社

图书在版编目（CIP）数据

和谐医患关系构建研究 / 李婕等著. -- 哈尔滨：黑龙江科学技术出版社, 2022.1（2023.1 重印）
ISBN 978-7-5719-1283-3

Ⅰ. ①和… Ⅱ. ①李… Ⅲ. ①医院－人间关系－研究 Ⅳ. ①R197.322

中国版本图书馆CIP数据核字(2022)第025704号

和谐医患关系构建研究
HEXIE YIHUAN GUANXI GOUJIAN YANJIU

作　　者 李　婕　杜建波　南　凯　魏满堂　田　珂　时志民
责任编辑 陈元长
封面设计 曾　莹
出　　版 黑龙江科学技术出版社
地　　址 哈尔滨市南岗区公安街70-2号　邮编：150001
电　　话（0451）53642106　传真：（0451）53642143
网　　址 www.lkcbs.cn　www.lkpub.cn
发　　行 全国新华书店
印　　刷 三河市元兴印务有限公司
开　　本 787mm × 1092mm　1/16
印　　张 17.25
字　　数 335千字
版　　次 2022年1月第1版
印　　次 2023年1月第2次印刷
书　　号 ISBN 978-7-5719-1283-3
定　　价 68.00元

前　言

医患关系是医务人员与患者在医疗过程中产生的特定医治关系。近年来，随着科学的发展、社会的进步和旧医学模式的改变，医患关系也出现了一些新变化。医患之间由于缺乏交流与沟通，常引起医疗纠纷，因此医患关系成为一个社会热点。医患关系是一个具有多棱面的立方体，它涉及医疗技术水平、医学研究水平、医疗卫生体制、医疗卫生政策，以及社会经济、政治、文化状况等诸多因素。多种因素交叉与重叠的属性，表明了当今医患关系的复杂性。因此，和谐医患关系的构建是多方位的，不能毕其功于某一个或几个方面。本书从多视角去诠释新时期的医患关系，对于探索化解医患矛盾，构建和谐医患关系具有重要意义。

本书主要内容包括两个方面：第一是第一章至第四章内容，主要从整体对医患关系进行系统介绍，包括医患关系概述、医患冲突、医患关系伦理思考、医患关系管理等方面；第二即本书的剩余部分，主要从各个角度出发推动和谐医患关系构建，包括法律保障、医德教育、媒体传播、强化政府责任、应对职业倦怠、加强医患沟通、深化医药卫生体制改革等诸多视角。

本书由李捷、杜建波、南凯等六位作者撰写，其中李捷撰写第一至第三章，合计8万字；杜建波撰写第四章，合计4万字；南凯撰写第五章，合计4万字；魏满堂撰写第六至第八章，合计8万字；田珂撰写第九和第十章，合计5.5万字；时志民撰写第十一章，合计4万字。在本书撰写过程中，著者参阅了部分相关研究成果，并对其中一些观点进行了引用，在此对其研究者表示衷心的感谢！由于时间较为仓促，加之精力有限，书中难免存在一些不足之处，敬请各位同行和广大读者批评指正。

目　录

第一章　医患关系概述

第一节　医患关系内涵

一、医患关系的含义

对当代西方医学颇有影响的著名医史学家亨利•欧内斯特•西格里斯特（Henry Ernest Sigerist）曾经深刻地指出："当我说，与其说医学是一门自然科学，不如说它是一门社会科学的时候，我曾经不止一次地使医学听众感到震惊。医学的目的是社会的，它的目的不仅是治疗疾病，使某个机体康复，而且它的目的还要使人能调整以适应他的环境，作为一个有用的社会成员。为了做到这一点，医学经常要应用科学的方法，但是最终目的仍然是社会的。每一个医学过程始终涉及两类当事人：医生和病人，或者更广泛地说，是医学团体和社会，医学无非是这两群人之间的多方面的关系。"根据这一学说，医患关系可以分为广义和狭义两个方面。

狭义的医患关系特指医生与患者之间相互关系的专门术语，即一种个体关系，是最古老的医疗人际关系，属于传统医学的研究内容。之所以这样认为，是因为医患关系的产生源于医学科学的形成与医患双方的互动与分立。但是某一具体的医患关系的发生，应当源于患者单方面的求医行为，即此时的医患关系自患者发出求医信息时或到医疗机构就诊时开始。亦即只有患方与医方发生了信息的沟通，医疗实践过程才可能发生。因此，狭义上的医患关系产生于医疗实践中医方与患方之间的互动。

广义的医患关系指以医生为主的群体（医疗者一方）与以患者为中心的群体（就医者一方）在治疗或缓解患者疾病过程中所建立的相互关系。当然，广义的医患关系是以狭义的医患关系为基础的。在广义的医患关系中，"医"指医方，不仅指医师，还包括护理人员、医疗技术人员、管理人员，以及这些人员所在的医疗机构或医疗单位。如根据国务院1994年发布的《医疗机构管理条例》第二条的规定，医疗机构包括医院、卫生院疗养院、门诊部、诊所、卫生所（室）和急救站等从事疾病诊断、治疗活动的组织。"患"不但包括患者本人，还包括与患者有关联的亲属、监护人、单位组织等，之所以认为"患"包含的内容为综合群体，是因为在医疗实践中，经常会出现患者本人昏迷休克时，或者患者本人不具有民事行为能力时，与患者有关的人如其亲属、监护人单位组织等往往直接代表着患者本人的利益。值得注意的是，医患关系中的“患”，也未必就是患有疾病者或其亲属及代理人，还应包括健康的普通人群。因为，有求医行为的人或者说到医院的求医者未必就是身患疾病者，如参加正常体检者、进行产前诊断的孕妇、接受预防疫苗接种的儿童、婚前检查者等，都不是真正的病患者，但相对于医务人员而言，可以把他们统称为患者。因此，“医”与“患”是相对而言的，可以把以医生为主体的与从事医疗实践活动有关的一方称为“医方”，把以“患者”为中心的与求医行为有关的一方称为“患方”。

由此可见，在医患关系当中，由于涉及“医方”和“患方”两个方面的主体。因此，在医患关系中，其主体具有以下两个特点：一是社会对医方的道德要求较高。在医患关系中，社会对医患双方的道德要求是不同的，对患者一方，一般情况下只要求患者尽到对病情的如实告知义务，而对医方来说，则有较高的医学道德要求，医学道德不仅要求一方要掌握现代的医学知识和医学技能，还应具备忠于医疗事业的献身精神、仁爱救人的观念。二是患方在医疗信息的占有方面处于弱势地位。由于医学是一门专业性技术性要求都很高的特殊行业，患方一般不具备医学知识和医学技能，而医方则是具有医学知识和医学技能的专业一方，因此，医患双方对医学知识和医学技能掌握和占有的不平衡决定了医患双方信息的不平等，患方在医疗信息的掌握和占有方面处于弱势地位。

二、医患关系的特征

道德伦理在传统的中西方医患关系中都发挥了重要的作用，直到现在强调用道德伦理来规范医患关系的呼声也在不断高涨。因此，道德伦理对医患关系的规范作用仍然不可忽视。但是随着医学科技的不断发展，患方的医疗参与意识法律意识权利意识不断增强，医患关系呈现出了新的发展趋势。医患关系主要表现为以下几个特征。

（一）医患关系物化

随着科学技术的迅猛发展，医疗技术正日益朝着“高、精、尖”方向迈进。先进的仪器设备在提高诊断效果的同时，也造成医务人员对机器的依赖。在科技主义思潮影响下，在医疗器械制造商的广告宣传下，越来越多的患者出现了机器迷信。医患之间的直接沟通交流在减少。传统的“医生—患者”之间的双向互动关系逐渐变成了“医生—医疗仪器设备—患者”之间的关系。医患之间的人情味被冷冰冰的机器所阻断。

在市场经济冲击下，“等价交换”原则渗透到医患关系中，一些医务人员以医疗技术作为利益交换的筹码，一些患者出于健康的需求默认或纵容了交换行为。而随着医疗卫生体制改革的深入推进，医院被推向市场，迫于生存的压力和发展的需要，医院已经蜕变为“自主经营、自负盈亏”的商业性运营机构，追求经济利益的最大化。在社会转型格局下，在多元文化碰撞中，医患关系的经济化趋势在逐渐加剧。由此可见，医患关系的机器化、经济化动向呈现出医患关系的物化特点。

（二）医患关系法制化

随着人们的生活水平逐渐提高和社会主义法治的不断完善，人们的健康意识和医疗服务需求水涨船高，患者的主体意识和维权意识也在不断增强。医患双方的权利和义务大都以法律规定的形式出现。患者往往会把寻求医疗服务时遇到的问题诉诸法律。传统的以信任为纽带、依靠道德自律调整的医患关系已不能适应社会要求，医患关系法制化特点明显。

（三）医患关系平等化

中国传统医患关系在儒家的“君臣父子”等级思想的影响和渗透下亦具有“宗法人伦”的不平等性。患者看病需要“求医问药”，而医生则以“医者父母心”自居，医患之间是以医生为中心的支配与被支配关系。西方传统医患关系亦是如此，正如《希波克拉底誓言》里所宣称的“吾都将以病者安危为念，远避不善之举”，以及希波克拉底在《论医生的品德》中所言的“不要向病人透露即将发生的事”。这种医学信息的不对称，造成了医患关系的不平等。医生凭借着对医疗技术的掌握而具有某种权威性。医生的权利过于强大，必然会侵害到患者的利益。为保护自己，患者要求更多的权利。在现代医疗活动中，患者要求与医务人员平等对话，在知情同意的前提下主动参与治疗，不再是被动接受。医患关系呈现出平等化的新态势。

（四）医患关系的分解化

随着现代医疗技术的发展，医患关系愈加复杂，表现在两个方面：一方面，由于分科越来越细，医务人员分工也越来越专科化，一个医生只对某一种疾病负责，或只对诊疗工作中的某一个环节负责，患者的健康和生命，不是依赖某一个医生，而是依赖于众多的医生、护士、检验员、药剂员等各类医务人员。另一方面，在医院里，一个医生同时要负责十几个甚至几十个患者的治疗，医生关心的不是一个或几个患者，而是十几个、几十个患者。因此，以往单一、稳定的医患关系被分解，使医患关系变得越来越复杂。

（五）患者与疾病的分离

现代医学在孤立研究某种疾病及其致病因素，探求某种疾病的病原体时，常常把某种疾病的致病因素从患者本人的整体中分离出来。这样，在医务人员看来，在其试管里、显微镜下，以及各种现代监测设备的影像里，就只有器官、组织、细胞、分子、量子等形态性质的东西和人体的生物学变量了，作为整体的人的形象变得淡薄甚至暂时消失了，因此出现了疾病与患者相分离的现象。

（六）自然人与社会人的分割

以近代生物科学为基础的近代医学，只是从生物学的观点，从人的自然属性去研究人体及其疾病，使用的方法又是还原的方法，这势必把人的社会属性排除在外，忽视影响人的健康和疾病的心理、社会因素；在治疗中，往往只注意躯体疾病的治疗，而忽视精神、心理治疗，这也是医患之间思想交流减少的因素之一。

三、医患关系的模式

（一）医患关系模式的概念

医患关系的模式是指在历史和现实中存在的具有一定普遍性、代表性的医患关系的样式。医患关系的发生，归因于疾病的存在，而疾病的诊断、预防和治疗离不开医学科学技术，没有专门的医学科技知识，就不可能达到防治疾病的目的。患者求医的目的是医方的技术能使其摆脱病痛，而正是因为医疗技术，使医患之间发生了互动关系，因此，对医患关系模式的分析，不能脱离医患关系的技术关系。所谓技术关系，是指医患之间在诊疗护理过程中通过技术而建立起来的行为关系，它表现为医患双方在医疗技术实施过程中彼此的地位、作用等方面。

（二）医患关系模式的类型

美国医学社会学家帕森斯（Parsons）曾经创立了一种将医患关系等同于父母与孩子之间关系的医患关系模式，在这种医患关系模式下，患者完全依赖医生，没有任何自主权。但美国学者萨斯（Szase）和荷伦德（Hollender）则认为，帕森斯的医患关系理论模式忽视了生理状态这一因素，而生理状态正是医患关系中最重要的影响因素之一，医患关系的技术性质直接与患者就医时的生理状况有关。因此，他们按照医方主动性的大小，将医患关系划分为三种基本模式，即主动—被动型、指导—合作型和参与—协商型。

1. 主动—被动型

该种模式又被称为“家长式”模式，是传统的医患关系模式。在这种模式中，医方在对患者的诊治上具有不容置疑的权威，而患者由于对医学知识有所欠缺，对医务人员绝对信任。在这种模式下，医方处于完全主动的地位，患者则处于完全被动的地位，基本是无条件甚至是盲目地服从医方的决定。这种类型的特点是医方是决定者，处于主动的支配地位，患者则完全听从于医方的安排和处置。这种关系类型主要适用于对无自主能力的患者的治疗，如危重昏迷患者、休克患者、婴幼儿、精神病患者等，这些患者或由于意识不清，或由于无自主能力，而不能同医务人员沟通，成为医患活动的被动接受者。

2. 指导—合作型

这是目前占主导地位的医患关系模式，在这种模式中，医方要求患者主动配合，听从和尊重医方的决定。患者可以向医方提出疑问，在医方的指导下比较忠实地执行医嘱，配合治疗。这种模式的特点是患者主动接受医方的指导，积极配合医方，医方仍然是权威，占主导地位。该模式常出现于急性病症中，患者有清醒的意识，但病情较重，不管其愿意与否，检查和治疗活动都要严格遵循医方的指令开展；医方按照医疗程序，指导患者进行检查和治疗。

3. 参与—协商型

在这种关系中，患者不是被动地接受医方的安排，也不仅仅是合作，而是主动参与，医方和患者拥有大体相同的主动性和权利，双方共同协商，参与医疗方案的决定和实施。该模式常出现于对各种慢性疾病的治疗中。如对于糖尿病患者，需要终身用药，患者每天按照医生的处方进行治疗，口服药物或者注射胰岛素，共同参与治疗方案的制定和修改。该模式还出现在疾病预防中，医方帮助患者自疗，患者可以通过定期求医进行预防性保健。医方为患者提供不同的治疗方案，并告之不同方案的利弊，供患者选择，医方只能帮助患者执行和实施患者所选择的方案。在医疗活动中，这是一种较为理想的模式，有助于消除医患隔阂，减少冲突，但需要有良好的医患关系为基础，因此，这种模式对于医方的沟通能力有较高的要求。

4. 其他类型

（1）信息式、解释式、顾问式

这种模式与家长式模式正好相反，在这种模式中，患者的主动性大于医方的主动性，患者主动地参与医疗过程，医方则是引导者和咨询者。在这种模式中，医方为患者提供有关的医疗信息，患者选择医方拟定的医疗方案，患者控制医疗决策权，医方执行患者的选择。

（2）纯技术模式、权威模式、契约模式

纯技术模式、权威模式、契约模式是由美国学者罗伯特·维奇（Robert Veatch）提出的，但其内容和实质与萨斯和荷伦德模式并无实质性区别。

（3）人道模式

人道模式是由布朗斯坦（Braunstein）提出的，他主张医方应当尊重患者的各种权利，感受患者的心理、需要和痛苦，充分调动患者的主动参与，这实际上是一种比较理想的参与—协商型模式。

（4）患者指导型

患者指导型模式是由著名心理学家弗赖森（Freidson）提出的，他认为从医患双方考虑，还应有患者指导医生的合作模式，甚至是患者主动、医生被动的模式。一般认为，在实际工作中，确实有些患者以权势或财力来迫使医方听从于他，可这种情况并不能算作一种正常的医患关系模式，所以一般来说不予考虑。但是在临床医疗工作中，这种医患关系在某些特定的情况下，属于正常存在的一种，并非由患者的权势和财力所致，而是由其特殊性所决定的。当然，这种模式并不意味着医生任意听从患者的要求，而是在治疗技术条件和患者自身条件允许的情况下，还应当注意患者的精神、心理状况是否存在异常，以保证治疗的成功。

四、医学异化对医患关系的影响

（一）医患关系中的技术因素及其作用力

技术时代，由于技术因素医患关系产生了新的变化趋势。技术因素是促进医学发展的积极力量，通过不断提高医务人员工作效率和能力，减轻患者身心痛苦，为人们提供了更好的生存状态。以常理来说，技术应该促使医生获得认识疾病、治疗患者的能力，患者获得更好的存在状态，医患双方应该被技术更加紧密地联系在一起。但是，医务人员借助科学技术来辅助完成治疗过程，用仪器设备将自己与患者分离开来，医患相互联系、相互依赖的关系单方面减弱，医务人员对于患者的疾病认识得更加清楚和明白，但同时对于患者的认识和理解却越来越模糊。相反，患者面对机械化的诊治过程，其需求和感受被无视，而这导致患者对于医务人员的依赖不可思议地增加。当这种依赖遇到已被技术因素隔绝的医务人员，医患关系不可避免地出现恶化。技术因素对于医患双方的作用力是相反的，技术因素的作用力使得医生离患者的疾病越来越近，却使得医生离患者越来越远；技术因素的作用力使得患者离医生越近越是感受到其感受与需求被医生所忽视，越是这种感受被强化，患者越是有强烈的与医生接触的需求。技术因素成为医患之间重要甚至是决定因素而人自身（包括医患双方）的温度和感觉却被忽略不计，这是值得从根本上进行反思的。

（二）医患双方丧失医学实践主体地位

法国技术哲学家雅克•埃吕尔（Jacques Ellul）表述过“在社会中技术的活动越多，人的自主性和主动性就越少。”现代医疗离不开技术，由于医生过度依赖和“迷信”现代医学技术，技术占据了医学的主导地位，使得其自身作为医学实践主体的地位被技术所取代。现代医学受到时代的影响和技术的作用，很多时候强调规范与统一的结合，对于疾病或者治疗有着一套行之有效的“范式”，而医生或多或少地都受到这种“范式”的影响，从而被“范式”所控制，被“范式”所束缚，很多时候医生的主观能动性要屈从于“范式”的指挥，缺乏对自我知识的利用和个性化的治疗。医生的专业技能得不到有效发挥，发挥出来的只是对于医学仪器的操作能力，这就使得医生的工作由用自身技能解决问题变成按照“范式”操作各种仪器设备，主观能动性被严重压制，甚至在一定程度上丧失了主观诊断的信心，在遇到复杂问题时会不知所措；盲目、片面地将医学仪器得出的数据作为真理，却在根本上忽视了事物差异性和各种因素的影响，医生成为技术的附庸，忘记了医学仪器是人造物，输入不同，其产生的“数据”会千差万别，甚至会大相径庭。逐渐地，人们对医生的重视还比不过对于医学科技的推崇。

在这种状况之下，一方面，医学的发展很大程度上取决于科学技术的革新，从而促进医学技术的进步。医生的能力和个体素质不再重要，因为医学技术的进步取代了医生个体的技巧和能力。不同的医疗机构之间就会产生不用人才竞争而是以医学设备的先进程度来决出胜负，技术追求效率，因而医学仪器的竞争就转化为了经济利益的竞争。在这种竞争中医生角色也渐渐地从救死扶伤走向为自身利益的保守以求全，趋利以避害。当医生在这种环境中原来越适应时，其主体性地位就越会丧失，医生与患者的沟通就成为一种纯粹的主体与客体的关系。这样的情况下，患者眼中的医生，见技术、器械与工具而不见人，“只要回想起一个病人走进医院在医生冷冰冰的面孔前不断奔波于各种检测科室时，人们就可以清晰地看到医学日益失去人性的图景。”见钱见利而不见人。“医生被异化为不关心病人疾苦，不把病人当人看，草菅人命的冷血动物，因而时有医生被病人家属殴打羞辱甚至杀戮的悲剧。”

另一方面，患者主体的异化。患者作为医学实践的对象的主体地位被疾病所取代，患者仅仅成为疾病的载体，自主性丧失。理论上，患者作为医学最终服务的对象，不仅需要也必须得到医学与医生的完全关注，还应参与到医学发展与医生的治疗决策之中，但医学异化下医学与医生眼中患者只不过是技术需要作用的疾病的载体或“容器”，加之由于多数患者对于医学技术缺乏全面理解，对于各种医学理论和实践活动处于无知的境地，在现实的医疗活动中，处于弱势地位，缺乏发言权。因此，患者无法真正实现自己作为医学实践对象的主体地位。由于对医学技术的认识不足，患者会有一种“技术万能”的错觉，会不自觉地将治愈疾病的希望寄托于“最新”“最高效”的医学技术上，被动地承受医学技术带来的后果；对于患者来说，知情同意是其最基本的权利，是其合理合法必须获得的权利，但是因为医生与患者各方面的差距和知识结构的不同，很多时候医生的解释与答复令患者很难理解，同时越是这样患者的需求越大，这就导致患者越是需求却越是获得不了想要了解的，只是得到了零星的信息和医生冷漠的印象。这种情况下，患者被动接受的情况日益常态化和习惯化，其自主性当然就会被压制乃至慢慢丧失。在医学异化的情况下，医生和患者双方都丧失了医学实践主体地位。这就会导致医生和患者在医学实践当中的主体性和主观能动性被控制，甚至是被压制而丧失。例如：医生对于生命的敬畏感和对于生命的尊重等人文观念淡化甚至消失，医生不再发挥其作为主体的主体性和主观能动性，被机器控制下被迫寻求“技术数据”的支持和医学设备的诊断结果。同时应该看到，医生和患者之间的沟通在诊疗过程中是不可或缺的，是医生和患者加强理解和信任，让患者找到排解心理焦急和因疾病产生的心理问题的重要途径。但是患者产生异化，其主体性和主观能动性被压制，就缺乏了对于战胜疾病、获得更好生存环境和质量的信心。

五、医患关系通过技术这一中介对立而生

医生和患者从本质上来说，是拥有共同的利益和共同的目标的共同体，都可以说是为了战胜疾病和获得良好的生存状态和质量而参加到医学实践之中来的，医学实践中不仅需要医生专业的知识和精妙的医学能力，与此同时，也需要患者具备战胜疾病的信心和获得更好生存状态的意愿，要主动放好心态积极配合医生。医生和患者双方应当在共同利益和目的之下相互帮助、相互合作，医生和患者的合作对于在医学实践中实现实践目的具有举足轻重的作用。然而，在种种医德与医学异化现象中，医生和患者处于不同的地位和具有不同的知识结构，导致获得的信息有差异，而当这种差异性被突出和放大开来，在这种不对称中很容易因为很小的误会或失误而造成严重的医患冲突。从医生方面来看，这导致医生强化了自己相较于患者的主导地位，以自我为中心，轻视患者，将患者视为承载疾病的“容器”。从广义上来说，相当多的医生已经不再是医生，而是医学技术专家、操作工、医学官员、医匠，以及精明能干的生意人；患者方面，因医生对待患者的行为使得患者认为自己没有得到应该获得的尊重，加之疾病的折磨或经济能力的压力，对于医生产生不信任感甚至是敌视心态，从而导致医患关系紧张化和对立化。

第二节　医患关系的演变

一、医患关系发展历程

（一）古代社会医患关系

在人类历史的早期，人们认为疾病是由神灵或魔鬼造成的，被动地祈祷和驱邪是维护健康、治疗疾病的主要手段。约2500年前，人类对健康的认识产生了第一次质的飞跃，来源于实践的经验医学模式取代了长期统治人类的神道医学模式。但那时医疗还没有成为一种特殊的社会职业，医患之间还处于一种不稳定、不明显的状态，反映在医患关系上，往往表现为医者高高在上、患者则对替自己解除病痛的医者充满了崇敬和感激。“不为良相，即为良医”“医者，父母心”，这些名言反映了当时医者在社会上的声誉及在人们心目中的地位。古代社会医患双方的关系主要表现为：

第一，以经验医学为基础。医者从了解病情、提出诊断意见到实施治疗，往往只能靠自己的诊察，没有辅助诊疗仪器。医患双方直接交流，逐步形成了以“望、闻、问、切”四诊为主要手段的诊疗方法。这样的诊疗方法能使医患关系比较密切。

第二，医者对患者全面负责。这时医学才刚刚起步，没有从其他科学中分离出来，更不存在医学的各种分科。在这一历史阶段，医者需要通盘考虑患者的所有疾病，单独地承担起诊治患者的全部医疗责任，而不像如今医院中某个科室的大夫只负责治疗自己专业范围内的疾病，其他疾病则由其他大夫负责。那时的患者往往把自己的生命和健康寄托在某一位医者身上，这样就比较容易形成稳定、单一的医患关系，有助于患者对医者产生信赖和交托感，更有助于和谐医患关系的产生与发展。

第三，医者有着崇高的人生价值观。在古代伦理思想的规范下，医者崇高的社会地位引领着他们将“美德论”“义务论”作为人生的价值观。医者能把“仁爱救人”作为行医的宗旨，把防病治病作为应尽的义务和美德。如东汉末年著名医学家张仲景在《伤寒杂病论》序中所说，奉行精研医学之目的就是“上以疗君亲之疾，下以救贫贱之厄，中以保身长全，以养其生”。这种思想道德观念成为医者积极主动医治患者的内在动力，也成为患者放心交托生命于医者的根本所在。这是和谐医患关系的动力源泉，也是我们应当永远继承并发扬光大的。

古代的医患关系虽然大体上是和谐的，但却处在和谐医患关系的初级阶段，它仅仅建立在患者的无知或少知，以及医者的良心、爱心与社会公德的认可基础之上。此后，医患关系随着社会的进步和文明的发展而不断向前推进。

（二）近代社会的医患关系

到了近代，医学从自然哲学中逐步分离出来。大约在欧洲文艺复兴运动以后，医学已发展成为一门独立的学科。医生的社会职业地位逐步形成，理性的生物医学模式也随着19世纪自然科学的迅猛发展开始出现，医患关系逐步发展成为一种平常的社会关系。

应当指出的是，近代医学科学的发展，使人们在认识疾病和战胜疾病中获得了有力的武器，它对于促进人类健康、推动社会发展的确起到了积极作用，这是毋庸置疑的。但是，对于医患关系的发展来说，它犹如一把双刃剑，带来了一系列的负面作用。

近代医学以“分解人体自身”作为基本特征，人体被分解成为相互独立的器官和组织，而不再是一个完整的人。同时，随着医学科学的发展，医院中各项实验研究的成功开展为诊治患者提供了物质条件，也使得医生的诊疗方式逐渐置于实验科学基础之上，逐步形成了以生物医学为基础的生物医学模式，即从人的生物属性来看待健康和疾病，把医学研究的对象仅仅限于人体，而不是一个与各方面有着联系的“人”。这些转变也给医患关系带来了许多新的变化。具体包括以下几点：

第一，改变了过去传统的治疗方法。由于近代医生在诊疗时对辅助诊疗技术（各种化验）有着很大的依赖性，这些冰冷的机器成为医患交往中的“第三者”，导致医患之间交流减少，久而久之淡化了彼此间的情感，使得医患关系在某种程度上有了个“第三者”。

第二，以生物学为基础的近代医学，为探索疾病的生物因素，往往会把某种疾病的致病因素从患者整体中分离出去，舍去了患者的社会、心理因素，孤立地去研究病因。这样，在医生看来，患者只是试管里或显微镜下的血液、尿液、细胞及各种形态的标本而已，原本活生生的完整的人的形象似乎已完全消失。这样的行为导致的后果是：疾病被从患者身上分离出来，成为医生的研究对象；医术也从医生身上被分离出来，成为治疗疾病的某种手段；医患之间人与人的关系逐步衍生为医术与疾病的关系。

第三，随着近代医学分科越来越细，医生被日益专科化，这就势必导致这样的结果：一个医生只对自己所从事的某一个专业有发言权和诊治权，即只对患者某一系统、某一部位的病变负责，而不是对整体负责，患者的健康和生命不再是像以往那样寄托在一个个像“华佗”“扁鹊”那样的神医身上，而是需要由多个医生、护士或其他医技人员来共同承担。随着医学的发展、病房的出现，患者被集中到医院去诊治。这从表面上看好像医患被集中起来，交往似乎可以更密切了。但实际上，为同一患者诊治的已不太可能只是一位医生。同时，随着医疗知识的普及，患者本人也不会希望只由一位医生来负责自己的整个诊治过程。这样一来，以往医生和患者之间稳定的联系被分割开来，形成一条条不同的头绪，同时又衍生出诸如医技、护理、收费、管理、后勤等诸多患者在治病过程中必须一一面对的关系，由此，医生和患者以往那种密切的情感联系也相对被大大削弱。

总之，近代医学的发展赋予了医患关系许多新的内容，也必然导致医患关系面临许多新的考验。

（三）现代社会的医患关系

随着科技的进步、社会生产力的发展和医学科学知识在全社会的普及，人们对自身健康的需求有了新的、更大的期盼。同时，疾病谱、死亡谱和各类疾病产生的原因也出现了新的特点。这些变化促使近代生物医学模式向着现代的“生物—心理—社会”医学模式转变，也给现代医患关系的发展带来了新的趋势。其中主要的变化是：

第一，强调尊重患者的生命价值。人类社会历史总的趋势是越来越尊重人，它体现在医患关系中就是越来越尊重人的生命和医疗权利，越来越尊重人的尊严。必须指出的是，此时“人的生命”，不仅仅是指其生物学生命，更重要的是其社会生命。新的“生物—心理—社会”医学模式要求把患者视为完整的人，既重视其躯体的生理治疗，也重视心理的健康治疗，医患关系的内涵与外延比以往任何时候都更丰富、更广泛。

第二，确立了医患关系的双向作用。传统生物医学模式下的医患关系是单向型的，只讲医者对患者的道德义务。现代社会强调人的权利，重视患者的地位和自主权利，使单向医患关系转为双向医患关系，医疗活动已不仅仅是医院通过医务人员向患者实施道德义务，同时也强调了这是患者应该享受和得到保证的一种基本权利。这种双向作用的医患关系，有利于医疗质量提高和医患关系质的飞跃。

第三，扩大了医疗服务的范围。医学科学的发展，一方面是朝着生命活动和疾病过程内在机制的方向做微观的、深入的研究；另一方面是要在更高的层次把人当作一个整体来认识，将患者视为包括自然环境在内的生态系统中的一个组成部分，从生理学、心理学、社会学、伦理学等不同层次观察人类的健康和疾病，运用科学的综合措施来防治疾病、增强体质。这反映在医患关系上将是一种医患双方互利共赢的良好、和谐的局面。

可以预见，现代医学科学的发展能克服近代医患关系中的种种弊端，一种新型而符合伦理的医患关系，能促使医患双方在治疗身心疾病的道路上朝着科学的方向前进，这是人心所向，也是历史发展的必然。

（四）当今社会的医患关系

当今社会的基本矛盾是人民日益增长的美好生活需要和不平衡不充分的发展之间的矛盾。这种矛盾体现在医患关系中，就是人们对健康日益增长的需求与相对滞后的医疗资源、医疗技术、医疗水平、服务意识、服务水平之间的矛盾，这是当今社会医患关系还不够和谐的最根本原因。

都说医患关系是除血缘关系外最密切的一种社会关系，但如今的医患关系却出现了“冰火两重天”的局面。一方面，我国医疗水平不断提高，人均寿命在逐年增长，全国各地的医院每天都在上演患者欢天喜地治愈出院，并发自肺腑地感谢医务人员的喜剧；另一方面，医患之间又往往出现沟通障碍，导致医疗纠纷不断，医患矛盾逐步升级，甚至成为全社会关注的热点，成为令政府部门头痛不已的难题。医院，这个救死扶伤的地方，如今在媒体和公众的眼中却成了天使与魔鬼的混合体，成也是它，败亦是它。

二、医患关系发展的历史逻辑

（一）医患关系的人际性及“情感共同体”形成

医患关系最原始的形态体现为人际关系，是比较直观的，无论是父权主义模式中的主一客体关系，还是体现患者主体地位的主体间关系，都将其看作作为个体存在的医者和患者之间的关系。“医”是一种执业主体，“患”是执业对象的主体，医患之间产生的是一般性的人际关系，体现为以个体为中心的主体间关系。这个意义上的医患关系和普通的人际关系在形式上并无太大差别，仅仅是交往的内容有所不同。一般性的人际关系是人类在一切生产生活实践中产生的并根据其内容来定性的关系类型，比如经济关系、消费关系、伦理关系、法律关系等。医患关系中也呈现出以上一般人际关系的特点，但它的不同之处在于，医患关系直接与人的性命相关，它是以人的疾病治疗或健康维护为目的而产生的关系。性命是人存在的根本性的东西，具有优先于人一切其他价值的内在价值。因此，因人的性命而联结在一起的医患关系非常特殊，但医患交往中的道德规范没有超出人际关系范畴。

传统中国社会的人际关系体现为一种熟人关系，人们因血缘关系、亲缘关系和地缘关系等联结在一起，人与人之间的交往局限在一定的地域之内，他们有着共同的生活与价值理念，主导人际关系的是当地的习俗道德，如费孝通提出的“熟人伦理”。建立在此基础上的医患关系体现为一种隐秘的私人关系，人们就医都是私下进行，医者和患者之间达成一种心理上的默契和信任，一般情况下，都是由家人请来医生给患者看病，或带领患者上门求医。在社会性的医疗机构产生之前，医生都是在自己的家中行医，由于交通、信息技术的不发达，这种关系局限在方圆百十里之内，人们习惯于通过熟人介绍找到可靠的医生，医生的医术和医德都是靠当地人的口碑来评价。熟人伦理和心理一直影响着医患交往的模式，沿袭至今，人们依然习惯于通过找熟人、打招呼的形式拉近与医者的关系，主导二者关系的是医者对患者的同情、患者对医者的信任等。在现代所构建的医患道德规范体系和基本范畴之中，医者的仁爱、同情心和良心等仍然是主要内容。

将道德看作良心或情感有着深厚的理论依据。在中国古代心性论中，良心是发自人内在的、自觉的道德感，如孟子说："仁义礼智，非由外铄我也，我固有之也"（孟子·告子上），"人之所不学而能者，其良能也；所不虑而知者，其良知也"（孟子·尽心上）。良心、良知和良能三个概念融通在一起，共同说明个体道德感产生和发展的逻辑。王阳明的"致良知"说更是将孟子的心性之学发展到极致。西方哲学史上的"良心"说古希腊时期就有，但比较著名的是康德提出的内在的良心法则。情感主义的代表休谟认为同情心是植根于人的本性之中的道德感，人本能地就会产生对自己同胞的怜悯倾向，将心比心、设身处地地为他人着想，他说："人性中任何性质在它的本身和它的结果两方面都最为引人注目的，就是我们所有的同情别人的那种倾向，这种倾向使我们经过传达而接受他们的心理倾向和情绪，不论这些心理倾向和情绪同我们的是怎样不同，或者甚至相反。"

随着现代化和城市化的进程，传统的熟人关系格局被逐渐打破，人际关系主要体现为因职缘关系或趣缘关系联结在一起的类型，主导人际关系的是"陌生人伦理"。社会学家们对于"陌生人社会"的分析是多视角的，根据现代人的生活方式和状态来定义它是空间距离性的，是与"熟人社会"完全不同的。更多的社会学家认为应该按人们所持的道德价值理念来划分，如齐格蒙特·鲍曼（Zygmunt Bauman）认为，陌生人不是通过距离产生的，而是由于不同的文化价值观产生的，因而陌生人不指我不认识或不熟悉的人，而是指在我现有的认知和价值系统里，我没有办法很好地理解的人。H. 特里斯特拉姆·恩格尔哈特（H. Tristram Engelhardt）更是提出"道德异乡人"概念以诠释这一理论，其核心思想是人与人之间的真正陌生产生于彼此不同的道德价值立场，他们来自不同的"道德共同体"而已，并进而产生道德认知和心理上的距离感和差异性。社会性医疗机构中的医生是与患者有着截然不同的文化、教育背景的陌生人，但影响现代人就医的仍然是熟人伦理，人们在就医的过程中要托关系、找熟人才能放心，甚至通过送红包、打招呼等来拉拢医患关系。随着现代社会性医疗机构管理制度的完善，人们更多是通过寻找信誉度高的医疗机构来增强自己对医者的信任感，但相对于熟人社会中的医患信任，这种信任感仍然比较弱。

社会性医疗机构的诞生并没有消除医患之间的人际性交往，传统的医德思想仍然是现代医患道德体系构建的重要思想资源，其核心精神是强调医者对患者施以仁心、仁爱和仁慈。儒家、道家和佛家思想中的精华部分都被纳入现代医德体系，医者的同情心和良心被放在重要位置，以此赢取患者的信任和依赖，在医患之间形成的是"情感共同体”。情感上的共鸣成为人际性医患关系构建的基石，在医患“情感共同体”中，医者的德行修养发挥了极其重要的作用，以德行来促进医患之间的情感交流，并因此形成共同体力量。从传统医学到现代医学，医患关系的人际性经历了从主—客体到主—主体模式的质的转变，患者的主体性是现代性医患关系关注的焦点，医患关系的和谐依靠双方交互主体性的产生。但在患者的主体性领域仍然存在着各种“谜团”，医学领域中的认识论飞跃要落后于人类社会物质生产领域的认识论发展，主要原因在于医学领域中的主客二分现象很难被跨越，信息不对称始终是存在于医患交互行为中的永恒隔阂。

（二）医患关系的公共性与“健康共同体”的形成

“公共性”作为一个现代性的概念，它主要用来区别“私人性”和“个体性”等概念，因而公共性医患关系是超越个体意义上来谈的。医患关系的公共性首先源自疾病的公共性。生物医学开启了人类认识疾病的新纪元；同时，随着交通技术的发达，全世界的人口流动性越来越强，人与人之间的频繁交往提高了疾病传染的可能性，“一个病毒可以毁灭全人类”并不是危言耸听。从某种意义上来说，人类发展的历史就是一部关于疾病的文化史，里面承载了人们对疾病本质、人病关系的深层次认知。人们正是通过对疾病的探索来认识更为完整的人性，无论是人自身内部的各种疾病和变异，还是通过细菌和病毒等传染的外部性疾病，都反映了人在跟他人、世界和自我的互动作用中产生的公共性关系。

首先，医患关系并非医患之间的生产性或生活性关系，而是因疾病产生的特殊关系，虽然二者关系中也拥有人际交往的内容，但并非一般意义上的人际关系。因疾病而产生的医患关系更多地与二者对疾病的认知有关，也与双方所持的疾病价值观有关，包括对疾病的本质、人病关系、治疗和死亡的看法和态度等，双方能否达成共识很关键。无论是从知识性的角度，还是从价值性的角度，中医理论更贴近中国人的价值观。西医中涉及的理念、价值等跟中国人骨子里的伦理价值观未必完全一致。因而要赢得医患关系的和谐发展，除了对公民实施广泛的知识教育外，还需要从疾病价值观上影响他们，因为患者对医疗、医生和疾病的理解直接决定了他们对医者的态度。在中国传统医学中，如果医者已经尽力挽救了患者的性命，但患者仍然死亡，他们通常将其归因于患者“天命已尽”或“命数已到”，彼此都能坦然接受患者死亡这一事实。但现代患者通常会将其归因于医者能力不够，在医疗花费比较大的情况下，甚至可能为难医者，“医生和患者在对死亡的认识上欠缺共识”。只有人们在疾病观、医疗观、死亡观上达成共识，才能形成以价值认同为基础的“健康共同体”。

其次，医患关系的公共性源自健康的公共性。人的健康不只是自身内部各项功能的协调，更是人与自然、人与人、人与社会关系的协调，尤其是人与自然关系方面，人不能一味地凌驾于自然之上，而应该尊重自然，保护自然，运用好人与自然发展的辩证规律，马克思强调："没有自然界，没有感性的外部世界，工人什么也不能创造。"在生物医学模式中，人的身体和疾病都被自然化了，人体被当作一个由细胞、血液和器官等组成的活的有机体，疾病仅仅是身体的某个部分发生变异，或某种功能发生紊乱。这种疾病认知方式使得人们仅仅依靠治疗来恢复身体的正常，是一种纯粹的自然性过程，甚至可以通过基因技术来改变疾病的发生发展。实际上，人体的健康从来不是因为疾病消除而达到的，而是个体生理、心理、精神和社会适应能力的和谐统一。要满足这个条件，又必须将个体的健康放置于自然环境、社会制度、伦理道德和宗教文化中去理解，树立起综合性、系统性的大健康观。社会所能够提供给公民的各种健康保障是非常重要的，不仅包括良好的自然环境，还需要构建良好的社会环境。健康既源自身体各个系统的功能协调，也源自个体与外界的和谐关系。在古代中医学中就特别强调天、地、人三者和谐关系对健康的重要性，他们极力主张"天人合一"的哲学价值观，推崇人与自然、社会和自身的和谐发展。追求绿色发展就是遵循人与自然的和谐规律，树立大局、长远和整体的发展意识，而不只是图眼前的经济利益。在西方哲学史上，同样主张尊崇自然的"大健康"观，"自然"不仅仅是指良好宜居的自然环境，更是指符合自然本性的生活方式和健康法则，是一种顺其自然、自身与自然交相呼应的健康哲学。

最后，医患关系的公共性源自人存在的公共性。人从来都不可能孤立存在，而是依靠与自然、他人、社会建立起良好的关系才能求得生存。人的本质是"一切社会关系的总和"，人正是在各种关系的建构中体现出自己的本质属性。医患关系作为人类在物质生产实践活动中形成的客观关系，它同样体现了人的本质属性，是人的自身发展和社会发展的有效统一。与所有其他的生产或生活实践相比，医疗实践具有更为根本性的意义，因为它直接和人的生命相关，而生命是人存在的基础。也就是说，人与自然是一个"生命共同体"，人的生命只有在各个系统都能发挥正常功能的情况下才能保持。然而，不同的社会、国家、区域存在着不同的文化类型和道德价值观，形成不同的"道德共同体"，这种道德多元主义的局面是历史发展的必然。每一种道德价值观都有其存在的理由，并无优劣之分，承认这种差异性，是多元道德文化能够得以共存的必要前提。然而，在各种类型的战争中，文化价值观的冲突仍然是其根深蒂固的原因，因而要做到真正的和谐相处，必须能够在最根本性的价值观上达成共识，要抛开差异性来寻求不同道德价值观的共通性，这是全世界人民能够团结合作、和谐共存的基本前提。这种共通性不是同一性，而是公共性，是人类应对生活实践所需要具备的公共理性，是维护"人类命运共同体"的公共智慧。

事实证明，经济、政治或文化上的交流常常会产生激烈的冲突，但在各种利益的竞争与合作中、各种文化的分歧和交融中，人的生命和生存始终是最根本的。在各种反自然灾害、反贫困、反污染、反恐怖主义的斗争中，人们逐渐达成共同的价值理念，这一共同性源于人类价值理念的共通性，尤其在维护以人的生命为根本利益的价值理念中，无论哪个国家、民族、区域和文化都是共通的，人类所做的一切努力都是为了促进世界更好地联结成一体，这是人存在的公共性决定的。“人与社会的公共性为‘人类命运共同体’提供了坚实的理论基础与现实基础。人是社会的人，脱离社会的人是不存在的，人只有在社会中才能得到确证与发展。”医患关系因为人的公共性而成为一种公共性关系，全世界的人们依赖着共同的生命母体存在，人与人之间不仅因为生命的存续联结在一起，更因为共同的幸福而联结在一起。

医患关系的好坏更依赖人们对生命的基本尊重，这是人存在的本能意识，它既是人作为个体存在的本质体现，也是人作为类存在的本质体现，“类生命体如人类命运共同体也同样具有生命的特性，即具有不可分的整体特性。……这种整体观不仅坚持整体与部分之间的相互依存性，也强调整体的连续性与开放性。”当代社会的人们应该立足于这样的新整体观来构建医患关系，将其放在全球性视野中、放在全人类命运共同体的哲学范式中加以思考。

第三节　医患关系的属性

医患关系的属性是医患关系性质的具体体现，是非技术医患关系的主要内容，对于揭示医患关系的本质与特征、深化对医患关系的认识、促进良好医患关系的建构具有重要的意义。具体地说，现实中的医患关系主要表现为道德关系、法律关系和经济利益关系的综合。医患双方的道德水准、法律素养、利益目标、价值取向，都直接影响对医患问题的处理，影响医患关系的良性发展。

一、医患关系是一种道德关系

医患关系具有多重属性，但是就其实质而言，医患关系首先是一种道德关系。道德关系，“指在一定的社会道德生活中，人们基于某种既定的社会道德意识并遵循某种既定的社会道德准则，而以某种特定的道德活动方式所结成的一种特殊的社会关系。这种社会关系是在由经济关系所决定的各种利益关系的基础上，按着一定的善恶观念和价值准则形成的，并通过人的道德行为和道德实践而表现出来的。它既是一种思想关系，也是一种价值关系。”医患关系的道德本质表现在，它是一种高度依赖于医患双方的道德品质、道德修养来维系，并见之于道德行为的人际关系。

医患关系的道德属性突出表现在三个方面：

第一，医疗工作的根本宗旨决定了医学伦理道德是医务人员最基本的职业行为规范。古今中外，所有医疗卫生工作者无不以救死扶伤、防病治病作为根本宗旨。基于此，所有医务人员都应该遵循以人为本、忠于职守、诚实守信、清廉纯正等基本规范与要求，以医务人员的道德与良心作为最基本的实现手段。我国古代的医学经典著作《黄帝内经》提出“人命关天，不可粗枝大叶”的道德思想。《备急千金要方》要求医生对待患者“普同一等，一心赴救”。明代医学家李中梓所著《医宗必读》提出作为医生应该遵守的具体行为规范：“宅心醇谨，举动安和；言无轻吐，目无乱观；忌心勿起，贪念罔生；毋忽贫贱，毋惮疲劳；检医典而精求，对疾苦而悲悯。”在今天，尽管法律制度成为规范医疗行为的一种重要手段，但是由于其自身的局限性，不可能代替或削减医学伦理道德所起的作用。医疗工作依然首先表现为一种道德行为，医学伦理道德在维护医疗秩序、规范医疗行为中扮演着至关重要的作用。

第二，世界上没有哪一个行业像医疗行业这样高度重视职业道德修养，也没有哪一种从业者像医务人员一样受到道德的苛求。从医疗工作的特点来看，医患双方对信息的占有严重不对称，患者往往对于医学知识知之甚少。疾病治疗方案的确定、治疗方法与手段的选择，甚至治疗费用的高低完全由医务人员掌控，患者只能被动地接受医生的安排。医务人员必须具备较高的职业道德修养，才能严格忠实于患者的托付，胜任“健康所系、性命相托”的神圣职责。不仅如此，患者的康复还离不开与医务人员之间情感的交流、心与心的互动，还需要医务人员精神的慰藉、情绪的稳定、人格的尊重，也只有依靠医务人员具备较高水准的道德素养与人文素质才能得以实现。简言之，医务人员的职业角色特征及其服务工作的特定内涵揭示了医患关系的伦理道德属性，这种关系是法律规范所不能全面涵盖和替代的。因此，在现代社会中，医生职业一方面代表着一个受过系统和严格的训练、具有医学专业知识的特殊的社会群体，另一方面也代表了一种声明和保证。即医生是有教养、有责任心、可以信赖的，医生作为一个社会中重要的文化价值——健康的首要代表形象，时刻恪守着神圣、高尚的医学道德。

第三，医学伦理道德在调整医患关系中发挥着极其重要的作用。古今中外的医学发展史早已表明，良好的医患关系需要依靠医务人员强烈的道德义务感来维系，严格遵守职业道德规范、自觉履行道德义务是实现医患和谐的最好保障。目前，不少人把医患关系紧张的原因归结为不合理的医疗体制，将其视为导致医患关系失和的最主要根源，却常常忽视其他因素产生的影响与作用。事实上，如果医务人员的职业道德状况得不到显著改进，即便在健全、良性的医疗体制下，医患关系难题仍然无法得到根本解决。因此，在制度比较健全与完善的西方国家，医德医风建设仍然普遍受到高度重视，医学伦理学已经成为各国医学生在校学习与医务人员接受继续教育极为重要的必修课。20世纪后期以来，世界各国纷纷通过立法形式调整医患关系，而且取得了比较显著的效果。但是，法律离开伦理道德就无法发挥作用。只有建立在道德基础上，以道德理想与诉求为依托，法律才能实现其应有的价值，才能发挥调整医患关系的功能。而且，医学伦理道德是对法律的补充和超越。医患关系千变万化、纷繁复杂，法律的规范性要求难以与之完全实现对接，尤其是当前我国相关法律制度不够健全，调整医患关系、保护患者权利的功能大打折扣。道德可以通过对医疗工作中的任何现象做出善与恶的评判，在预防与解决医患纠纷、构建和谐医患关系的各个方面发挥重要作用，弥补法律的不足。

当然，医患关系作为一种道德关系，意味着医患双方都必须遵守一定的道德准则与行为规范。患者也是医患关系的道德主体，在就医过程中应该按照道德要求办事，理解和善待医生，给医务人员应有的信任和尊重，积极配合医务人员工作，严格遵守医院规章制度。但是，由于医务人员在患者关系中居于主导地位，能否形成良性、和谐的医患关系，他们无疑扮演着最为重要的角色。因此，在探讨医患关系的道德属性问题时，应着重强调医务人员遵守职业道德的重要性。

今天，一些主张“医患关系是道德关系”的学者，提出了医学伦理学上的“义务论”与“美德论”。医德义务论，也称道义论，主要回答医务人员承担什么样的道德责任，也就说医务人员应当做什么，不应当做什么，以及如何做，并据此确定医务人员应该遵守的行为规范。医德义务论突出强调医务人员对每一位患者承担的道德责任感，能够激发医务人员开展医学探索、献身医疗服务、维护促进人类生命与健康的激情，约束他们的行为，有助于培养和塑造一代又一代具有优良医学道德品质的医务人员，对维护人类身心健康、促进医学的发展发挥重要作用。但是，医德义务论也存在一些缺陷与不足，其中最主要的是，强调医务人员对患者尽责任的绝对性和无条件性，而丝毫没有提及医务人员应该享有的正当权益，也没有提出患者的责任问题，忽视了医患义务的双向性。医学美德论又称德行论，主要研究和探讨医务人员应该具有的优良品德，回答医德高尚的医务人员是什么样的人，以及如何才能具备这样的优良品质。一般认为，医务人员应该具备的美德主要有：仁爱、诚信、严谨、公正、进取、协作、奉献、廉洁，等等。医学美德论尽管并非要求每一名医疗工作者都必须具备上述崇高品质，而只是提出倡导性的建议，但是相关理论反映了医疗卫生行业发展的规律与要求，为加强医德医风建设、提升医务人员职业道德水平指明了方向。

当代社会的发展对医工作者提出了更高的职业道德要求。他们要完成肩负的神圣使命，必须遵守一定的医学道德基本原则与基本规范。1989年，美国学者比彻姆（Beauchamp）与查尔瑞斯（Childress）在《生物医学伦理学原则》一书中提出医学实践中医学道德的四个原则：尊重、不伤害、有利和公正，后来逐渐得到国际社会的广泛认同。尊重，就是要求医务人员从人道主义出发，尊重患者作为一个人应当享有的生命权、健康权、身体权、人格尊严权、隐私权、姓名权、名誉权、荣誉权及患者的自主选择权等各项权利。不伤害，就是医务人员在工作中应当谨慎、小心地履行职责，尽最大努力不给患者带来各种伤害，以及不得将患者置于可能遭受伤害的危险情况，尤其是不能故意伤害患者，不给患者带来本来可以避免的肉体和精神上的痛苦、损伤、疾病，甚至导致患者死亡。有利，比不伤害更进一步，或者说比不伤害原则的内容更加广泛，要求医务人员的行为必须对患者的利益有所帮助、有所促进，以及应当推动促进医疗卫生事业与医学科学的发展。也有人认为，有利就是医务人员要对患者行善、做善事，要求努力实现患者的正当权益，因此该原则又被称作行善原则。公正，是指每一个社会成员都平等地享有依据同样的规则分配、使用医疗卫生资源的权利，不能因为患者的社会地位、财富占有等方面的不同做出区别对待。具体地说，在医疗照护方面，要求医务人员应当以公平合理的处事态度平等地对待每一位患者；在资源的使用方面，要求医务人员应当公平合理地分配使用国家有限的医疗卫生资源，最大限度地体现公平、公正。

二、医患关系是一种法律关系

在我国，关于医患关系的法律性质，学界存在以下几种主要观点。

一是行政法律关系说。该种观点认为：由于长期以来计划体制的影响，我国多数医疗机构总起来说属于由政府实行一定补贴并严格限制服务价格的公立非营利性机构，带有一定的福利性与公益色彩，接受政府行政部门的直接管理与控制，因此不是一般意义上的经营者。医患之间是一种管理与被管理的关系，医方在行使医疗行为时，具备行政行为的执法特征，患者在就医期间始终被置于医生的控制之下，从治疗方案到饮食起居无不遵从医嘱。患者虽然在理论上可以选择医生，但仍然不能摆脱从属地位，而是必须积极配合医生的治疗。从调整医患关系的法律来看，我国目前相关法律、法规很多带有公法的性质。如《中华人民共和国执业医师法》（简称《执业医师法》）规定：“医师应当具备良好的职业道德和医疗执业水平，发扬人道主义精神，履行防病治病、救死扶伤、保护人民健康的神圣职责。”此外，该法还从许多方面规定医师违反职业道德应当承担法律责任。《中华人民共和国传染病防治法》（简称《传染病防治法》）规定了医生对甲类传染病或疑似传染病的患者必须实行强制性治疗和强制隔离。《执业医师法》和《突发公共卫生事件应急条例》都规定在发生严重威胁人民生命健康的紧急情况时，医师应当服从县级以上人民政府卫生行政部门的调遣。概而言之，医疗机构实际上担负着国家行政机关的某些职能，医患关系更接近于一种行政法律关系。

二是民事法律关系说。该种观点以著名民法学家梁慧星为代表，认为民事法律关系是由民法所确认和保护的社会关系。民事法律关系的主要特点包括主体地位平等、当事人意思自治、内容上等价有偿。根据“民事法律关系说”，医患关系是依据法律规定在患者与医疗机构之间形成的权利义务关系，从内容到形式，都具有民事法律关系特征。

首先，医患关系主体双方在法律上地位平等。在医疗过程中，医务人员提供医疗服务，患者接受服务并支付相应费用，双方可以对某些医疗技术和医疗方案平等协商，在法律上人格与地位平等。只是由于医疗技术的复杂性和知识专业性，患者更多地处于一种被动接受的地位，存在着对医务人员的依赖，使双方的权利和义务不完全对等，但这不能作为否定医患关系法律上平等性的理由。其次，医患双方意思表示是自愿的。民法的自愿原则是指民事主体应当充分表达真实意志，根据个人意愿设立、变更和终止民事法律关系。在医患关系中，患者可以自由选择医院，在治疗过程中很多时候还可以选择理想的医生和医疗方案。医务人员应当向患者说明病情和医疗措施，需要实施手术、特殊检查、特殊治疗的，应当向患者说明医疗风险、替代医疗方案等情况并取得其同意，保障了患者自由表达意愿的空间。医院在提供医疗服务过程中，也可以自由表达自己的意愿，可以依据情况而自由决定部分或者全部免除患者医疗费用，在患者要求不符合病情、患者不能积极配合医院治疗等情形下决定解除与患者的医疗关系。最后，医患关系遵循等价有偿原则。一般来说，医疗机构负有救治患者的义务与其享有的获得报酬的权利是对应的；患者因被救治获得健康甚至生命利益与其支付的医疗费用之间虽然不能画等号，但从整个社会的角度看，医院与患者之间的利益是平衡的，双方权利义务符合等价有偿原则。仅仅因为国家的福利支持就否定医患关系的等价有偿性，是片面的、不科学的认识。

三是消费关系说。该种学说认为，在市场经济条件下，医疗机构作为独立的经营实体，从事的是有偿“提供服务”的行为，患者就医是“接受服务”，因而医患关系是一种消费者和经营者的关系，应该受到《消费者权益保护法》的调整与规范。具体来说，患者接受医疗服务的行为实际上属于个人“生活消费”的范畴，是生活在人世间的每个自然人“必需”的一种生存消费。因为生命与健康是作为一个人存在的最基础性条件，消费者为了满足其生存的和发展的心理和生理需要而消耗商品或接受服务，其中当然包括获取医疗服务。在我国目前尚无专门保护患者权益法律的情况下，《消费者权益保护法》规定重点保护作为弱者一方的消费者，是最接近保护患者利益的原则。把医患关系纳入该法的调整范围，既符合我国目前医患关系的现状，又符合适度保护弱者的现代法律精神，尤其契合《消费者权益保护法》的立法原意。

四是斜向法律关系说。该种学说亦称医事法律关系说，是 1999 年 6 月由张赞宁教授首次提出来的。张赞宁认为，斜向法独立于传统的“纵向法”（如行政法）与“横向法”（如民法），是建立在相互信赖基础之上，调整地位相对不平等的主体之间（如宗教、党派、社团、行会、单位等社会共同体与相对人之间）社会关系的法律规范总称。医患关系属于典型的斜向法律关系。首先，医患之间不具备民事法律关系中的主体平等特征，患者看病被称作求医，医生在医患关系中无可置疑地处于主导地位，患者只能起到配合的作用，如果患者不按照医嘱办事，则必须承担由此造成的不利后果。医患关系也不能体现自愿的特征，依据相关法律规定医务人员对于患者不得拒绝抢救，并且在发生疫情或灾难时应当服从国家的调遣。同时，医疗卫生事业具有公益色彩和福利性特征，医疗活动也不符合民法上的等价有偿原则，从这个意义上讲，医患关系也不应被视为民事法律关系。其次，尽管在医患关系中医务人员居于明显的主导地位，可以对患者提出医嘱、发号施令，但是医院不是行政机关，医务人员不是行政人员或者被授权履行行政职责的国家工作人员，患者也不是行政相对人，医疗行为既非行政行为，也非行政授权行为，因而医患关系当然不是行政法律关系。作为一种特殊的法律关系，医患关系应该受到医事法的调整，这是一种与民法、行政法相并列而完全独立的法律体系。

三、医患关系是一种经济关系

经济关系亦称为利益关系，医患之间的经济关系随着医疗关系的形成而建立。患者到医院就诊，需要缴纳一定数额的挂号费、检查费、治疗费、药品费、住院费等。医院收取这些费用作为维持自身运行与实现发展的物质基础，双方之间形成缴费与收费关系，从而使经济利益成为连接医患关系的纽带，医患关系作为一种经济关系而存在。如果否认医患关系的经济属性，只是片面地要求医务人员无私奉献，就不能真实反映现代医患关系的本来面貌，影响医患关系的和谐。在医疗实践中，医患矛盾的产生总是或多或少地跟经济利益密切相关：患者感觉医院收费不合理、药价过高，或者觉得自己支付高额费用后却没有享受称心如意的医疗服务，心理处于失衡状态，以致形成紧张的医患关系。

曾经，我国的医患关系并不是作为一种经济关系而存在。20 世纪 80 年代之前，我国实行计划经济，国家是医疗卫生事业当然的和唯一的举办者，建立起国家主导的医疗卫生体系。无论城镇还是农村，人们都不同程度地享受到政府与社会的医疗保障，患病时的医疗费用由国家或单位承担，或者个人仅仅需要负担很少的一部分，大多数情况下对于个人经济利益并不产生影响，或者这种影响可以忽略不计。此外，当时各级各类医疗机构都不是独立的经济实体，而只是作为落实政府部门医疗保障职能的具体执行者，是地地道道不以营利为目的、服务于社会公益的货真价实的事业单位。病房建设、设备购置、药品买进、职工工资等医疗单位的各项费用支出，全部由财政拨付，医院全部的营业收入也归国家财政统一管辖，患者的医疗费用与医院或医务人员个人收入之间不发生任何关系。由此，医患之间不发生直接的经济利益，医患关系并不表现为经济关系。

首先，医疗改革启动后，国家对于医疗卫生事业的投入大大减少。20世纪80年代以来，伴随着经济体制与财税体制改革，我国各级政府预算占卫生总支出的比重一路下滑，从1980年的36.24 %到2002年的15.21 %。20世纪90年代后，我国大多数地区的政府部门拨付给公立医院的事业费数额较少，已经不足以支付广大医护人员的工资，甚至不够支付医院的水电费用。在这样的背景下，原先由政府负担的各项费用不得不变为由医院与患者买单。1985年卫计委颁布《关于卫生工作改革若干政策问题的报告》，核心思想是放权让利，扩大医院自主权，实际上是复制国有企业的改革模式，强化医院自负盈亏的能力。1992年，国务院下发《关于深化卫生改革的几点意见》，按照“建设靠国家、吃饭靠自己”的精神，扩大了院长负责制的试点，要求医院进一步“以工助医、以副补主”。这种“只给政策不给钱”的改革办法促使医疗卫生机构行为模式逐渐发生转变，盈利越来越成为各级各类医疗机构一项重要的经营目标。患者在医院遭遇名目繁多的各种收费已不可避免。其中，为了弥补财政补贴与医疗成本之间的缺口，增加经营收入，公立医院采用了药品加价的办法，卖药逐步成为医院最重要的利润来源之一，以致出现了医院和医生为患者多开药、开贵药的现象，导致患者的医疗费用支出大大增加。

其次，将市场机制引入医疗服务行业，更加使盈利、创收成为广大医院工作的主要目标。随着市场机制的进一步引入，医院的公益性质有所弱化，一些医院企业化、市场化色彩更加浓厚，几乎已经完全蜕变成经济效益至上的市场主体。医疗服务体系全面趋利化，盈利就越来越成为广大医疗机构与医务人员的主动追求，于是廉价而有效的技术和药物不再受到青睐，“大检查”“大处方”等过度医疗现象成为常态。因此患者承受的医疗负担也更加沉重。

再次，计划体制下的医疗保障制度走向解体。面向国家机关与事业单位的公费医疗尽管仍然存在，但是因为浪费现象严重颇受诟病，而且报销所要求的条件也越来越苛刻，报销的额度也有降低的趋势。随着企业经营体制改革，面向国有企业的劳保医疗由于受到企业自身经济效益限制，已经根本无法担负起原有的职能：有的企业对职工医疗费用负担比例越来越小，有的企业早已破产，职工的医疗保障更是无从谈起。

最近几年，我国提出新的医改规划，城镇医疗保险制度与农村新合作医疗制度逐渐得到落实，人民群众重新享受到医疗保障制度带来的实惠。但是，在一定数额之内，或者按照一定比例，以及在某些药物与检查项目上，患者治病仍然需要支付医疗费用，医患双方表现为一种经济关系。

最后，私立医院蓬勃发展，在医疗服务行业占有越来越重要的地位。1985 年医改启动以来，几乎每一个医改政策性文件都要强调鼓励社会办医，截至 2008 年私立医院的数量已经占到医院总数的 20 % 左右，有力地满足了人民群众对于医疗服务的需求。对于绝大多数私立医院来说，利润无疑是最重要的追求，医患之间属于一种典型的商品服务关系，经济利益是联系医患关系的主要纽带。

综上所述，今天我国的医患关系无可置疑地是一种经济关系。在处理医患关系时，应该从这一实际出发，充分考虑医患双方尤其是患者的正当权益。医疗机构收取各种费用必须充分考虑收费的合理、合法性以及患者的承受能力，医务人员的诊疗方案应该尽可能地考虑患者的医疗成本，避免“大处方”“大检查”现象的发生。事实上，各种过度医疗现象的存在已经成为医患纠纷频发的主要原因，其实质是在诊疗过程中因为患者经济利益遭受侵害而引发的矛盾与冲突。同时，应该指出的是，经济关系作为医患关系存在的基础，是医患关系的一个重要属性，而不是全部，也并非其最重要的特征。如果只是片面地单纯强调医患关系是一种经济关系，而看不到医患关系的其他属性，就可能忽视医患关系的人道主义性质，并导致医患关系的异化，进一步强化医患关系物化的趋势，不利于医患关系的和谐及医德医风建设。

第四节　医患关系的主要内容

一、“医”与“患”之所指及其二者关系

著名医史学家西格里斯特在其著作《亨利·西格里斯特论医学史》中深刻地指出：“当我说，与其说医学是一门自然科学，不如说它是一门社会科学的时候，我曾经不止一次地使医学听众感到震惊。医学的目的是社会的，它的目的不仅是治疗疾病，使某个机体康复，而且它的目的还要使人能调整以适应他的环境，作为一个有用的社会成员。为了做到这一点，医学经常要应用科学的方法，但是最终目的仍然是社会的。每一个医学行动始终涉及两类当事人：医生和病人，或者更广泛地说，是医学团体和社会。医学无非是这两群人之间的多方面的关系。”西格里斯特这段话表明，作为科学的医学具有双重属性，即自然属性和社会属性。因此，对医学的理解、解读不能仅限于自然科学和技术方面，也需要从医学人文社会科学视角广泛地认识医学和医学现

象。对医患关系的认识和把握，更需要建立在医学人文社会科学认识的基础上去认识。对医患关系本质的揭示，严格意义上应当是医学哲学的认识结论，或者说从医患关系现实出发的哲学认识才可能阐明这种关系的实质。

当代中国社会的医患关系呈现出趋于复杂化、矛盾多样性以及总体上矛盾有所升级的态势。如何认识、把握和有效处置医患间的矛盾和冲突，成为当今社会医疗卫生领域乃至整个社会的一个难点和热点问题。从医学哲学、医学人文社会科学视域考察医患关系，分析思考医患矛盾与冲突及处置等种种问题，不失为研究医患关系的重要视角。

认识医患关系，首先应当明确“医”究竟是什么、“患”究竟是什么的问题，由此才能明确二者之间关系的性质和特征。

从医患关系视角看“医”之所指，这一概念的规定性就不单纯是把“医”限定在医学科学和技术范围，它是一个具有广阔认识视野、远远超出科学和技术范畴的概念，其内涵也极为深刻和丰富。医学从属于生命科学系统，或者说生命科学的研究和技术成就在一定意义上说，都是服务于医学发展的。医学从生物学意义上同样也是“以人为本”的研究，只是这里的“人”主要是生物学特性的人，人的社会性特征是被省略或者有意忽略掉的，自然生命是人之为人的生物学基础。生物学意义上“人”的概念，并不具有完整的“患者”的规定性，人的生命在这样一个科学系统中，只是作为医学科学的研究对象和医学技术的操作对象，尽管最终目的是为人的健康和保障人的生命质量，但是在生命科学和技术视野中的人，社会性是可以被过滤为纯粹的生物学生命。只是医学的生物学特性，仅仅是其特性的一个构成方面。当医学进入社会系统的视野中，医学的本性就不仅仅表现为生物性，而是被赋予了人文和社会多方面的性质。特别是当医学以临床医学形态进入社会卫生事业系统的庞大而复杂的结构中时，医学就会远远超出科学和技术范畴，在社会广阔的舞台上，展现它作为社会健康要素的种种特性。

医学的本质在于它是人类社会活动的构成部分。人类的社会活动是一个由经济、政治、文化等构成的庞大而复杂的系统，在这个系统中，从历史发展过程看，医学首先是作为人类认识自身的自然哲学和原始宗教形态而存在的。近代以前的医学尚不能构成真正意义上的科学和技术，还只是伴随人类对疾病的恐惧、好奇和经验性猜测形成的古代医学形态，诊治疾病也主要表现为个体医生与患者及其家属之间的关系，医学并没有形成社会建制。疾病的治疗过程基本不涉及广泛的社会关系，更多是古代走（摇铃）医、草医、巫医等走进患者家庭，被认为医术高明的古代医生可能被招纳为宫廷的御医，但是整个古代医学还处在非科学状态，医学技术也表现为简单的技艺，经验性的判断中更多夹杂的是道德的和原始宗教的观念，而且这种原始医学、宗教、道德和自然哲学浑然一体的古代医学形态，体现着古代医学形成时代固有的社会性特征。医学从诞生之时起就是人类社会活动的产物，或者说医学的社会性、人文性等都是与生俱来的，这就决定了它在发展过程中必然始终处在社会关系的轴线上和生态中。

医学在近代才伴随自然哲学中各领域的分化走向独立，这个过程的主要特征是从自然哲学分化出来的医学，走上了一条向纯生物医学迈进的发展道路。实验医学的兴起，还原论思维方式逐渐地占据医学认识的主导地位，医学的整体性被分化成为不同门类，按照人体构成部分、系统、组织等采取分析方法进行纵深研究，用生命科学思想方法逐步认识疾病和身体的生理结构、致病机理病源点和治疗方法等，形成了近代实验医学的生物学鲜明特性。也正是因为医学的科学与技术性质的逐步生成，带来了医学社会组织性的发育和扩展，医疗机构逐步发展起来，围绕医院的社会化建制规模扩大，相应的医学教育也发展起来；流行病的暴发，带来了公共卫生事业的进步；工业革命在推动社会进步的同时，也带来了工人运动的蓬勃兴起，在工人阶级为争取自由、平等的斗争中，就包含为争取健康权利的斗争，社会医疗卫生体制正是这种斗争的结果。医学发展的生物学方向，带来了医学文化从原始的自然哲学形态向科学形态的转变，生命科学在其研究领域的各层面对生命本质的揭示，一方面使人类对疾病、人体和健康的认识沿着生物学方向不断深入；另一方面形成了与医学快速的社会化进程之间的隐形矛盾。问题和道理都很简单，医学的对象到底是疾病还是病人？这一问题的提出，本质上是对近代以来医学发展方向的一种质疑和拷问。现代医患关系种种问题的出现，与医学发展的这种方向选择有直接的关联。

现代医学沿着生物医学方向继续发展和进步，在这个方向上的发展，整个生命科学对健康、疾病、生命和人体的微观认识越来越深入，从近代细胞生物学的产生，到现代分子生物学在基因大分子层面对生命的研究乃至一定程度的驾驭，都为医学从科学上认识生命和从技术上操作生命不断形成新的生物学基础。但是人们也同时能够感受到，现代医学除了在生命科学引领下在微观领域研究的不断深入，也正在以前所未有的深度和广度向中观和宏观领域不断扩展，这种扩展不再局限于生物科学范围，而是表现为在科学技术上与其他学科和领域的交叉、边缘乃至多边结合，与人文社会科学不断走向融合，其中最显著的特征就是医学社会化和社会医学化的进程不断加快和向纵深展，由此，医学已经开始走出近代以来生物学的单一发展方向，不断获得全方位的进步。其中最主要的表现是作为人类社会活动的构成部分，医学不断显现出对整个社会经济、政治、文化、环境等的强烈影响作用，反之亦然。这说明伴随社会的发展和科学技术的进步，医学不断展现为全新的现代形态，正在完成对近代纯生物医学模式的跨越，向现代生物、社会、心理医学模式转型。这种转型主要表现在人类基于医学本身的本质性变化而对医学认识的改变。这种新认识的主要特征，就是医学已经融入了现代社会生活，或者说医学不断向社会生活回归，不再仅仅表现为纯粹的科学和技术形态，而是规模不断扩大的社会建制，是科学文化乃至包括人文文化在内的整个社会文化的重要构成部分是社会教育和专业教育的重要领域，是社会医疗卫生体制和政策、制度体系的构成部分，也是一种特定的社会经济领域即卫生经济领域，更是需要不断更新观念和伦理标准的社会和科学道德领域。因为医学的发展深刻地影响社会健康观念、卫生观念和生活观念，医学在一定意义上可以构成特定的社会意识形态，或者说对社会意识形态具有重要的影响作用，比如"健康中国"的提出和实施本质上就是从医学视角力求建立的社会意识形态，将健康问题纳入整个社会发展的规划和目标中。

也正是因为现代医学作为人的社会活动的本质，使医学不再局限于科学和技术的范畴，而是通过临床医学与患者不可分割的关系，表现为人类错综复杂的社会行为、职业行为和生活行为。医院和医生或者说医疗机构和医务人员不能将自己的职业行为仅仅当作一种科学和技术行为去看待，病人不仅仅是科学和技术的对象，更不是医学作为生物个体进行研究的对象，而是与医院、与医务人员具有社会性关联的群体，临床医学仅仅站在科学和技术的立场上，忽视患者作为社会性群体和个体的"人"的本质，就会带来对对象认知上的错觉，把本是有病的人简单地看作疾病，而忽略作为疾病载体的活生生的、有血有肉的、社会性的人。这是临床医学将自身建立在什么立场上的观念问题，把医疗对象视为一个人与看作一种病，是完全不同的两种认识方式和价值观念。

患者即病人，一般情况下，病人是一个个体指向的概念。但是现代医学视野下，患者概念在很多情况下并不单纯指向和表现为病患个体。一方面公共卫生医学意义上的患者往往是群体，虽然在诊治过程中需要单独进行临床医疗处置，但更多情况下，因为患者群体所患疾病具有相同性质，临床处置一般有规律可循，临床上对这类疾病的管理和医疗处置，都会按照疾病的性质将患者作为一类群体来对待，因此，在公共卫生事件中，患者的群体意义高于患者的个体规定性。另一方面，从医学的文化意义上看，患者概念可以被赋予家庭主义和个人主义不同的伦理色彩。中国社会是一个具有深厚家庭主义伦理传统的社会，特别是在医疗行为过程中，患者历来是被包围在家庭成员的关爱和照料所带来的与家庭成员一体化的结构中，在这一点上，与西方医疗个人主义所处在医疗家庭关系中的患者地位不同，中国家庭大多在任何情况下都与作为家庭成员的患者之间形成不可分割的关系，因而在中国社会中，患者往往不是个体形态，而具有明显的群体意义。

上述分别对"医"与"患"的认识和解释，为在认识上确定何为"医患关系"提供了整体性视野。与对医患关系的狭义认识不同，即认为医患关系是在特定的医疗行为或者活动过程中医生与患者个体间的关系不同，广义的医患关系的界定，则是相对于狭义医患关系概念更能深刻反映现代医学本质，以及对医疗行为关系实质的认识。在这种广义的医患关系认识中，医患双方作为一种人类基于生物医学科学和技术而形成的特定社会活动的共性主体，只是作为这科学和技术活动的不同角色而存在于一个行为共同体中，共性主体的目标具有完全的一致性，即为了战胜疾病、恢复健康、延长生命过程或者通过医疗手段解决人的医疗生活中某些方面的问题，比如生育、美容、变性等。现代医学的社会性决定了患者在这个共同体中具有维护医患关系平衡与和谐的责任，尊重医者是患者的义务，尊重医者的前提是尊重作为科学和技术系统的医学的有限性和不确定性。医者作为这一关系中知识、技术、信息等的主导方，具有在一定条件下尊重患者权利的义务和让患者知情并获得同意再行医疗行为的义务。但是在任何情况下，医者一方应该在挽救和保护生命的原则下无条件地运用自身的主导作用，将患者的与挽救生命相关的利益放在首位。需要指出的是“医”不是单指医生，现代医疗是一个庞大而复杂的系统构成，在这个系统中的所有主体要素，如护理系统、诊断辅助系统、治疗辅助系统以及医院管理和运行系统等的主体，共同构成医患关系意义上的“医”方主体。国务院 1994 年颁布的《医疗机构管理条例》规定，医疗机构包括医院、卫生院、疗养院门诊部、诊所、卫生所（室）和急救站等，这些组织中任何成员都直接或间接与患方发生关系。同样从这样的视角来看，“患”方除上述公共卫生、家庭整体关系等规定意义之外，作为医患双方矛盾体中的一个方面，患方概念还可以扩展至包括法定监护人、患者工作单位、有关组织等与患者个体相关的诸多群体和个体。“患者”也未必就是患有疾病到医疗机构诊治的人，健康人群中也存在一部分对医学生活有需求的人，如参加正常体检者、进行产前诊断的孕妇、预防疫苗接种的儿童，以及因婚前检查、变性手术、美容整形、医疗减肥、基因筛选、健康筛选、神经加强等原因来到医疗机构的人，虽然他们作为临床医学的对象存在，但只是相对于临床医务工作者而言，被归入患者范畴，从这样的意义上看，医患双方只是相对而言的划分。在现实生活中，患有疾病的人并不一定求医而构成医患关系，而未患疾病的人也可能求医问药而成为医患之间特定关系者。

二、医患关系的本质：一种特定的社会关系

医患关系不是简单的医生对疾病诊治的技术关系，尽管近代以来生物医学单一的演进方向，使医患关系出现了对“物”的异化趋势，但仍没有使它脱离人际关系这一基本属性。医患关系仍然是在医疗实践活动中形成的，建立在一定的交往沟通基础上的人与人之间的关系。医患关系是人际关系，但无论医方还是患方的人都是社会中的

人，都有社会属性，医患关系必然受到社会政治经济、文化等诸多因素的影响，所以医患关系是一种特定的社会关系。

（一）医患关系是人与人之间的关系

近代医学是建立在生物学基础上的，运用还原论的方法来探讨疾病及其发病因素，这种方法把疾病从一个整体人的患者中分离出来，把患者仅看成疾病的载体，活生生的人在他们面前仅是器官结构指标的变化，而舍去患者的心理、社会因素，现代仪器设备的作用不过是这种研究方法的工具而已，使人体内部的结构和生理、病理过程被看得更清楚。“这样，必然导致医生只关心致病因素、病原体、发病过程，以及它所涉及的解剖结构功能的变化、细胞损害的情况等，而忽略作为整体的活生生的人的存在，忽视人的心理、社会因素，把社会的人与自然的人、有思想情感的人与生物的人割裂开来。”在近代医患关系中，人与病发生分离，大量仪器设备的应用使医患关系有物化趋势，但其本质仍是人与人之间的关系。任何医疗设备和仪器在医患关系中并不具有主体地位，它们只是为作为主体的医患双方服务的，所以，近代乃至现代那些物化的医患关系仍是人与人之间的关系，其实质并无改变。

一般来说，不管患者的文化水平如何、知识层次如何，他们都是有思想能认知、能决断的人，所以在医患关系中患者不是完全被动的。由于医患关系的医学技术性，在医患关系中医生往往多处于主导地位，病人多处于服从地位，这常常导致医患关系主体地位的不平等，医生高高在上甚至忽视病人的权利和人格。所以在历史上就出现了轰轰烈烈的病人权利运动，争取病人平等的、公平的医疗权。20 世纪后期的美国发生了影响范围更大的病人权利运动，这一运动直接导致了美国的《病人权利法案》的制定。欧亚国家在 20 世纪后期也积极参与病人权利运动，这在世界范围内推动了病人权利的提高。美国 1973 年制定的《病人权利法案》明确规定病人享有的权利，如接受考虑周到的、尊重的医疗护理的权利，检查他的住院费用并且得到解释的权利等 12 项权利。该法案较全面地规定了病人应当拥有的权利，强调医院和医护人员在工作中都必须以病人的利益为中心，不仅要为病人提供最好的医疗照护，还应保障病人的隐私权并保障病人行使同意、选择或拒绝治疗的权利，这些规定为病人权利的实现提供了法律依据，对于保障病人权利发挥了重要的作用。

医患关系是人际关系，是人与人之间的关系，每个人都是有思想、有情感、能认知的人，医患双方对疾病的认知体验是不同的，在病人那里，疾病代表着生存状态的改变，代表着生活、工作状态的改变，往往诱发了病人的无助和依赖感觉。病人对疾病认识常带有更多主观色彩，完全由个体体验到的患病状态、疾病的严重程度对他来说很大部分取决于他的疼痛和痛苦程度；而在医生那里，疾病是将被确诊或已被确诊的某种客观状态。由于这种根本分歧的存在，在医学哲学家 S. K. 图姆斯（S. K. Tombs）看来，“疾病虽是医患之间‘共有’的事实，但却有着截然不同的态度与‘共享’的意义。前者是‘自然的’态度，它与日常生活世界直接的前理论体验有关，后者是‘自然主义的’态度。它涉及对直接体验的一种根本抽象，即科学的说明，由此造成医生对症状的理解指向生物化、平面化片面化，而漠视症状背后丰富的、立体的社会心理、文化人类学内涵。在医患关系中，生活的体验与这类体验的科学说明之间存在的根本性分歧，常常表现为医生对病人世界的漠视，甚至是根本的‘歪曲’，由此造成医疗与护理服务过程中无法修补的‘缺损’，带来医学认知与伦理生活的‘永恒遗憾’”。图姆斯曾在治疗室里高声申辩：“大夫，你只是观察，而我在体验！”这句话后来成为医学人文箴言。有中国学者也说过：“医生与患者的感受不同，患者是按照自身体验看待功能障碍或者问题的，而医生是按照医学规律去审视病情决定处理方案的。所以，行医实际上是对另一个生命体的悉心体察和感情交流。如果没有同情、怜悯、关爱与救助的感情因素，知识和技术的价值将大为降低！医生给患者开出的第一张处方是关爱。”医生与患者的交往过程中，情感的交流、信息的传递、人文的关爱有着重要意义。研究发现，医患纠纷 70 % 是交流沟通不到位引起的，所以医生不能变成修理机器的医匠。

（二）医患关系的社会关系本质

医患关系是人与人之间的关系，人的社会性决定了医患关系必然是一种社会关系。医患关系不仅与医患间的道德、经济、心理和医疗活动有关，而且受社会的政治、经济、文化等多种因素的影响，包含着极为丰富的内容。因此，从社会角度看，医患关系受社会各种因素影响，是包含医患经济关系、医患道德关系、医患法律关系等各方面内容的一种社会关系。

医患经济关系是指在诊疗实践活动中，为满足医方和患方各自需要而产生的物质和精神利益的关系。医生给患者提供诊疗服务，消耗了脑力和体力劳动，需要获得经济利益补偿，获得工资、奖金等报酬；同时医生因诊疗服务解除了患者的病痛，帮助他们恢复了健康也获得了心理上的愉悦和满足，这是医生获得的精神利益。同样，患者的病痛得到缓解、治疗，身心得以康复并能重新工作也获得了物质和精神利益回报，他们也应该支付医疗费用。

医患道德关系是指在医疗活动中双方都必须遵循一定的道德原则和规范来协调和处理好医疗活动中医患双方之间的关系。医生应具有高尚的道德修养，尊重和爱护患者；患者应遵守就医道德，尊重医生，维护正常医疗秩序，履行患方的道德义务。只有双方都遵循一定的道德原则和规范，才能建立更和谐的医患关系。

医患法律关系是指在医疗活动中，医生和患者之间受法律调节的权利与义务关系。随着对医患道德关系研究的完善，越来越多的道德关系将由法律关系调节。患者就医时扰乱医疗秩序，侵犯医生的利益，如一些“医闹”事件等违法行为，应受到法律的制裁；同样，由医生不负责任或医疗过错对患者造成不应有的伤害甚至死亡等侵犯患者的权利，患者或其家属有权诉诸法律，追究医生责任。

医患关系会受到社会政治、经济、文化等多种因素的影响。20 世纪 80 年代前的我国医院运行主要由政府财政支持，医院是一种公益机构，它不以营利为目的，把治病救人、救死扶伤放到最重要位置，这一时期我国医患关系相对稳定和谐。但是随着改革开放、市场经济的发展、相关政策的改变，政府对医院的财政补贴逐步减少，医院必须靠自己的创收来维持人员的开支及医院的运转，另外，患者看病的花费不断增加，使医患关系越来越紧张，医疗纠纷越来越频繁。医患关系的这些变化无不与社会的政治、经济的变化息息相关。社会文化、社会风气对医患关系有很大影响，现在很多人把医患关系看作经营与消费关系，医院和医生想挣钱，患者认为自己出钱消费就应受到好的服务，自己的病就应该治好，结果为此引出很多医患纠纷。有学者探讨了医患关系与社会文化因素的关系，他认为医生与病人的关系并不能局限于他们两人，还应该考虑在医患互动中，社会文化因素的影响。因为医务人员往往不自觉地将自己的社会文化背景及个人的人格特质投射于病人身上，因此社会文化因素影响着医患关系的发展。

第二章　医患冲突

第一节　医患冲突的主要原因

一、心理透视

（一）服从的误区

服从，即个体按照社会的要求、团体的规范或别人的意见而做出的顺从行为。一般个体对权威的服从常表现为以下两种心理状态：一种是对权威的钦佩而服从；一种是害怕权威而服从。前者表现为发自内心的自觉行为；后者常常表现出内心较大的矛盾与冲突。违背自己的意愿而服从权威的命令，常常会感到惶惑不安，并由此而产生心理关系的失调，导致抗拒——行动上拒不执行，情绪上的对立，双方关系的紧张；消极抵制——行动上的阳奉阴违，口是心非，或说一套做一套，双方关系疏远；自由主义——监督时服从，无人督促时随心所欲，双方关系表面化。

在医患交往中，由于医方是医学知识和技能的拥有者，患方出于对自身疾病诊治的需要而表现出心理上的服从。一般来说，这种服从是钦佩性的服从，患方对医方表现高度的信任，能够积极主动地与医方配合。这种服从有利于充分发挥医方的主导作用。但是，这种服从又是极不稳定的，它往往包括盲从的成分。因为患方对医方的知识和技术有时并非真正地了解，对医方的服从仅仅是基于对方是医生、护士，相信医方可以解除自己的病痛。在诊治过程中，患方一旦发现医方的些许不足或与自己感受、期望不同的方面，就会对医方产生怀疑，甚至产生对立、抵制情绪。研究表明，有 40 % ～ 50 % 的患者有不完全执行医嘱的行为。

（二）认知的差异

社会心理学的研究表明，在人们的工作条件、工作经验和他们所持的态度及价值观之间存在着某种函数关系。在医疗实践中，由于医患双方专业分工、专业知识背景及各自权益的不同，面对同一个有争议的诊疗结果，就存在归因的认识性与动机性偏差。医方的角色意识形成的主导思维是：是否符合专业的标准，是不是疾病的深化趋势，是不是技术水平与设备性能的问题。而患方的角色意识产生的主导思维则首先考虑的是：自己的权益是否受损，医方是否有责任，怎样才能获取最佳的补偿。医方从专业标准角度归因为正常的诊疗结果，或本属于医疗意外的事件，而患者却可能归因为医方诊疗的失误或事故，片面地追究医方责任。如据卫健委北京医院的一项调查结果显示，有一些按照医学标准及《医疗事故处理条例》本不属于医疗事故的情况，却被不少调查对象（患者）当作了医疗事故：如两次门诊误将咽鼓管炎症导致的耳聋当作突发性耳聋，确诊后治愈，有 91.59 % 的被调查对象将此种情况认定为医疗事故；全光波治疗雀斑 1 个疗程后达不到医生介绍的效果，将此种情况认定为医疗事故者占 85.5 %。国际上公认的医疗确诊率为 70 %，急症抢救成功为率 75 %，患者可以接受医疗行为的总体成功率，但对于发生在自身的不理想结果却不能理性接受，甚至反应强烈，以致引发医患冲突。

（三）失调的心境

心境是一种比较持久的、微弱的、影响整个人的精神活动的情绪状态，具有弥散性的特点。当一个人处于某种心境中时，往往以同样的情绪状态看待一切事物。良好的心境有助于发挥人的主观能动性，提高办事效率及成功率；不良的心境使人思维迟钝，遇事踌躇，不利于主观能动性的正常发挥。因此，若医生本人所处的外环境正处于来自社会的、家庭的、政治的、经济的、文化的突发生活事件的冲击之中，就会导致医生心境失衡，致使医生应诊心理难以进入良好的稳定状态，从而影响对患方的情绪和疾病的诊治。而作为患者，由于病痛的折磨常常会产生紧张、愤怒、绝望、厌世等情绪，当患者的心理防御机能不能对抗这些情绪，无法使情绪稳态恢复时，就会产生生理性或行为性变化，甚至攻击性行为，从而影响医患关系。

（四）异常的心理

患者作为医疗对象，具有社会心理，各种各样的感情因素都有可能影响到医生的认识和判断。有的由于表达能力缺陷，对症状描述较差，产生烦躁或抑郁心理；有的对疾病充满恐惧和紧张，不能客观介绍病情，个别患者因得不到社会或家庭理解，产生严重情绪反应，甚至拒绝合作。而部分医务人员凭借对医学知识和技能的占有，产生了恩赐心理、权威心理、科研心理等，把为患者诊治视为施恩于患者，企求感恩报德，听不得患者半点意见，有的认为医生对患者有绝对权威，“你求我医，一切都得听我的”，诊治过程中往往凌驾于患者之上，对患者合理要求置之不理，有的医务人员为了自己的研究课题，爱病不爱人，只关心与研究课题有关的病例，只想从患者身上获取自己需要的资料，较少考虑患者的家庭及经济负担，这些必然影响医患关系。

（五）期望的失落

明代龚廷贤在其《病家十要》中提出：“一择明医，于病有裨，不可不慎，生死相随。”每一个患者都希望得到“明医”的诊治，希望医到病除。但是，由于医学科学发展水平的限制，人们目前还有许多没有认识或没有完全认识的疾病，面对一些绝症、杂症医务人员，即使精心救治，也难以妙手回春。而患者往往认识不到这一点，动辄就将责任强加到医务人员身上，迁怒于医方。也有的患者，由于期望值过高，在治疗效果方面与医方发生分歧，医生认为是理想的治疗效果而患方并不满意，对于某些难以避免的副作用和损伤，患方由于缺乏医学知识，而对医务人员妄加埋怨，甚至发生口角或械斗。

二、行为分析

（一）防御性医疗行为

防御性医疗（defensive medicine）是指医务人员为了减少医疗风险，保护自我而实施的偏离规范化医疗服务准则的医疗行为。例如：医务人员在进行疾病诊断时，为了避免医疗纠纷，不给患者留下挑剔的借口或把柄，进行大撒网式的化验或检查；在履行手术签字的告知义务时，夸大手术本身的风险性及副作用；为了确保诊治的成功率，回避收治高危病人或进行高危手术；不考虑患者及病情实际，将应该对患者本人保密的诊治结果告知患者，以履行所谓的知情同意等。这种行为对医患关系产生了一定的负面影响。

1. 造成了卫生资源的浪费，加重了患者的经济负担

医疗费用的增长，最终损害的必然是患者的利益，患者是医疗卫生资源的直接消费者。当然，如果在医疗实践中仅仅考虑患者的经济利益，把经济状况作为选择诊疗手段的参照标准，一味地缩减检查项目，最终也将会损害患者的利益。

2. 淡化了医患关系的人文色彩，增加了医务人员心理负担

“医乃仁术”作为一条古训，强调了医学本身的人文关怀，张扬了医患关系的人本属性。防御性医疗势必造成医务人员谨小慎微，不敢与患者随意交谈，“需要花费更多的时间来讲述治疗的副作用，尤其在药物运用上，哪怕许多处方药物产生严重不良反应的风险极小。医师们被建议提供完整和准确的信息，以免病人对治疗结果产生不现实的期望。”为了以防万一，医务人员宁愿告知患者最差的结果，让其做出最坏的打算，履行自己“告知”的义务。而且，为了确保在以后可能发生的医疗诉讼中有据可查，医务人员需要千方百计地做好各种书面记录，尽量把医患之间的交谈内容和信息转化为书面形式。这就会在一定程度上限制医生的思维，影响其创造性的发挥，使诊疗工作变得机械、刻板，失去其应有的人文关怀，甚至把患者作为潜在诉讼人而予以戒备。因此，“对诉讼的恐惧不仅影响了医师的情感和他

们珍视医疗工作的程度，也影响了他们看待病人的观念，并促使他们改变医疗决策来避免诉讼。”

3. 造成了对患者的失信，易诱发新的矛盾

在费里斯·里奇（Ferris Ritchey）看来，“防御性医疗作为一种诊疗程序，并不是严格按照医学本身的需要来执行的，而是为了构造一个完整的防御体系，以应对可能的医疗事故诉讼。”也就是说，防御性医疗是为法律而非医学动机而设的。他认为，一位医生为了避免可能发生的意外诉讼，给一名经仔细检查而无骨折的踝扭伤患者开出X线摄影，这项从医学上来讲是不必要的检查，从法律上来说却是必要的。因为有可能该患者在走出诊所时不小心发生踝部骨折，如果患者坚持认为在医生诊疗之前就已经发生了骨折，就会起诉医生诊疗有误。但是，这也存在另一个问题，即如果患者确信自己的踝部没有骨折，就可能指控医生滥开检查，白白浪费他的医疗费用，并由此怀疑该位医生的其他医疗措施，一旦证实就会引起不应发生的冲突和矛盾。尤其是对多位患者雷同的谈话、相似的检查，对多种医疗措施不加引导地让患者自由选择，以及高额的检查费用等，都可能加深患者的疑虑，引起患者及其家属的质疑。

医务人员实施防御性医疗的动机是为了避免医疗纠纷，目的在于维护自我利益，因此，只要在法律许可的范围内，实施防御性医疗措施是无可厚非的，但是，在医疗实践中应力求实现动机与效果的有机统一。医务人员之所以实施防御性医疗，是因为他们把患者当作了潜在的诉讼人，这对大多数患者来说是不公平的，并不是每一个患者都是医疗纠纷的上诉者，上诉人数与实际就医的患者人数相比毕竟是极少数，大部分患者还是能够与医务人员密切配合、相信医务人员的。因此，防御性医疗是以对大多数患者现实利益的损害及对医方潜在利益的保护为前提的。诚然，并非所有的防御性医疗对患者都是无益的，有时对某个病人来说是防御性医疗行为，对另外一个病人来说所增加的化验、检查也许能意外地发现新的疾患。但是，这不应成为医务人员实施防御性医疗的理由，医务人员应遵守临床诊疗的道德原则，如以病人为中心的原则、最佳化原则、知情同意原则等，并依据这些原则合理地选择诊疗手段，尽可能避免诊疗手段带来的不良影响，减小患者的痛苦及损失，以维护患者的健康和经济利益。

事实上，防御性医疗作为一种必要的法律预防措施，其效力是极其有限的，并不能成为医务人员免除一切责任的借口。就知情同意而言，它仅仅是对患者权利的尊重，说明患者有选择医疗措施的权利，如果医务人员侵犯了患者的这一权利，并对患者造成了损害，就需要承担相应的法律责任。例如：医务人员在未经患者及其家属知情同意的情况下，在剖宫产后顺便切除了发现有病变的双侧卵巢，只要患者或其家属对此提出异议，医务人员就应对其行为承担责任。不能认为医务人员只要履行了告知的义务，患者已经知情并同意，医务人员对所造成的一切后果就无须承担责任。是否要承

担责任，关键要看医务人员是否有过失，如果在医疗过程中由于医务人员的过失对患者造成了损害，无论是否经过患者及其家属的知情同意，医务人员都要承担相应的责任。在上述案例中，即使患者及其家属对切除双侧病变卵巢已知情同意，如果医务人员在手术过程中因过失对患者造成了伤害也应当承担责任。因此，知情同意并不能成为医务人员免除一切责任的理由，它只对那些虽给患者造成了一定的损害，但医务人员没有诊疗过失的输血感染、医疗意外及不可抗力等所引起的医疗纠纷具有一定的抗辩效力。

（二）不健康的求医行为

求医行为是病人角色行为的主要表现，也是医患关系发生的基本条件。一般情况下，当人们进入病人角色后，患者或家属都能够主动地寻求医疗帮助，如实地诉说病症、病史，遵从医方的诊治。但是，由于受个人素质、经济条件、宗教信仰、心理情绪等因素的影响，部分患者会表现异常的求医行为。

1. 无病求医

一般来说，求医都是为了看病，但现实生活中却有个别人求医的动机并非如此。如有的人是为了取得休假证明、工伤待遇、改变工种、免除自己不愿承担的某种社会职责；或者利用享受公费医疗待遇，企图通过求医取得滋补药和贵重药品、“搭车”药；或者为了索取赔偿，要求开假证明等。由于这种不正常的求医行为是无病装病，目的不在于治病。因此，在求医过程中，往往采取欺瞒、索要的方式，稍有不满就发牢骚，讲怪话，甚至报复殴打医务人员，严重影响到医患关系的和谐。此类现象尽管为数不多，但也不可忽视。

2. 求医不遵

求医行为的效果离不开遵医行为，遵医行为的程度如何决定着患者疾病的疗效和转归。所谓遵医行为，即患者遵照处方或医嘱进行治疗的行为。若患者在求医行为中，不按医嘱服药治疗，即使医生的医术再高明，诊断再正确，药物效用再好，也不会有显著的疗效，甚至无效。患者求医势必遵医这是不言而喻的常理，而事实上，患者求医后不遵医的现象时有发生。有资料表明，重、急症病患者、器质性病变患者、住院患者，对医嘱做出改变情况较少，遵医率较高；而轻、慢症病患者，神经官能症患者、门诊患者，对医嘱做出改变或选择多，遵医率较低。影响遵医行为的因素多种多样，如患者对医方的信任程度、对医嘱的理解记忆程度、治疗方式的特点等，都会影响患者对医嘱的遵从情况。李中梓在《不失人情论》中写道：“富者多任性而禁戒勿遵，贵者多自尊而骄恣悖理”“贫者衣食不周”“贱者焦劳不适”。这些行为，不仅影响诊治效果，也会引起医患冲突。

3. 主诉不实

病人在患病过程中，往往会有依赖性增强、自我中心突出的表现，甚至有些患者出于自我保护，唯恐自己的病情不能引起医生的重视，试图夸大症状。此外，还有些事故纠纷或公费医疗患者为了得到大处方，多开药，人为地虚报病情；一些患者出于个人隐私，或出于某种考虑，在就诊时，本来已在别处做过检查及治疗，但为了证实诊断结果，或由于担心告知实情会影响当前医生的情绪，而不愿把有关病史全部说出，这实际上是对医方不够信任的表现，一旦出现误诊、漏诊又往往迁怒于医者，引起医患冲突。

4. 越权干预

患者家属是医患关系的重要参与者，也是患者的保护者和支持者。虽然他们可以在医患间架起沟通的桥梁，也往往会在医患之间竖起阻隔的屏障，其心理是复杂的，既有对患者病情的焦虑，也有对患者康复的期待，更有对医务人员的要求与希望，行为上也呈现着不同的情感，或参与或干预等行为。参与行为者，能爱护患者，尊重、理解医务人员，积极主动地配合医务人员诊治，这往往对患者是有益的。但采取干预行为者或对医务人员不理解做出轻举妄为的干预，或对患者病情的曲解，提出过分的不切实际的要求，这些都是导致医患关系冲突不可忽视的因素。

三、社会视角

（一）市场机制的脆弱，导致急功近利的短期行为

社会主义市场经济的发展，需要人们树立与其相适应的价值理念。当前，我国的社会主义市场经济尚不够完善，一方面，旧的观念和旧的行为规范存在许多有待改进和修正之处，另一方面，新的观念和新的行为规范还未完全确立，处于试验和完善阶段，存在着大量的不规范行为。在这种情况下，人们最易于考虑眼前利益和近期行为，一些人甚至存在着趁机捞一把的思想。在思想观念上，一些人常把实惠看得比原则更重要；在行为活动上，一些人只注重近期效果，只要眼前有利就行，长远的利益不必去考虑。只重眼前利益，只考虑短期行为，可以说是经济体制转轨和完善阶段在一些人思想和行为中相当普遍的一种特点。这种短期行为既存在于个体行为中，也存在于群体活动中；既存在于领导思维中，也存在于医务人员的医疗实践活动中。这种过分重视眼前利益及个人直接利益的行为，加剧了人们之间的利益冲突和思想观念上的碰撞。表现在医院管理中，就是只顾眼前，不顾长远；只顾近期利益分配，不顾技术和人才培养。表现在医疗服务活动中，就是只顾及高收入的服务，不愿在基础服务上花费力气，忽视和患者内心深处情感上的交流，不注意减轻患者的经济负担。短期行为本身是不

规范的，反过来不规范行为也带有短期性，二者的恶性循环，是造成医患冲突的重要因素。

（二）管理体制的不力，滋生了患者更多的敌对情绪

在当前完善社会主义市场经济体制，深化医疗卫生改革的社会背景下，医院管理一定要注重制度化、标准化、规范化和科学化的质量管理，这既是医院进行正常医疗活动的前提，也是提高医疗服务质量，减少和避免医患冲突的关键。近年来，国家和政府部门颁布了《中华人民共和国执业医师法》《医疗机构管理条例》《医院工作条例》《医院工作人员职责》等法律法规，不少医院也建立了各项规章制度，然而，由于缺乏有效的管理和监督，有章不循、违章操作的现象时有发生，造成医疗秩序不规范、医疗流程不合理、医疗环境差、医患关系不协调等状况。而部分医院在出现医患冲突后，为了化解矛盾，息事宁人，减少对医院的不良影响，不分责任、不依法律，赔、奖了之。如在医务人员中设立“委屈奖”，倡导“打不还手、骂不还口”服务理念。事实上，这种做法不仅不利于医院管理、矛盾的化解，还可能诱发新的冲突。还有些医院缺乏对医患冲突的防范意识，在发生医患冲突后，不是积极地应对，而是消极回避，为医院或医务人员寻找开脱的借口，也易引发患者的不满。这些都是医院管理中应予以克服的。

四、伦理诠释

（一）价值观念的错位

医务劳动的真正价值在于维护人们的健康和生命，通过对患者的救治体现其价值。然而，受市场经济负面效应的影响，某些医疗单位和个人却把商品经济中“等价交换”的原则作为处理医患关系的根本原则。市场经济是以推动社会生产力发展的最佳经济形态的角色登上历史舞台的，它那推动社会生产力迅速发展的巨大威力，是通过商品经济的价值规律、供求规律和竞争规律等来发挥作用的。而这些规律无时无处不涵盖、体现着市场经济求利务实的本质，它使个别人本性中自私的一面较自然经济条件下得以强化，功利思想得以激发。“利之所在，趋之若鹜”。实践中突出表现为“优价优先”“优价优质”，即谁送的钱或礼多谁就优先获得服务，谁交的钱多谁就享有高质量的服务。否则，便“例行公事”，敷衍了事，甚至拖延诊治时机，增加病人的痛苦。孙思邈在《大医精诚》中写道：“贫富用心皆一，贵贱使药无别”，《迈蒙尼提斯祷文》要求“无分爱与憎，不问富与贫，凡诸疾病者，一视如同仁”。病人有平等就医的权利，不应贫富有别。待价而沽不适于医学过程，它不仅违背了医学伦理中“公正、公平”的原则，也容易伤害部分患者的感情。

（二）“病德”的匮乏

为医者要有医德，为患者也要有病德。明代龚廷贤在《病家十要》中列举了病人应具备的道德要求：一择明医、二肯服药、三宜早治、四绝空房、五戒恼怒、六息妄想、七节饮食、八慎起居、九莫信邪、十勿惜费。在这里，“十要”告诫病人，有病就要求医，求医就应信医，要与医家合作，合理服药，听从医家劝诫，注意饮食起居，不应信邪。与此相悖者，不可医。扁鹊在《六不治》中指出：“人之所病，疾病多；而医之所病，病道少。故病有六不治：骄恣不论于理，一不治也；轻身重财，二不治也；衣食不能适，三不治也；阴阳并，脏气不定，四不治也；形羸不能服药，五不治也；信巫，不信医，六不治也；有此一者，则重难治也。”

古人在强调医德的同时，也认识到了病德的重要。但我们现在进行医患冲突的沟通与解决时，发现不少患者在医疗过程中只强调医生应如何待己，却忽视了自己应如何待医。有的患者缺乏道德修养，对医务人员稍有不满就发牢骚、讲怪话；有的患者凭财大气粗，以势压人，不尊重医务人员的劳动和人格，恶语伤人；有的不理解医生的辛苦劳动，不理解医疗单位的难处。如在床位少、病人多的情况下，住不了院却认为是医生故意推诿，检查结果不能按时出来或不能得到立即诊治便抱怨医务人员。还有些患者或家属，明知医院没有过错，但为了达到自己不正当的利益或期望，借故闹事，殴打医务人员。

第二节　医患冲突的主要表现

一、我国医患冲突的主要特征

（一）成因上多种因素交织

资源因素、经济因素、事故因素相互交织，这三个方面因素，实际上包含了患者及家属最为关心的三件事——第一件事，有了病能不能有地方看，需要住院时能不能住上院，其核心之点是“公平”与否；第二件事，有了病能不能看得起，治病救命的钱花得值不值，其核心之点是“合理”与否；第三件事，有了病交给医院和医护人员来治心里能不能托底，会不会出岔头，出了问题怎么办，其核心之点是“信任”与否。

在整个社会大众对自身利益的关切愈发强烈的今天，患者及其家属最为关切的这三个方面问题，也就自然构成了引发医患关系矛盾冲突的最基本因素。林林总总的矛盾冲突，有时看起来十分错综复杂，但追踪其发生、发展、发酵的逻辑起点，总是能从这三个方面因素中找到联系。也就是说，只要在医疗资源的使用、医疗费用的收取、医疗事故的处置上，出现一点这样那样的问题，哪怕是本来很正常却不能被患者及家属所正确认识、理解和接受的问题，那么医患关系矛盾冲突便不可避免。

而资源、经济和事故这三者，不仅每一个都能独立地引发医患关系矛盾冲突，还可能是连锁的、交织的。而越是相互交织，引发的医患关系矛盾冲突往往就越剧烈，解决起来就越复杂，造成的后果就越严重。从近些年发生的一些有影响的医患关系矛盾冲突事件看，在成因上大都有多因性、交织性的特点。

（二）表现上多类事件叠加

有专家把闹医事件、伤医事件、杀医事件三类事件区分为两种类型，即“扰乱型”和“暴力型”。两者表现形式不同，各自想要达到的目的也大相径庭。

就闹医事件而言，其针对的主体对象是医疗机构，目的在于从中获利。一些患者及其家属，把那种“会叫的娃儿有奶吃”的陈旧思想、“一闹就灵”的惯用套路，移植到医疗纠纷等问题的处理上，不管是什么情况，也不管能不能解决问题，先闹起来再说。这种行为极具传染性，往往“一件闹成，纷纷效仿”，以至出现“没理的闹，有理的也闹”的怪现象。对此，有专家鲜明指出，闹医只是手段，获取正常以外更多的赔偿才是根本目的。从而也就使得一些医院长期处于“你方闹罢我登场”的尴尬局面。

就伤医、杀医事件而言，其针对的主体对象是医护人员，目的在于发泄报复。一些患者和家属，当治疗的效果没能够达到自己所期盼的心理预期时，或者出现相关医疗事故后，加之诊治过程中精神压力和不良情绪的积蓄，心中各种不满骤然集聚爆发，转而把医护人员作为发泄和报复的对象。2010 年至 2020 年，我国发生大约 300 例伤医事件，自 2001 年至 2020 年，伤医事件至少造成了 50 位医务人员死亡。这类事件往往都是转瞬而发、难于防范，性质恶劣、危害极大。

还有，虽然闹医的主要目的是索取利益，但在某些特定条件下，也有向伤医、杀医的方向转化和发展的可能，止于初萌非常关键。

（三）演进上多方力量参与

随着新媒体快速发展，医患关系矛盾冲突事件，已经不单是医患双方之间的问题，也不再是一个影响面有限的孤立性问题，而是极易变成能够带动民众情绪、影响司法裁量和后续处置的重大网络事件和社会事件。

其基本的演进路径大体有三个环节：第一，有人就医患关系矛盾冲突事件借助网络等信息平台表达诉求，站出来发声，这个人可能是当事人，也可是局外人，甚至可能是某一机构或群体利益的代表者，它往往通过“先声夺人”，对后续人们的认知造成“先入为主”。第二，各路媒体加入对事件的追踪、报道、评论，快速把事件变成吸引眼球的热点。第三，在媒体热炒过程中，不断地吸引广大网民、公众加入，形成“人人都是发言人”的局面。这群庞大的围观看客，一方面被大量不知真假的信息裹挟着，一方面又制造出大量或是或非的言论，推进事件发展发酵，直至热度下降、渐渐平息，无论当时讲对了还是说错了，似乎都跟他们没有什么关系了。

（四）处置上多数选择退让

长期以来，无论是相关部门还是医院本身，在处理医患关系矛盾冲突事件上，往往片面地考虑社会影响、单位声誉、经济收益，抱着“大事化小、小事化了”息事宁人的态度，只要“摆平”，不要公平，不管有理没理、有责无责，一味地妥协退让。长此以往，便让一些意图从中取利的患者、家属或相关人员抓住了“软肋”，你越怕我越闹，甚至没有借口制造借口闹，形成恶性循环。

院方无原则地妥协退让，必然要让涉事医护人员无辜地去充当受累挨骂又吃亏的角色。首先，在所难免要吃经济上的亏，起码该拿的奖金可能拿不到了。其次，还有可能吃前途上的亏，院方为了“安抚”所谓受害者，总要对“责任者”有点“惩罚性动作”。最后，极有可能还要白白承受身体上、人格上、精神上的伤害，打了白打，骂了白骂，没人给说法，没人给撑腰。如果遇上那种“只要患者不满意，就是医护人员责任”的“主事者”“当家人”，境遇便更不堪了。

而就许多医护人员来讲，在“一岗难求”的现实情况下，通常也不得不把保住“饭碗”作为最优先的选择，只要还在可承受的范围之内，也就只好向院方妥协，用“倒霉”“点背”“吃亏是福”来安慰自己。应该承认，随着经济社会的不断发展进步和人们文明素质的不断提高，特别是法治理念的日益深入人心，此类情况较以往已大有改观，但在一些地方、一些时候仍有表现，需要继续加以关注和解决。

二、医患冲突中医患双方的表现形式

（一）医患冲突中患方的表现形式

日益紧张的医患关系已经发展成为当今社会各界高度关注的热点问题。医患关系由诞生时的医生与患者之间的简单关系演变成今天的卫生从业人员、医疗卫生服务机构乃至卫生管理机构与患者家属群体之间的复杂关系；由早期的对医务人员的信任和尊重异化为今天的明显冲突；医务人员由早期的“白衣天使”被妖魔化为今天的“白狼”。医患关系非偶然性的表现为医患纠纷、医患冲突，其具体表现形式可分别从患方角度和医疗服务提供方角度进行总结，患方的表现可归结为如下几类：

第一，患方出于对提供医疗服务的医务人员个人不满意，向部门负责人举报。

第二，患方出于对提供医疗服务的医务人员个人或者部门不满意，向单位主管部门及院领导举报。

第三，患方出于对提供医疗服务的医务人员个人不满意，辱骂、威胁医务人员。

第四，患方出于对医疗费用过高，治疗期间不配合及时缴费、故意拖欠、恶意逃费，且对医务人员催缴费用产生抵触，甚至煽动同期接受治疗的患者与医务人员形成对立。

第五，患方对治疗服务态度、治疗花费等不认可，围攻科室治疗场所及医院医疗纠纷主管部门办公场所，要求院方赔偿。

第六，患方对治疗服务态度、治疗效果、治疗花费等不认可，殴打医务人员造成伤害甚至暴力剥夺医务人员生命。

第七，患方对治疗服务态度、治疗效果、治疗花费等不认可，打杂、毁坏医院设备。

第八，病人经过治疗后病故，病人家属不认可，在医院摆设灵堂、医院门前摆放花圈、棺木等，聚集人群围攻、威胁医院领导、干扰正常医疗秩序。

第九，患方出于各种原因，对医疗过程和结果不满意，将医院上诉至专门仲裁委员会，要求裁定赔偿，或将医疗机构起诉至法院，要求法院裁定赔偿。

第十，患方出于各种原因，对医疗过程和结果不满意，不愿经过法院裁定，通过聚众闹事，直接提出要求医院赔偿。

第十一，患方出于各种原因，对医疗过程和结果不满意，通过新闻媒体、网络发布医院负面消息，损耗医院信誉和形象。

（二）医患冲突中医务人员的表现形式

在当前医疗环境下，医院和医务人员为了自保和盈利，逐渐形成了医患关系冲突中与患方相对立的另一方，主要表现有：

1. 自我防御性医疗

自我防御性医疗包括医疗过度和保守医疗。现在很多医生因为怕被患者及家属告、被患者及家属打，甚至被患者杀害，宁可多做检查，宁可多用药，而不轻易下结论、出诊断，无形中增加了患者负担，更激化了相互之间的矛盾。某省卫生厅厅长在一次省内医院院长的会议上曾提到，在目前医疗大环境下，可做可不做的检查一定要做，可用可不用的药要用。可见，当前医疗环境下医务人员及医疗管理层的无奈。医生们害怕受到伤害或成为被告，回避收治高危病人，回避高危病人手术及难度较大的特殊处置，带有推脱责任性质的转诊和会诊等。电视剧《医者仁心》中的一句台词足以引起人们的认真思考："医生都开始保护自己了，谁来保护患者呢？"有个临床带教老师曾经这样说："过去是 1 % 的希望都要救，现在是没有 100 % 的把握就不敢救"。

北京一名患者的就医经历有代表性地反映了医护人员采用自我防御性医疗的现象：病人为岁男性，患颅内肿瘤，经核磁共振等检查明确诊断，伴有严重脑积水、颅高压，肿瘤必须切除，但手术切除风险很高，患者和家人转诊于北京多家三甲医院均未接受住院，后曾在一家著名的神经专科医院住院，也仅仅是给患者进行了脑积水分流手术，没有对颅内肿瘤进行治疗，患者出院后继续辗转就诊北京几乎大部分三甲医院，最终在双眼几乎失明时收住北京市海淀医院，医生克服困难将肿瘤切除，手术后病人病情稳定已多年。

2. 从业挫折感明显，职业道德水平下降

由于医患之间信任危机，相互间防御性意识增强，从业以后面对患者时缺乏应有的被尊重，中国医师协会 2002 年和 2004 年针对医疗执业环境对医生群体两次进行调查，结果显示，感觉良好的只占 5.18 % 和 7.1 %，较差的占 47.35 % 和 37.3 %，极差的占 13.32 % 和 11.1 %，2011 年年初，北京市海淀区公共委对下属六家二级医院中医护人员对整体职业环境满意度进行随机抽样调查，题目设计为满意、较满意、较差、很差四个选择档，结果表明，1 000 名被调查人员中，对医疗执业环境满意和较满意的仅为 25 %，较差者多达 46 %，很差者占 29 %，显示形势较中国医师协会前几年的调查结果更为悲观。

近年来，医务人员不愿意子女学医已经成为普遍现象，也引起了广泛的社会思考。中国医师协会 2002 年和 2004 年针对医生子女报考医学院校的情况进行调查，两次调查选择愿意子女报考医学院校的只有 10.89 % 和 10.4 %，不愿意的高达 53.96 % 和 63 %，2008 年 5 月 13 日《联合早报》刊登的一项针对子女职业选择的调查显示，中国有高达 95 % 的医务工作者不愿意自己的子女从事医疗工作。究其原因，首先，主要是医学学习投入大、风险大、压力大、收入相对较低。其次，医学毕业生就业形势更为严峻，在中国医学培养体系下，本科入学时就可选择学习医学，造就众多本科学历的医学毕业生，他们的医学知识的积累和实践操作相对不足，虽然相当一部分人本科毕业后选择报考研究生继续深造，但仍然有半数以上的学生没有这样的机会，现在医院选择毕业生时大多选硕士生、博士生，本科生缺乏竞争力。

三、我国现阶段医患冲突的主要表现形式

（一）医患之间的直接冲突和间接冲突

从冲突的方式上来划分，冲突可以分为直接冲突和间接冲突。目前我国医患之间的直接冲突主要表现为患者在诊疗过程中与医护人员因疗效、收费和服务不满意而发生的面对面的冲突。如经常引起冲突的“物化”诊疗方式。调查显示，绝大多数患者强烈希望在看病的过程中能与医生交谈，能得到专业的医务工作者在生理和心理上的指导和帮助，患者认为这是他们在诊疗过程中应该享受的权利。而医生辩解说，由于我国医疗资源的有限，医生每天要接诊大量的病人，问明症状后，借助高科技的精密

医学仪器能很快做出诊断，这种诊疗程序本身没有什么过错。一方面是患者抱怨：我们到医院是去“看医生”而不是去“看仪器”，医生太缺少“人情味”；另一方面是医生在对高科技手段依赖的无过错心理下，对工作繁重，工作压力大，社会价值低的抱怨，由此常常引发患者与医生的直接冲突。还诸如医生开大处方、过度治疗、重复治疗等的“逐利”行为和患者由于权利、角色意识觉醒的“刁难”行为之间的矛盾冲突。很显然，医患直接冲突的实质反映出的是医患在诊疗过程中对公平医疗、人格尊严、知情同意等权利的直接争夺。我国现阶段医患之间的间接冲突大多是隐性的，表面上似乎不直接反映出医患之间的利益关系，且常不直接发生于医患之间，但其本质上是医患之间的利益冲突。如医与药的相互关系、医疗事故处理中的相关规定就隐藏着医患双方的利益关系。应该承认，我国现阶段的医患直接冲突暴露出了医疗改革过程中的许多问题，引起了社会各方面的重视，也在一定程度上促进了医患对各自角色、观念、权利、义务的反思，对调整医疗关系有一定的作用。这正如刘易斯•科塞（Lewis Coser）在社会冲突功能理论中阐述的那样：冲突在群体中经常发生有助于现存的规范获得新生，或者推动新规范的产生，通过创新和改进规范保证在新的条件下继续生存。值得关注的是，间接的隐性冲突虽然不容易被社会重视，但就医患关系实质来说却是根源性的，影响是深刻的，常常引发或激化医患之间的直接冲突，隐性是显性直接冲突的重要源头。

（二）医患之间的暴力冲突和非暴力冲突

从冲突的程度上来划分，冲突可以分为暴力冲突和非暴力冲突。目前我国医患之间的冲突主要以非暴力冲突为主，表现为医患在冲突发生后大多通过合理的途径，如向医院或卫生部门提出诉求，双方协商，或向法院提起医疗诉讼，得到法律的判决。这主要是得益于患者法律意识的增强和我国相关的医事法律法规建立和完善。有资料表明，在 2002 年我国未颁布《医疗事故处理条例》前医患之间的暴力冲突表现明显，据统计，1998—2001 年北京 71 家二级以上的医院，发生患者影响医院诊疗秩序的事件 1 567 起，医务人员被打事件 502 起，其中被打伤致残者 90 人。2002 年 9 月 1 日《医疗事故处理条例》颁布后，虽然此法律法规还有很多地方需要完善，但毕竟我国有了一部专门解决医患纠纷的法律法规，而《最高人民法院关于民事诉讼证据的若干规定》中关于“举证倒置”的规定，在一定程度上对患者有利，所以患者也愿意以这种理性的手段来解决纠纷。但我们发现，很多暴力冲突是从非暴力冲突转化而来的。其实，任何医疗纠纷并不是一开始就是恶性的、非理性的，只是在患方多次诉求未得到满足时，才演变成为暴力冲突。这一冲突形式提示我们，医院要建立医患沟通的制度，设立专门的调节医患关系机构，尽可能地将矛盾化解在早期。国外依据社会学相关理论早就有了“医学社会工作者”这一职业，由他们来增强医患间的沟通，避免恶性冲突的发生。例如：我国上海东方医院设立有社会工作部，有专职的社会工作者来加强医患之间的沟通，调节医患之间的矛盾，并取得了较满意的效果，经验值得推广。

（三）医患之间的现实冲突和非现实冲突

从冲突的目的来划分，冲突可以分为现实冲突和非现实冲突。这是科塞在冲突社会学理论中划分出的最重要的一种冲突类型。所谓现实冲突，是指“那些由于在关系中的某种要求得不到满足，以及由于对其他参与者所作所为的估价而发生的冲突”。简言之，现实冲突就是为达到某种目标而作为手段的冲突，现实冲突大多通过协商等方式可以解决。所谓非现实冲突，指“不是由竞争性目标引起的，而是由冲突中至少有一方为释放紧张情绪的需要而引起的。”这时，无论人们是否认识到冲突的存在，冲突本身就是目标。运用科塞的理论来分析我国目前医患之间的冲突，我们发现现阶段我国医患之间的非现实冲突表现更为突出，也更为严重。主要表现为：首先是患者对医护人员的信任度低甚至不信任。在这种心理下，医疗过程中的任何一个细小的点都可能引发医患之间的冲突。其次是社会对医生角色期望值高。据调查报道，我国现阶段社会对医生的角色期望是“解除疾苦的天使，保护生命的靠山，体贴入微的亲人，推心置腹的朋友，循循善诱的老师，调试心境的向导。”可以看出，社会对医生的期待不仅是“亲人、朋友、老师”，还是“天使、靠山”，医生至少包含了五种角色的内涵。而这种高期望一旦不能实现，就很容易导致冲突。最后是患者医疗观念的偏失。从医学角度来看，在医学科学的行进过程中，尤其是生物医学快速发展阶段，医学的力量和药物仪器同了名，高新医疗技术的出现及在临床中的推广应用，使人们习惯将医学的发展看成绝对进步的过程，以至于形成了一个简单的结论：医学的发展必然能带来人们健康水平的提高，能解决目前所有的疾病。于是患者就有这种心理：你肯定能给我看好病，因为你是专业的医疗工作者。当病人的较大经济耗费未能得到自己期盼的“理想”医疗效果时，患者心态就不平衡。分析发现，我国现阶段医患之间的非现实冲突多表现为医患意识、观念方面的差异，如对医学的认识、对政府在医疗保障中功能的认识、对医患关系的认识、对医学高科技的认识等，由于非现实冲突不是以目标为目的，冲突本身就是目标，所以只要这些隐性冲突条件存在，冲突随时就会爆发。当然现实冲突与非现实冲突的区别不是纯粹的，两种性质的冲突往往交叉、混合。现实冲突的情景可以伴随着从其原因中反射出来的非现实情绪。这一冲突形式反映出的实质是我国的医学整体水平不高和医学社会化发展不够。

第三节　医患冲突的防范与化解

一、建立“以患者为中心”的医患沟通模式

医生与患者之间的关系，不单单是“救治”与“被救治”的社会学关系，其正不断被生物—心理—社会医学的多维关系所取代。医生在治病救人的过程中，不能只是着眼于“病痛”这个简单的医学问题展开，更要关注患者的心理问题和社会问题，这就对当代医生提出了十分艰巨的要求：多与患者进行沟通，除了患者的病痛，更要关注他们的生活和心理。就如希波克拉底所说：“医生有三件法宝——语言、药物和手术刀”，由此可见，医患之间的沟通对于疾病的治疗起到了多么重要的作用。

（一）积极鼓励医患顺畅全程沟通

医生与患者，在本质上都是社会属性的人，地位是平等的，并不能因为医生拥有专业的医学职业技能而产生高低优劣之分。因此，平等的医患关系就需要平等的话语权来维系。通常的诊疗环节当中，医生占据了主要的话语权，患者只能虚心接纳、不能提出任何意见，这样只会加深医患之间的距离与嫌隙。人与人之间的关系本来就是通过语言的沟通来建立和维系的，在诊疗的过程中鼓励患者积极与医生全程沟通，不仅能够更好地向医生解释自己的病痛、理解医生诊疗的方法和原因，更能够拉近医患之间的距离，减少甚至消除双方在治疗过程中的分歧，从源头上减少医患冲突事件的发生，树立医生平易近人的良好形象。

（二）开展病人投诉和奖惩机制

除了通畅的沟通环节外，更需要完善的反馈和监督机制的保障。在医患沟通的同时，要积极鼓励患者提出自己的意见和建议，让每一位患者成为医生工作的“放大镜”，既充分发扬医生治病救人、大爱无疆的职业道德，更要及时发现医生在治疗方面的不足，监督其及时改正。医院可以采用设立专门的举报投诉信箱、设置专人反馈患者信息等方式，帮助患者对于医生治疗过程及时地做出反馈，并给予医务工作者适度的奖惩，这都有助于医生良好职业道德的养成，并且能够更好地促进医生、医院的顺利工作，为患者提供更加舒适、放心的治疗环境。

（三）医院积极进行医生的沟通教育

“精诚所至，金石为开”，在现实的医院工作中，医生面对的往往不只是简单的治愈疾病的诊疗活动，而且应该时刻关注患者的心理、生活，这是一名合格的医生所

必须做到的。这就要求医生拥有良好的沟通技巧，善于发掘病人患病的深层原因，用自己的语言和行动增强患者治愈疾病的信心；更要善于用通俗易懂的语言把疾病讲清楚，让患者和家属了解疾病，不对疾病产生恐慌；也要提前说明现代医学的局限性，在诊疗初期就对患者和家属做好心理建设，避免因为患者对现代医学不切实际的幻想而产生后续的纠纷和矛盾。医院除了为医生提供执业的技术场所外，更要关注他们自身的学习和发展，通过开设定期的沟通交流会来提高医生的沟通交流的技巧，提高医生自身的交流能力，让他们从自身出发，积极保持与患者沟通的愿望和想法，秉持一颗真诚的心为患者解除生理和心理上的病痛。

二、运用大众传播手段缩小医患信息鸿沟

由于医学知识具有专业性强、更新快、内容复杂的特点，经常导致医生同患者讲话如同“对牛弹琴”，而正是由于道理越讲越不明白、双方越讲越失去耐心，才导致医患双方沟通中经常出现冲突和矛盾。医生在医疗过程中处于信息上位者的情况一时难以改变，所以大众媒体有不可推卸责任与义务来平衡医患之间信息的储备量、提高患者对于基本健康常识的掌握能力。

（一）开展健康知识教育，提高全民健康知识水平

健康素养是个人的一种能力，这种能力使个人能够获得、解释和了解基本健康信息与服务。获得健康素养的教育后，个人可以运用相关的信息和一定的服务来促进和提高自己的健康水平。健康素养主要包括健康知识和健康技能，是指个人能够具有分析媒体讯息、评估资讯来源、分析信息产生原因的能力。大众传播媒介通过筛选、整合并发布海量的健康信息，能够有效地提高公众健康知识的获取能力和帮助公众健康行为的养成。但值得注意的是，大众传播媒介在进行健康知识的分享时，一定要进行好健康信息的筛选和把关工作，不断提高媒体编辑自身的健康素养，并且不受广告商和社会环境的影响，理智客观地把最有用、最基础的健康知识传播给大众。

另外，医疗机构也要善于运用大众传播机构，和大众传播机构建立起良好的合作关系，定期举办一系列健康讲座、健康义诊活动，在提高大众健康素养的同时提升自己的形象。一个直白的现实是，普通人对基础性的医疗知识太过匮乏，或者反过来说，医院、政府和社会组织对于基本医疗知识的普及不够，这将在医患发生关系的初期掩埋下纠纷的种子。改变医患关系，固然要讨论宏观层面的医改问题，但在微观层面，向公众更广泛、更频繁地普及基本医疗知识，乃至借助社交媒体、论坛讲座进行科普教育，这些看似微小的、不起眼的努力，却可以潜移默化地促进医患关系之间中心的、主要的矛盾的解决。

（二）积极引导正确的医患关系定位

大众媒体的报道在医患关系的建立中有举足轻重的作用。无论是媒体对于医患冲突事件的报道，还是对于一个医生、医院的宣传，都能改变社会大众对于医生群体整体印象。这就需要大众传媒能够很好地平衡医患冲突事件的正面与负面报道数量，多宣传医生治病救人、无私奉献的高尚情操，不刻意夸大新闻吸引眼球，对引起公众强烈反应的医患新闻及时站出来纠正社会的态度，及时纠正大众对于医务工作者的错误印象。更要在医患关系中起到桥梁作用，在新闻报道中时刻做到公平公正，给予医患平等的地位和话语权，还社会公众一个客观真实的医患关系舆论环境。

（三）细化传播对象，有重点传播健康议题

目前，我国比较缺乏专业的健康知识专栏或者电视台，现存的报纸版块或者电视讲座充斥的基本也都是广告商的商业宣传，没有起到宣传健康知识的作用，只能误导患者就医。因此，如何建立一个有效的、受众细化的专业型健康知识网站是健康传播业者需要考虑的。充分做好受众用户调查，征求用户对网站的内容满意度、信任度、用户使用健康网站的目的、用户建议，以及改版征求等问题的看法，设立有效的分众版块，或者有针对性地对不同需求的受众开展健康知识普及活动。从区域、性别、疾病种类、疾病史等多方面对受众进行划分，采取先进的传播方法如开设专门的健康知识网站、定向推送健康信件、举办专门的疾病知识讲座等，及时向其推送相关的健康知识，不断完善和更新受众的健康知识，提高受众的健康意识。

三、构建新型健康传播模范式，规范媒体行为

根据传统的医患之间信息传播的沟通方式研究发现，我国现有的医疗沟通机制基本上都是单向的、缺乏沟通反馈机制，不仅是缺乏患者对于医生治疗的反馈，更缺乏在出现医患冲突问题的时候，让医生、医院进行话语表达的渠道，使得在这个愈加平等的社会中，医患之间的关系不平等问题更加凸显。这就需要建立一个医患之间沟通反馈的新型体系，消除医患之间的误解，建立医生、患者、媒介三方顺畅的沟通渠道，使医患之间信息交流更加畅通。

（一）加强传播主体建设，提高新闻队伍整体素质

“新闻专业主义”要求新闻记者本着实事求是、客观公正的原则进行新闻报道，而这个看上去非常基本的要求实际上对新闻记者的职业道德素质和专业知识水平都提出了非常高的要求。新闻记者素来有“第四种公民”的称呼，他们通过自己的视角向公众传播着整个世界的变化。随着社会的发展，信息越来越庞杂，没有任何一个人可

以通过自己的亲身经历获取所有信息，只能通过记者的描述报道获得对某一个事件、某些人物的认识，因此，传播主体的优劣好坏决定了大众认识世界的眼光和看法。也正是因此，加强新闻记者队伍的职业道德素质和专业知识素养就显得尤为重要，如果记者只是一味地追逐经济利益、眼球效应，那么他所做出的报道必定是不尊重事实、刻意夸大或者虚构的，会严重歪曲事实，影响人们对医疗事件或者健康信息的认识。特别是对于健康领域进行报道的记者，如果没有过硬的专业知识，那么会严重影响健康知识的正常传播，有害于人们的健康。

（二）加强网络新闻监督体制，开展新闻考评会

一个没有监督的系统必定是混乱的、拥堵的，新闻体系也是如此。如今网络平台和网络传播主体鱼龙混杂，很容易出现一些刻意造成社会混乱、破坏医患关系的信息，这就需要网络新闻从内部建立完善的监督考评机制，建立专门的新闻记者内部考评小组，分层级对医疗新闻的内容的真实性、客观性等方面做出评价，从新闻源头把关，坚决秉承客观公正的态度还原医疗事件真相，不刻意夸大、渲染医疗事件。另外，对于健康信息的传播，网络新闻传播主体更应该保持自身的独立性，不被健康医疗广告所裹挟，建立合理有效的双向监督体制，从坚持法律法规入手，杜绝虚假网络健康新闻的产生。

（三）推广医生形象代言人，积极构建良好的医生形象

传统的医疗系统内部，往往对于医患冲突事件反应迟钝，或是无法及时向外界发布医院方面的处理意见，导致医院内外信息沟通不畅，各种噪音糅杂，使不明真相的大众对医院本身产生负面印象。而发展至今，我国已经逐步建立起医院新闻媒体发布会制度，不断地完善流行性疾病的信息发布效率，让大众能够及时了解疾病的发生、发展的情况并了解预防知识。随着大众传播手段的日益普及，信息从各处扑面而来充斥在人们的生活当中，人们越来越被“图像信息”或者是“第一印象”所左右，各行各业也越来越注重“面子工程”的塑造，比起军队、警察、影视明星等行业对于自己形象的经营，医院对于自身的形象经营管理就略显不足。近年来，虽然我国对医学类大专院校开展《医院形象学》等课程培养新型医院管理人才，但可以看到，医院宣传科并没有很好地对医生形象进行改善，在处理医疗纠纷等一系列问题上反应迟钝，既没有很好地展示医生治病救人、大爱无私的形象，又给普通患者留下了医生唯利是图的形象。这就需要医院结合自身的实际，多推出优秀医生典型代表，运用新型的媒体手段大家推广，建立完整有序的医院公关团队，可以通过拍宣传片、设立医生形象代言人、走进社区举行义诊活动等一系列方式营造医生的良好形象。

（四）追求新闻客观公正，正负面新闻平衡报道

客观公正地进行新闻报道原本是新闻工作者进行新闻报道的第一要务，但是在新闻媒体发行量、收视率等一系列压力的束缚下，一些新闻工作者开始盲目追求眼球效应、刻意夸大新闻事件，尤其是在医患冲突这类矛盾尖锐、起因复杂的社会新闻，更容易出现新闻记者偏袒患者、夸大医患矛盾，负面化、煽情化的现象，大众因为医学知识的匮乏更容易被此类新闻所迷惑，在心中树立起敌对医生、医院的态度。现代传播手段多种多样，普通民众没有办法设身处地地了解每一件新闻发生的真正背景，只能通过大众传媒手段来了解新闻、了解社会，这就更要求新闻工作者能够加强自己的职业道德建设，秉持客观公正的原则，在医患冲突事件中时刻把握好“适度”原则，不煽动医患双方特别是普通大众的情绪，既不过于维护一方，也不刻意打压另一方，体现媒体工作者洞察社会百态、解决社会问题的责任感，能够充分、合理、公平地报道医患冲突新闻，为医患双方的沟通建立起很好的桥梁作用，着力解决他们之间的矛盾。

四、推进医疗卫生体制改革，从制度上消除医患间利益冲突

医患间关系紧张最直接的原因是双方追求的利益有矛盾，也就是医患间的利益冲突，特别是经济利益的冲突。继续推进医疗卫生体制改革，切断医药之间的利益链条，彻底改变以药养医的现状，有助于缓解乃至于解决医患间的利益冲突，从制度上缓解医患关系紧张的现状。和谐医患关系是目前我国构建和谐社会目标的重要组成部分之一，坚定不移地推进医疗卫生体制改革，完善社会疾病防控体系，改变以药养医的现状，提高医疗卫生服务标准和水平，才能够从制度上逐步缓和继而有望最终解决医患关系所面临的利益冲突。

（一）实行医药的分离的思考

早在十七大报告中便提出坚持公共医疗卫生的公益性质，明确指出“医药分开，建立基本药物制度是关键，要建立国家基本药物制度，保证群众基本用药。”目前，以药养医的体制是医生与患者争利，不是共赢。医药不分存在着诸多弊端，以药养医已经被千夫所指。因此，只有打破以药养医的体制，消灭不合理的受益，才能做到医生与患者的利益保持一致，才能逐步减少甚至解决医生与患者之间的对立和矛盾。我们要根据我国现行的医疗实际情况，制定切实可行的政策和措施，解决存在的医药不分问题，逐步实行医药分家，推进医疗体制改革。例如：在十七大报告中便提出坚持公共医疗卫生的公益性质，坚持预防为主、以农村为重点、中西医并重，实行政事分开、管办分开、医药分开、营利性和非营利性分开等原则，并且明确指出，“医药分开，建立基本药物制度是关键，要建立国家基本药物制度，保证群众基本用药”。目

前，医院实行医药一体的经营方式，在诊金无法满足医院运行需求的情况下，医院和医生为了自身的利益考虑，倾向于用大处方、过度检查来增加收入，从而客观上增加了患者的负担。在医院推行医药分离的经营方式，逐步提高医生诊费收入，有助于缓解大处方过度检查的现象，从而有利于患者经济负担，弱化医生与患者间的利益矛盾。与此同时，杜绝医药监管部门和医药企业之间的寻租腐败现象，严格新药的检验审批流程，杜绝主要成分基本相同、功能增加寥寥的新药品的生产和上市，切实执行药品价格的最高限价政策，减轻患者用药的负担。医方也需要在用药上从患者的角度考虑，尽力缓解患者的经济和心理压力，这样也有利于患者对医方诊断用药方式方法的支持，减少医患间的对立和矛盾。

“医药分家”是民心所向、大势所趋。公立医院改革的任务之一就是要改革公立医院补偿机制，逐步取消药品加成政策，实现出服务收费和政府补助来补偿的机制，目的就是要取消“以药养医”，实现“医药分家”。然而，在医改方案出台后，关于“医药分家”的争论很多，如“医药分家”后医院收入依靠服务收费和政府补偿，将是一笔巨大的财政负担，政府财政补助能否承担得了、能否及时到位？另外，我国没有将抗尘素等处方药列入法律，更没有列入刑法范畴，也没有基本药物制度和基本医疗制度作为界定依据，在实际操作中认定滥用、违规、非正常用药非常困难。再者，接诊、诊断、处方（药物选择）、治疗权都在医务人员手里，用什么药、如何用药、用多长时间都是医生说了算，这个“药”不管你怎么分，放在谁“家”，最终拿出来操练的，都只能是医生，钱最终都会回到医院手中。要真正实现“医药分家”，减少医患间利益冲突，我国医疗体制改革任重道远。

（二）建立健全医疗保险制度

伴随着我国社会经济的发展，应逐步建立起与社会经济发展水平相一致，覆盖全体社会成员的医疗保险制度，有效的医疗保险制度可以有效地分散和减轻患者的经济负担。客观上，有效的医疗保险制度，可以将医患双方直接的经济利益联系转化为医方、保险公司、患方三方的间接关系，切断医生和患者直接的经济利益联系，使医方和患方的利益冲突减少，从而增加共同利益。同时，也可以使医生与患者关注的重点都从经济方面转化为对病情的关注上来，有助于创造更和谐共赢的医患关系环境。

此外，医疗保险的全面覆盖，有助于减轻患方的心理负担，对患者的及时就医、及时治疗都有一定的促进作用。这也便于医方早发现病情，及时对病情进行干预和治疗,有助于取得较好的治疗效果。这也避免了治疗效果差而导致的双方矛盾冲突。

医疗保险制度作为社会保险制度的一部分，是党和国家构建和谐社会的重要组成部分，同时也是构建和谐医患关系的重要举措。

（三）提高医师临床水平，杜绝滥用仪器的现象

提高一线临床医师诊断治疗水平，杜绝临床医师滥用仪器的现象。长期以来，一线临床医生过度依赖医学仪器，导致检测仪器越来越多，费用越来越贵，临床医生的个人诊断水平却有退步迹象。这种现象一方面是医院以药养医思想的扩展，检测费用也与医方收入挂钩，导致过度检测的发生；另一方面是避免诊断责任的思想，也增加了过度依赖仪器检测的情况发生。过度依赖仪器，一定会导致临床医师本身检测水平的降低。例如：一个小女孩简单的破伤风检查费用居然可以高达三千多元，检查项目中居然还包括梅毒项目，这明显是过度检查的表现，不但增加了患者的经济负担，也难以使患者理解医生检查的动机，容易降低患者对医生的信任感。

（四）建立医疗卫生纠纷处理机制

医疗机构是治病救人的场所，医患共同的敌人是疾病。从科学角度分析目前疾病本身存在着许多不确定性，认知局限性和治疗风险性。医疗活动难免会发生一些不可预料的后果，因医患双方对医疗信息和认知不平等性，既会产生医疗纠纷，这是正常社会现象，但许多医疗纠纷处理不当升级为“医闹”，将影响医院正常秩序，损害人民群众切身利益，势必影响社会稳定，造成不良后果。为有效处理医疗纠纷问题，还医患双方一个公平的诊疗环境，应当建立健全医疗纠纷处理机制。

目前医疗纠纷处理有三种途径，一是医患双方自行协商，但双方利益不同很难达成一致。二是卫生部门的医疗鉴定，但患者通常认为医院是卫生部门的下属，怀疑医鉴的公正性。三是通过法律途径解决纠纷，但患者认为很多证据都是医院出具，难保公正性。这种情况下，医患双方要求成立第三方机构，既医院和患者都认可的第三方协调组织，在处理上会更有效果。同时又为医患双方搭建一个沟通，协商平台，避免矛盾激化。

构建新时期医疗卫生纠纷处理机制，进一步完善医疗侵权案件的处理制度，可以效仿西方发达国家，建立一个专业的利益不相关第三方医疗纠纷评估机构，对医疗纠纷进行协调和调查，并可形成权威报告，该报告可成为进一步医疗侵权诉讼的证据。这样就能改变当前医疗纠纷患方取证难、维权难，医方怕纠纷、怕维权，双方相互提防的现状。

第三章　医患关系伦理思考

第一节　医患关系伦理概述

一、医患关系的伦理基础

（一）生命理论

所谓人的生命论，是指在医疗活动中关于患者生命的地位与价值的理论，涉及医患关系和谐的理论主要有生命神圣论与生命价值论、生命质量论。

生命神圣论，我国传统医德要求中的“生命神圣”思想起源于“身体发肤，受之父母”的宗法观念，而西方的“生命神圣”起源于古希腊奴隶制时期，现代生命伦理意义的“生命神圣”思想起源于基督教文明。该理论强调人的生命价值至高无上、神圣不可侵犯。生命价值论有广义和狭义之分，广义的生命神圣论泛指所有关于生命神圣的观点和学术，而狭义的生命神圣论特指有这些观点构成的学说或理论体系。生命神圣论与医学发展相伴而生，在推动学与医学伦理思想的发展中起到了关键的作用，该理论是医学伦理学中其他理论的思想渊源和统一根据。生命神圣论认为在任何情况下，不惜一切代价地用医学、科技手段去挽救病人生命都是善的，是道德的。

生命质量论，该理论主张以人的自然因素（体能和智能）的优劣衡量生命存在的意义，这种衡量的标准就是所谓的生命质量。对生命质量的判断也主要从体能和智能两个角度加以分析，由于人是具有思维能力和实践能力的社会性动物，所以是否具有意识和一般实践能力成为判断生命价值大小的主体标准，也被称为内在标准。能否实现社会化和在社会活动中发挥生命作用是衡量生命质量的外在标准。在临床实践中，运用内在标准与外在标准判断患者的生命质量可以为诊疗决策和宏观卫生管理提供指导意义。

生命价值论，医学伦理学中的生命价值论主张个人对社会和自我的意义大小确认其质量以及神圣性，从而做出相应选择的生命理论。这里的生命价值既包括人生育繁衍后代以维持人类本身生命延续的生物价值，也包括个体对其他个体、群体及本人的社会性影响。但生命价值理论更倾向于人的社会价值，即以人的社会贡献评价个人的生命价值。由于判断一个人生命价值的高低面临着巨大的道德风险，所以，医学伦理学要求医务人员不得随便对患者的生命质量与生命价值进行评判。如在医疗实践中不可避免时，则要根据生命本身的神圣性、生命质量与生命价值权衡考虑。

总之，生命神圣论强调了人的生命至高无上，这是人的生命质量论与生命价值理论的基础，而质量论和价值论是传统生命神圣论的补充和发展。强调生命神圣论的基础作用，并不是忽视生命质量论与生命价值论在医学实践活动中的重要作用，反而有利于生命质量和生命价值标准的制定和实行，避免因生命价值和生命价值标准过于宽泛，而导致对生命的漠视。尤其是当今医学技术高度发展的今天，“存在着医学技术异化的现象，存在着‘医学技术解决一切’的观念和医学技术过度商业化的倾向，偏离了医学对‘人’的生命和健康的守护，沦为医学技术主体化和资本主体化的附庸”。在医患关系中，医患双方要对患者的生命保持敬畏、谨慎的态度，努力维护患者的生命、尊严和权利。

（二）公共伦理相关理论

人本论，是以人为本在医学理论中的具体应用，该理论强调在医患关系中，要以患者为本，将患者的生命、健康放在首位，要同情、关心患者，尊重患者的人格与权利的理论。其主要内容有以病人为中心，即以患者的生命为本，患者的其他权益与其他人的权益都位于病人生命权利之下；以患者的健康为中心，任何诊疗活动都不能背离健康这个医学根本目的。另外，医学人本论在医院管理中也强调以医务人员为本，要不断创造条件提高医务人员的职业综合素质、综合服务质量，维护医务人员的正当权益。以患者为本与医务人员为本二者并不矛盾，是主次与互为目的与手段的关系。

公正论，又称正义论，是指以自由主义修正功利论但并未完全超出功利论的伦理学理论。所以，也被称为新自由主义。从20世纪后半期产生以来，公正论几乎一度取代了功利论的地位，成为欧美国家中最有影响力的思想理论。医学公正论是指强调健康公益，主张合理地兼顾医疗卫生领域中的多元主体的健康利益、坚持医疗卫生资源分配的正义性、坚持医疗卫生服务公平性的医学伦理学理论。首先，医学公正论强调医学事业的公益性。医学事业是由人类创造、有人类美德所维持的社会性的公正、公益事业、医学事业。公益性主要表现在追求多元健康利益的合理兼顾，病人个人与其他病人、病人群体、健康人群、社会整体的健康利益在根本上不是水火不相容的关系，建立在这个基础上的医学公益性就体现了社会公正与人际公正的统一；强调公平与效率的合理统一，即社会效益与经济效益的辩证统一；强调健康利益实现的全局理念，在其视野下，公正的伦理关系由医患之间交往的公正扩展到群体之间、代与代之间、人类与其赖以生存的神态之间的全面公正。其次，医学公正论强调医疗卫生服务的公平性。所谓公平性就是平等性、均衡性、正义性、医疗卫生服务公平性充分肯定人人平等享有健康权利，避免歧视；个人健康权利与义务相匹配，医疗卫生服务的公平性既不等于平均主义，也不意味着医疗卫生资源无偿享用，即使是基本医疗保健，个人也应当承担一定的义务，包括医疗保健费用支付义务。

功利论，功利论也称功利主义，是指主张利益是道德的基础，人具有趋利避害的本性，追求大多数人的最大幸福就是善，因而应以行为的效用作为道德评价标准的伦理学理论，因此又称效果论。其主要代表人物是杰里米•边沁（Jeremy Bentham）和约翰•斯图亚特•穆勒（John Stuart Mill）。对功利论者来说，善就是指那些能够最大限度地促进幸福和愉悦的事情。一元功利论也称为快乐功利主义，多元功利论的效用概念除了含有快乐或痛苦外，还包括友谊、爱情、健康等。

（三）其他有关医患关系的伦理理论

其他处理医患关系的理论主要是孙福川等人总结的医德关系理论，主要包含以下几点。

义务论，主张以道义、义务和责任作为行动的依据，以行为本身或者行为所依据的原则的正当性、应当性作为善恶评价的标准。根据义务论的相关理论，在医疗活动中，需要明确医务人员“应当”对患者及相关人员负有“救死扶伤、提高人民健康水平”的社会责任。除了明确医务人员应该做什么与不该做什么外，也通过伦理理论指导医务人员认识到其所肩负的医德责任的本质及其相互关系，指导医务人员履行多重医德医务。

美德论，也称为德行论、品德论，主要涉及在一定的社会条件下，人应该具备的品德或道德品质，揭示什么是和如何成为道德上的完人。作为指导医患关系的医者美德论，是指以医学品德、医学美德为中心，研究和探讨医务人员应该具有什么样的医学品德或品格。医生应当能够具备什么样的医德素质，如何养成与提升医德素质的理论。根据孙福川等人的观点，医务人员应该具备仁慈、忠诚、严谨和正直四大美德。

病人权利论，是指在医学活动中，特别是在医患关系中，病人有权要求医方珍视自己的生命及其价值和质量、同情和关心自己并尊重自己人格，维护自身利益的医学伦理理论。在我国病人的权利主要有生命权、健康管理权、平等的医疗保健权、疾病认知权、知情同意权、隐私权、免除一定社会责任和义务权利、监督医疗过程的权利、医疗诉讼权和医疗索赔权。

二、医患关系的伦理属性辨析

（一）医患关系是一种特殊的业缘信托关系

学界对医患关系的定义基本定型为广义、狭义两种。狭义的医患关系特指医生与患者之间的关系，它强调的是医生和患者之间在医疗卫生活动中所形成的直接的特定的服务和被服务的卫生服务关系。广义的医患关系则不局限于医生和患者，而是将外延扩张到以医生为主体的医务人员和以患者为主体的人群之间的相互关系，可以简称为医方和患方的关系。本文所论述的医患关系以广义的医患关系为主。

医患关系是一种业缘关系。人的社会关系可以分为血缘关系、地缘关系和业缘关系。业缘关系是人们由职业或行业的活动需要而结成的人际关系。业缘关系不是人类社会形成初期就有的，而是社会分工的产物。医患是比较特殊的业缘关系，这一关系的两个主体之间地位是不对等的，医方是一种职业或者以医生这个职业组织在一起的组织，而患方则是不固定性、无组织的，在关系中的表现更为复杂。医患关系是一种被动的合作关系，医方和患方有共同的利益追求，即解除病痛，但在维系关系上，双方又存在矛盾。医患这一业缘关系的维护，需要伦理道德和法律的共同约束。

医患关系是一种信托关系。相对于普通的信托关系，患者所托付的是健康和生命，任何损伤都是不可逆的。患者做出就诊选择，是基于对医生的信任，医患间的伦理关系既已达成，医生对于患者的托付在伦理上意义上是不可拒绝的。

医患关系的达成是基于患者对医生和医疗机构的信任，将生命交付给医务人员和医疗机构，而医生和医疗机构接受患者的信任和委托，并要保障患者在医疗活动中健康利益不受损害的前提下有所改善。因此，构成医患信托关系的根本前提是患者在求医行为中对医生和医疗机构的信任。患者的信任是医疗行为得以进行的前提，这个前提注定医患关系带有很强的伦理需求，即对医生的行为有道德和规范的制约。医者必须以利他主义精神和为医学献身的科学精神开展与患者的交往和沟通，必须具有以患者为中心、全心全意为患者服务的职业修养和素质。医患关系是医生接受患者之托，解除患者病痛、促使患者康复的关系，是保障社会发展人人健康发展的关系，在构建和谐人际关系和和谐社会的过程中发挥着重要作用。

医患关系是一种特殊的伦理关系。在医患关系中，医生是作为一个职业形象，而患者只是一个暂时的角色，这种角色地位的不对等，对医生提出伦理意义上的职业道德要求。医疗服务领域中，一个医生在职业生涯中，会持续接触不同的患者，进行不同内容的交流。而医生应该发挥主导作用，主导整个医疗过程的发展态势。同时，在职业道德上，也要发挥好主导作用，爱护患者。医生这一职业是因为患者而存在，医学的社会职能决定了医生应该把救死扶伤作为自身至高无上的任务，在医疗行为中应该在患者利益放在首位，凡是不利于患者的行为都是被禁止的。同时，患者和医者一样，是有主体意志的人，患者在人格上和医生是完全平等的。医患关系要求患者就医过程中遵循就医道德，能正确理解医疗行为，尊重医生人格的，尊重医生这一职业，遵守就医秩序。医生和患者又都是平等的自然人，在道德上是双向平等的。医患关系是基于健康需求，又是出于患者自愿的选择。患者对疾病的诊治方案应该有知情同意权和参与协商的权利。从伦理学角度而言，当一段具体的医患关系形成，医生和患者组成了一对利益共同体。医生和患者有着共同的目标——祛除病痛，维护健康。

（二）医患关系的伦理共识关怀

1. 利益的一致性是医患伦理共识的基础

帕森斯在提出病人角色理论时，提到“模式化期待”的概念，即每一个互动关系形成后，关系中的一方所要承担的责任和义务是被对方期待并定义的。关系中的双方都不能脱离对手而去独立定义自己的角色。也就是说，病人这一角色是由医生定义出来的概念。医生期待病人去承认他有义务去配合医生的治疗方案从来恢复健康。而医生角色也同样是被医患关系中的相对方患者期待，患者需要医生的技术和知识，他被期待承担可以帮助患者恢复健康的义务。因此，医患关系的模式达成，就拥有了一个一致性的目标，即改善患者的健康。

任何关系都是基于某种一致性而建立的，相对于差异性，一致性才是一段关系建立和维持的基础。医患关系亦是如此。祛除疾病的和对健康的积极促进是医生和患者的一直追求。帕森斯认为，患病是一种越轨行为，而医学和医生是为了社会利益，对并且应该对越轨行为进行控制。医学工作者有义务通过公共卫生和社会教育来干预和控制疾病，引导人们即“潜在患者”来维持健康，避免医患关系的形成。在医患关系存续期间，医生对患者进行医治，结束患病这一“越轨行为”的期限，减轻患者的痛苦，确保社会资源的最大化利用和社会稳定。鉴于病人要占用医疗资源，且在行驶“病人角色”期间有权利逃避特定的社会职责，病人也有责任和义务让自己避免患病这种“越轨行为”，并在患病后积极推进康复进程，促使自己恢复健康，这是医学伦理对个人的要求。

患者的生命价值是医患双方的共同追求，医患关系是围绕着患者健康利益建立起来的。患者求医是因为寻求健康的生命；医生施治，是执行自己的职业责任，救死扶伤，挽救患者的生命。此外，通过帮助患者恢复健康获得自身存在和发展需要的物质和精神需求，以保证自己的生命存在和生命意义。对生命价值的共同追求让医患之间建立了相互依存、密不可分的关系。双方在根本利益上是一致的医生因患者而存在并发展，医学因研究疾病而逐步完善其理论和技术体系。没有患者，医生就失去了存在的价值；

没有医生，患者的健康和生命安全就无从保障。医生的医技越精湛，治愈的患者越多，就会赢得患者和社会越来越多的尊敬和肯定，就越能体现其自我价值。患者也希望所有医生都有深厚的医学功底和精湛的医学技术，能药到病除，解除自身病痛。而对于帮助自己恢复健康的医生，患者也会帮助宣传，促进其声名远扬，以拯救更多病人，赢取更大的名誉。这种根本利益的一致决定医患之间可以建立和谐的合作关系。生命的健康和生命价值的实现是患者和医生的共同追求，医患关系是“健康所系，性命相托”，医生和患者的一切权利和义务都是基于对生命的保护和尊重而来的。善待和会泽生命是医患共同的伦理要求，也是医患关系的伦理共识。

2. 生命和人格的平等性

生命和人格的平等性是医患能够形成伦理共识的认知前提。医患关系的差异是基于医生角色和患者角色在社会中扮演的身份不同而产生的。医患间的平等关系则源于无论医生和患者在社会中角色如何，他们都是具有独立人格和自由意志的人，医生与患者应该建立起相互尊重平等对待的关系。医生不应因为自身的职业声望和情境权威去欺骗、歧视甚至伤害患者，有利无害是医生对患者的伦理原则之一。

医生有义务对待一切患者一视同仁，不因财富地位等差别对待。而患者，尽管在医患关系中有伦理弱势，可以因其患者角色免除一些社会责任，可以因为伦理弱势受到社会的保护。但是，也要在就医过程中履行患者义务，遵从医嘱，配合治疗。“医不误患，患不困医”作为整个医患关系发生行为的承载体，患者并不是完全被动的被作为者。在疾病诊断、治疗直至病愈的整个过程中，患者的配合态度、个人素养、对自己生命的期许都会对治疗产生重要影响。患方在增强维权意识的同时，也要严于律己，认识到患者自身的义务。在产生医患纠纷时，能够尊重医生的人格尊严，不做损害医生人身安全的违法行为。患者与患者之间也是平等公平的。在就医期间，主动维护就医秩序，坚守信任公正原则，维护公共医疗资源的合理有效分配，不多占用或浪费医疗资源，以保证不损害他人的医疗权利。

3. 伦理共识的动态平衡

医患关系是历史的发展的，不同时期的医患关系呈现不同的态势，维持其态势的伦理观念也因受到不同历史时期的经济、政治、文化等冲击，发生着动荡和冲突。新经济模式的建立，社会转型、新的科学技术出现，都会造成伦理的改变。如我国医疗体制改革，将市场模式引入公立医院，打破公立医院的公益本质，使公共产品性质的医疗资源变为估价的商品，破坏了医疗的公平性，引起了医患伦理的失范和患者就医感的异化。

伦理属性随着医学的发展和社会生活领域的诸多变迁，呈现一个动态趋势。公众对医学职业的态度也一直在变化。20 世纪中期，医生拥有绝对的权威，社会包括患者对医生报以尊重，很少质疑。医生是神圣的，社会赋予其权威性，并希冀其自带美德和社会责任感。当代，尽管社会对医生和医学依然保留敬畏，然而质疑和批判时时冲击医患之间的信任。医学群体内部力量发生层级流动，医生已经不再像以前一样高高居上。

在我国传统医患关系中，患者发声不多，医学界出于自身的仁爱良知去维持医患关系的和谐，父爱主义在医患伦理中居主导地位。过去，行医以个体为主，医患关系多是一对一的模式，现代医生进入以医院为单位的组织，患者在诊疗过程中要与一个或几个医生、护士等多名医护人员接触，而医患关系也相应成为一对多模式。一对多模式不仅分解医患之间的感情依赖，同时也把医生的责任和义务分解。组织和行业的规约一方面给医生以约束和保障，另一方面也限制了医生的权威性。患者逐步成为医学模式的核心。

医患关系的趋于合作化，医生允许患者参与到医疗决策中，而患者了解医学知识是未来医患关系的趋势，相应医生的情境权威也会有一些新的变化。互联网信息成为患者获得疾病信息的来源之一，常常在医患沟通中作为“第三者”发声，对医生的权威性也造成冲击。医患之间越发趋于渐变为一种同志式的平等关系，医务人员尊重病人的医疗权利，一视同仁地提供医疗服务；病人尊重医务人员的劳动，并密切配合诊治共同完成维护健康的任务。

4. 医患互动是达成伦理共识的途径

医患伦理是在医学实践中产生和变化并发生作用的。医患之间的伦理共识需要医患互动去实现而完善。医德的履行存在于医疗行为中，存在于医患互动中。没有医患间的交往或者说没有医患间的互动，医生的伦理要求，患者的权利都只能是一种主观意识，无法进入实际操作领域，也就不能发生作用。

近代以来，人们通过生物科学的发展，在维护人类生命与健康方面取得了重大成果。生物医学模式在一段时间内是医患主动—被动模式的存在基础。而这一模式的缺陷很明显。即医务人员对疾病过分关注，忽视了疾病载体人本身，对影响疾病的社会、心理等因素考虑不周，违背了人类本身具有整体性和社会性的特点。当前的生物—心理—社会医学模式要求医生与患者更加密切地合作。医务人员应主动促进双方相互的合作，医患之间的互动合作主要从三个方面落实。其一，医生对患者的认知互动。医生有责任让患者了解自己的疾病和健康恢复情况，向病人解释疾病现象、治疗对策及如何促进康复等，如对手术的注意事项、协议、药物可能发生的不良反应、患者需要做的准备等都要不厌其烦细致告知。告知过程中，医生应保证让患者听得懂、做得到，还得让他们想得开、拎得清，不给病人带来负面情绪。医患之间的认知交往一切从对保障病人健康需要出发。其二，医生和患者的感情互动。患者在心理上处于消极失望、烦躁不安和极端痛苦的状态，对于自身的健康无法掌控的失落，对生活突然失去秩序的茫然，对疾病治疗无知的困惑，会让其产生很多消极情绪。医生此时应发挥人道主义精神，从患者的具体病情出发，通过心理疏导和情感劝解，唤起患者对健康的追求和对生命的热爱，从而积极主动配合治疗。对病人进行感情激励和情绪疏导，履行医德的重要环节。医务人员真挚的关心会使病人感到巨大的心理支持和社会支持，这也是医学人文性的体现。在情感互动中，医生的义务得到落实，都具有明显的道德色彩。其三，医生和患者的意志互动。对于部分心理消极的重症患者，医生要善于利用医患沟通去调动患者的主体力量，使之能积极地与疾病做斗争，促进康复。

第二节　医患关系伦理失范

一、医患关系伦理失范的主要表现

通过对众多医疗纠纷事件进行分析发现：导致医疗纠纷产生的情况中，患者不能承担实际医疗费用产生医疗纠纷的情形较多。2017 年，我国相关协会的统计数据表明由于医患冲突产生的医疗纠纷事件达到几百起。这个数据直接说明现在我国的医患关系还很僵硬，无论是在综合医院还是乡镇医院，患者及家属对医生或医院产生暴力冲突的情况都有可能发生。我国的医师协会关于医患关系的报告中还指出：在医生中部分人认为自己不能够对自己的合法权益进行维护，部分医务人员认为现阶段的从业环境不好、从业环境并不安全，并对自己的从业环境感到恐惧。通过对医疗纠纷事件进行分析研究，总结出医患关系伦理失范主要表现为四个方面：部分医生职业道德失范、部分医患诚信缺失、部分医患漠视彼此尊严、医患之间权利和义务不平衡。

（一）部分医生职业道德的失范

医生的职业道德指的是其在参与医疗活动中必须遵守的行为规范。传统的思想认为，医生最主要的职业道德就是救死扶伤。医疗行业在选聘医疗工作者时，职业道德是必要考核内容，要求从业者必须要将救死扶伤作为主要任务，对于职业道德考核不通过的人，拒绝其进入医疗行业。有学者对医学道德的概念进行了阐释，表明医生职业道德是医务工作者在长期从事医疗活动的过程，最终要达到的医学道德境界，即医务工作者所具备的道德情操和举止行为。现如今大多医务人员只是把自己的职业当作是自己生活的工具。

改革开放以来，随着经济的快速发展，我国的医疗技术也有了很大程度的提高。但是从目前形势来看，很多医务工作者的职业道德还是存在问题。造成医患关系伦理失范的因素中，医务工作者的职业道德起着决定性的作用。医患关系伦理失范大都与医务工作者缺乏职业道德有关。

一方面是部分医生在医学院校时没有培养好自己的职业道德，另一方面是现行的市场经济体制的影响。有的医院甚至存在对患者见死不救或不尽全力营救患者的医生。在现行的市场经济体制的影响下，一些医务工作者将获取个人私利作为其首要任务，对不能从中获取利益的患者，他们不会全力营救。随着市场经济体制的运行，医院的服务也开始市场化，使得一些医务工作者的价值观出现了偏差。很多医生将自己的职业看成谋取私利的工具，职业道德严重缺失。具体表现为暗示患者及患者家属送礼、收取患者及患者家属的红包、开大处方、从中获取回扣等。医务工作者收受礼金的形式主要有以下四种类型：第一，为了保证治疗效果，患者或患者家属给医疗水平较高的医务工作者送礼金；第二，为了得到医务工作者良好的服务态度，患者或患者家属给医务工作者送礼金；第三，得到医务工作者的暗示，患者或患者家属给医务工作者送礼金；第四，对医务工作者心存感激，患者或患者家属给医务工作者送礼金。这些现象的产生主要是受现行市场经济体制的不良影响，使得医务工作者的职业道德严重缺失。

医生因工作忙碌与医院制度管理下导致的职业道德欠缺。医生的工作量非常大，尤其是那些外科技术非常高超、临床经验十分丰富的医生，他们工作量更大。医生会因工作繁忙疏于照顾患者，当患者询问自己病情时，不愿意对患者的病情给予更多解释，只是依照自己检验与检查的结果或专家组意见向患者发出指示，要他们与家属在治疗上积极配合医院方工作，使患者与自己家人不能完全了解患者当前病情状况。医院终究是追求经济效益的，医生在患者没有缴纳相关费用的情况下不会给患者诊治病情，提供对应医疗服务。

（二）部分医患诚信缺失

在物质文明飞速发展的时代，社会上欺诈、不守诚信的现象屡见不鲜。不仅危害人们的切身利益，而且会成为社会和谐稳定的一大威胁。医患诚信在经济浪潮的冲刷下也开始被质疑。比如，有些患者或患者家属为了增加双方沟通采取请医生吃饭、给医生送红包的方法。一般来说，大多数医疗机构能够自觉遵守医德，高标准和高质量地完成医疗行为，但服务缺乏诚信依然存在，主要体现在以下两个方面。

一方面，医疗诊治缺乏诚信。部分医生在医疗诊断时会对患者的病症故意夸大解释，造成患者的紧张情绪，导致患者把一些只需要化验并不需要住院观察的疾病当作重症处理。在医学检查方面，仪器的使用只是能帮助医生更好地判断并分析病情，并不能彻底治好患者的疾病。部分医生为了尽快帮助医院取得购进仪器的费用，不论有没有必要，都要求患者进行检查，甚至会进行与疾病无关的检查。在医生给患者开处方时，相对于国内的药品，医生更喜欢进口药。医生这样做的原因是医院或药品商会给予医生一定的回扣，但是后果却是损害了患者的利益，让患者不敢就医。

另一方面，医疗服务缺乏诚信。医疗服务是一种特殊的服务，服务对象仅仅是患者及其家属。医务人员对患者服务质量的好坏会间接影响患者疾病痊愈的质量。医务人员每天接待的患者数量较大，做不到对每一个患者都耐心满满。因此部分患者会对医务人员产生误会，认为医务人员戴有色眼镜服务他们。患者住院后会经常与护士打交道，只有通过真诚沟通，护士才能了解当前患者身体的健康状况和患者的家庭信息，才能更好地帮助医生对患者进行诊治。但是，有时为了避免引起误会，护士会考虑对于同一问题的解释是否和医生一致，所以会经常说话有所保留，存在戒备心理，不透漏所有信息。长此以往，就会在一定程度上导致医患之间的沟通不畅，并间接侵犯患者的知情同意权。当出现医疗纠纷的时候，事件处理过程中也存在缺乏诚信的现象，例如录音或作伪证。

（三）部分医患漠视彼此尊严

“人的尊严”可以理解为人的生命形式所享有的、区别于物和其他生命形式的一种特殊的尊贵和庄严，亦可称为“人的生命尊严”。很多医院管理人员一再强调医务人员对患者的服务态度问题，把患者视为自己的亲人，但是部分医务人员依旧对患者冷漠。大部分医生只是在查房交接班的时候去看望患者，不会主动去慰问、关心患者。更有的医生把病床号代替患者的姓名。当然责任不归医生，患者的数量众多，医生也是肉体凡胎。2017 年 12 月 15 日，“山东省第三医院儿科蒋医生全天看诊几十个患儿后写病历累到睡着”上了新华网的头条，不禁让人深思。很多患者在看病时担心医生没有医德，开大处方、滥检，会拿着录音笔把医生的每一句话都记录下来。2016 年 3 月 14 日，深圳龙岗区平湖人民医院因患儿病情严重救治无效死亡，其家属组织十余人在医院大厅内举横幅、烧纸钱，推搡殴打包括主治医生在内的多名医护人员，并强迫主治医生跪下并要求还钱。医生因此开始恐慌，戴着头盔上班。反映患者不信任医生，医生也害怕被患者恐吓，医生在临床工作中应尊重患者的个性和尊严保护患者的隐私，但实际表现为部分医生不尊重人的尊严，忽视了患者的尊严、知情权和隐私权。

（四）医患之间权利和义务的不平衡

医生的职责是为身体带有让自己产生难受与不适感觉的人（患者）提供医疗服务。患者在医院治病期间，有配合医院方进行治病工作和给予医院方为自己治病产生相关费用的义务。医患关系伦理失范一方面表现在医生未尽自己应尽责任或医疗技术问题，导致患有疾病者未得到及时治疗而病情恶化或者死亡，当然有时也会发生患者未能配合医生治疗工作，使自己病情恶化的问题；另一方面表现在医生已经尽职为患者提供必要的医疗服务，只是由于医院的规定或国家政策无法满足需求而无法达到预定的治疗效果。如没有对医生、医院与患者的权利、义务给予明确规定导致的失范问题。从目前现状来看，第二方面因素对医患关系影响较大。

在 1973 年，美国医院联合会通过的《患者权利法案》规定：患者在治病期间得到服务周到、被人尊重的权利；患者有权从给自己治病者得到自己所有与自己治病期间有关的信息；患者有权知道为自己提供医疗服务者，为自己制定的治病措施；患者有权拒绝治疗方提供治病方案，拥有被告知他在该行为上得到的后果；患者有权自行选择自己认可的医病方案；患者有权要求治疗方对自己与对方在病患方面的谈话予以保密；患者有权要求医院对自己的合理要求做出正确反应；患者有权获得与自己病情相关医学机构的信息；患者有拒绝相关方提出的人体实验研究方案；患者有得到医院为自己继续提供医疗服务的权利；患者有检查自己住院费用的权利；患者有权在医院中了解到与自己治疗相关的规章制度。我国虽通过法律对医患权利义务进行规定，但是由于我国在这方面研究过少，无法在患者维护自己医疗权利时给予过多支持。而专门为医务人员权利制定的法律，也无法满足医务工作者权利义务平衡需求。对于医务人员，我国《中华人民共和国执业医师法》规定：我国医务人员有在中国法律允许下行医和获得报酬等权利，其义务为遵守中国法律、为患者提供必要的服务等。

虽然我国法律也对医生权利义务进行限定与给予，但这规定在一些方面还是有一定的缺陷。同样，在患者权利义务上，暂时也没有明确的法律规定。其表现为当医患关系紧张或发生冲突时，医生不知道通过什么方式确定双方的责任，患者一方也不知道采用什么法律维护自身的权利。

二、医患关系伦理失范的原因

（一）部分医生职业道德的欠缺

职业道德是指在一定的职业活动中所应遵循的行为准则或行为规范。医生的职业道德就是医生在从事医疗活动中所应遵守的行为规范，在传统的理解中，“救死扶伤”与“治病救人”就是医生的职业道德。在我国古代，医生一般都有较好的职业道德。医疗行业对于从业人员的进入，有一定的道德要求，对于不合格的人，不鼓励从事该行业：“医司人命，非质朴而无伪，性静而有恒，真知阴功之趣者，未可轻易而习医。”而中国古代，又有“不成良相，便为良医”的传统，从医者多有儒家背景，深受儒家传统道德影响，是为“儒医”。他们视医术为“仁术”，以救死扶伤为己任。近代有学者提出医学道德修养的概念，认为“医学道德修养是指医务人员经过长期医疗实践的磨炼，所达到的医学道德境界，也就是指医务工作者在协调与患者、与其他医务工作者、与社会关系中对自己医学道德品质的锻炼与改造的过程，其中包括在医疗实践中所形成的情操、举止、仪貌、品行等”，即医学道德修养就是医务人员在医疗的实践中形成的一种良好的道德品质。而医学道德修养的境界可以分为自私自利的医学道德境界、追求个人正当利益的医学道德境界、先公后私的医学道德境界和大公无私的医学道德境界。从自私自利的医学道德境界逐渐升高，最高的是大公无私的医学道德境界。目前在一些医院中，第一、二种占据很大一部分，他们都把医生这个职业看作自己生活的工具，而第三种和第四种则相对少得多。

（二）缺乏有效的医患沟通

狭义的医患沟通，是指医疗机构的医务人员在日常诊疗过程中，与患者及家属就伤病、诊疗、健康及相关因素（如费用、服务等），主要以诊疗服务的方式进行的沟通交流，它构成了单纯医技与医疗综合服务实践中十分重要的基础环节，也是医患沟通的主要构成。由于它发生在各医疗机构中的医患个体之间，虽然面广量大，但绝大部分的医患沟通一般范围小、难度小、影响小，不易引起人们的关注。它的主要意义在于，科学指引诊疗患者伤病，提高现实医疗卫生服务水平。广义的医患沟通，是指各类医务工作者、卫生管理人员及医疗卫生机构，还包括医学教育工作者，主要围绕医疗卫生和健康服务的法律法规、政策制度、道德与规范、医疗技术与服务标准、医学人才培养等方面，以非诊疗服务的各种方式与社会各界进行的沟通交流，如制定新的医疗卫生政策、修订医疗技术与服务标准、公开处理个案、健康教育等等。然而，现实生活中，漠视医患沟通的现象十分普遍。有的医生受传统医学模式的影响，与患者交谈时居高临下，语言简单粗暴，使患者产生反感；有的医护人员由于不善表达或者沟通技巧较差，在与患者交流过程中，说话模棱两可，内容含混不清，使患者对医生的医疗技术产生怀疑。因为医学是一门复杂的科学，具有高风险，不确定因素很多，医生向患者交代疗效及其预后一定要客观，切勿为了取得患方的信任而夸大其疗效，导致患者对治疗效果期望值过高，一旦预后疗效与期望值不符就会发生医疗纠纷。患者生病到医院就医，本就身心俱疲，而有的医护人员在患者多、压力大的情况下，特别是大医院，一个医生一上午要接诊几十个患者，必须尽快做出检查、诊断和治疗，忙得连喝水、上厕所的时间都没有，更没有时间向患者做出耐心的解释。有的医生只重视仪器的检测，漠视患者的焦虑心理。还有一些医生在诊疗活动中，把患者的姓名以诊疗号、床号代替。

（三）缺乏第三方公信力机构

在我国当前的医疗体系中，一旦医患矛盾产生，患者及其亲属会直接找医院，经常是不管有理无理先闹上一闹，直接影响医院的正常医疗环境。在以上列举的一些医闹事件中，当事件发生后，患方总是采取极端手段找医院要说法，造成交通堵塞，严重影响了医院的正常医疗秩序。能解决此问题的第三方公信力机构的缺失，使得患者家属求救无门，才采取了暴力手段。从一些事件来看，这一问题确实是存在的，因为医院或者社会没有设立一个有力的解决事件的第三方公信力机构，使得患者的家属在求助无望的基础上，采取暴力手段来扩大事件的影响。引入第三方调节机制，将医患纠纷纳入规范化解决渠道，因为它可以专门协调医院和患者之间的紧张关系，并对医疗中的问题进行真实的调查，给予患者及其家属一个真实的解释，这样就会减少医院和患者及其家属的直接冲突，使医疗机构从繁重的医患纠纷处置中解脱出来。使得医院的正常秩序得到很好的维护，而不是在医闹事件一发生就报警，这反而会导致事件的升级。

（四）医患双方在医疗和收费上的不信任

医患之间信息本就不对称，直接导致医院、医生和患者的关系失调，医患关系变得紧张。当前，我国的医疗费用相较于许多国家而言，是非常昂贵的。虽然我国现在实行了医疗保险的制度，但是许多的医院和药品公司不断提高自己的药品价格，使得医疗费用依然很高。许多家庭看病时在经济问题上依然是很困难的，还有一些医院在医疗费用的收取上存在问题。

在一些三甲以上的医院，其医疗费用是明示的，当然医疗的费用也是非常贵的。但在一些二甲或以下的医院，许多的医疗费用医院和医生是不提供明确的解释的。许多医生为了赚钱甚至乱开药和乱收费。在一些医院中甚至有规定，患者必须要交多少费用才能入院治疗，若患者欠费，只是一味地敦促患者及其家属交医疗费。这种信息上的不沟通和对于医疗费用的不详细的解释导致医患关系越来越紧张。一旦患者出现病情恶化的情况，甚至死亡，患者家属会以为花了这么多的钱，还是没有把病治好，是医院和医生没有尽到自己的责任导致的。还有在一些乡镇医院和私人的诊所里，一个小小的病情，医院和医生就要求患者入院治疗，以赚取更多的医疗费。但在这样的治疗方式下，要是出现患者病情恶化的情况，患者的家属会认为是医生和医院的失职，一个小小的病情要花去大量的医疗费，而且还没有治好。就会产生医院、医生和患者在医疗和收费上的不信任，导致医患关系的紧张和医闹事件的发生。

（五）医患双方权利义务规定的不明确性

医生是指从事治疗和医治患者的职业人员，其职责就是治病救人，患者就是指生病需要得到治疗和医治的人，其义务就是要配合医生的治疗和交付医疗过程中产生的合理费用。医患关系的紧张和伦理失范一方面在于一些医生没有尽到自己的职责和医疗技术的欠缺，导致患者没有得到很好的治疗或者患者病情恶化，甚至死亡。患者也没有好好地配合医生的治疗，导致病情的恶化。另一方面是医生尽到了自己的职责，但由于医院的一些规定和国家政策的一些规定没有落实到位，如没有把医生的职责、医院的职责、权利、义务与患者的权利、义务给予明确规定导致的。

从我国目前的医患关系的伦理失范的现状来看，第二方面的因素是比较明显的，即医生、医院和患者的法律归责不明确或者不完善导致的。1972年美国正式公布了《患者权利法案》，该法案规定：患者有权得到考虑周到、尊重人的医疗护理；患者有权从其医生处得到有关其诊断、治疗和愈后的完全而最新的信息；患者有权从其医生处接受在任何措施或治疗开始前提供知情同意所需的信息；患者有权在法律的限度内拒绝治疗，并拥有被告知其拒绝行动对其健康后果影响的权利；患者有权不受任何人的干扰考虑有关自己的医疗计划；患者有权期望自己与医务人员的谈话和记录严加保密；患者有权期望医院在能力范围内必须对患者有关提供服务的要求做出合理的反应；患者有权获得就诊医院与同其医护有关的医学教育机构关系的信息；患者有权拒绝参与影响其医疗护理的人体实验研究计划；患者有权期望医疗护理的合理连续性；患者有权检查其住院费用，并且得到解释；患者有权知道医院哪些规章制度适合于自己作为患者的治疗。我国的相关法律对医患双方的权利义务进行了规定，但目前并没有患者权利义务法方面非常明确的规定，而是出现在一些法律法规和文件中。如对于医务人员我国《中华人民共和国执业医师法》第二十一条有规定，其中包括医务人员必须要在注册的范围内从医，尊重自己的人身安全，在法律的范围内行医和获得报酬等权利。其义务就是遵守法律、尊重患者和爱岗敬业等义务。

由此看来，我国对于医生或医务人员的权利义务虽然有法律的规定，但这些法律规定在很多方面看来是不够完善的。而对于患者的权利义务还没有明确的法律规定，这就使得患者有时无法可依。在医患关系紧张或医患双方发生冲突的时候，医生不知道该依靠什么来进行判定，患者不知道依靠什么法律来进行申诉和维护自己的权利。目前我国的一些医患关系的伦理失范很多情况下是由医患双方的权利义务规定不明确导致的。

第三节　应对医患伦理失范的主要策略

一、医患关系伦理失范的危害

随着社会的不断进步，人们的物质生活和精神生活都发生了翻天覆地的变化，越来越多的人开始关注自己的健康问题。医患关系作为一种重要的社会关系，对社会的稳定与和谐有着重要的影响。可是，从目前的医患关系上来看，存在严重的伦理失范现象，这种现象使医患关系变得紧张，导致患者、患者家属与医院和医生之间发生各种冲突。因此，医患关系伦理失范造成的危害有：首先，侵害了患者及患者家属的合法权益；其次，威胁到了医务人员的生命安全；最后，扰乱了整个医疗环境的和谐。

（一）患者就医权益遭到侵害

医院、医疗工作者与患者之间关系的建立依赖于医疗技术的发展情况、医疗工作者的服务意识、医务人员职业道德和医疗费用等。在目前的医患关系上，医疗技术已经随着的科学技术的发展有了很大程度的改善，不能成为造成目前医患关系紧张的主要原因，而在医疗服务上一些医院的医疗工作者对患者的服务态度相对较差。从目前的医疗模式来看，很大一部分医院已经不再是由专业的医生通过望闻问切的方式诊断病症，而是通过医疗仪器拍片确定病症，然后制定合理的治疗方案。这种治疗模式相对而言还是有效的。尽管治疗有效，但是由于一些医务人员对于患者的服务确实是存在问题的，许多医生由于工作等原因对于患者往往冷言冷语，不对患者的病情详加解释，一些其他医务人员对于患者的服务照顾也是很不够的。因此，患者及其家属不会完全信任医务人员。还有的医务人员收取患者的红包，才会对患者以好的服务。一些医患关系的紧张，部分原因就是医务人员的服务不一致。这种医患关系的伦理失范直接后果就是使患者的就医权益得不到很好的保障或遭到侵害。

（二）医务人员的人身安全受到威胁

当医务工作者和患者发生矛盾的时候，患者或者患者家属就会选择到医院当面理论，以维护自身的合法权益。他们总会认为矛盾的产生源于医务工作者的态度存在问题，从来不会思考其他可能性。这种现象在目前医闹事件中普遍存在，很多患者及患者家属往往会选择极端手段来解决矛盾。

例如：2017 年 1 月 18 日，原南京军区南京总医院一名急诊科医生遭一群酗酒患者殴打，额头被玻璃划出一道 5 cm 的伤口；2017 年 8 月 5 日，四川省邻水县中医院患者黄某贵的亲属黄某兰等人向医生咨询病情时双方发生口角，后亲属一行人将黄某贵的主治医生徐某及在场医生皮某打伤等。患者及患者家属对医务工作者采取暴力手段致其受伤的事件层出不穷，这样的事件在大多数级别较高的医院发生的概率相对低些，而在级别较低的医院，这样的事件发生的概率相对较高。患者由于突发性疾病或者没有得到及时抢救而病情加重甚至死亡时，其家属就会采取暴力手段伤害医务工作者，甚至损坏医院的医疗设施，扰乱医院的正常秩序，对医院提出很多无理的赔偿。即使患者的病情加重甚至死亡与医务工作者没有太大关系，患者及患者家属也会将责任归咎于医务工作者。这种医患关系的伦理失范性威胁到了医务工作者的人身安全。

（三）医疗环境遭到破坏

医患关系的伦理失范性可以分为三种不同类型，第一类为暴力型伦理失范。暴力型伦理失范指的是发生医疗事件时，患者及患者家属往往会将责任归咎于医务工作者，选择暴力手段来伤害医务工作者，以此来维护自身的权益，获得赔偿。患者由于抢救不及时病情加重时，患者家属就会将患者抬进医院，以此来威胁医院。更有甚者，当患者死亡时，患者家属甚至会将死者尸体放在医院大厅，扰乱医院的正常秩序。第二类是温和型伦理失范。这种失范比第一种要温和，当医疗事件发生时，患者及患者家属不再依靠暴力手段讨说法，而是采取合法途径，例如：上访或者长期与医院部门负责人交涉，以此来维护自身的合法权益。第三类是沉默型伦理失范。沉默型伦理失范指的是当发生医疗事故时，患者及患者家属既不采取暴力手段也不采取合法途径来维护自身权益，而是保持沉默，什么都不做。这种伦理失范大多发生于乡镇及农村医院，患者及患者家属缺乏维权意识，他们不会将患者病情的加重甚至死亡归咎于医院和医务工作者，而认为出现这种情况，都是因为自身病情。这种情况大都发生于农村，而在城市却不常见，因为村民长期受“多一事不如少一事”的思想影响，而市民具有较强的维权意识。伴随着人们生活水平的提高和文化素质的改善，以上三种类型的医患关系伦理失范性中，暴力型伦理失范性和温和型伦理失范性出现的频率最高。沉默型伦理失范性一般只出现于落后的农村地区，在发达的农村及城市地区基本不发生。这三种类型的医患关系伦理失范均在一定程度上破坏了医疗环境的和谐。

二、医患关系伦理失范应对措施

（一）坚持医德基本原则

良好的社会伦理体系是促成医患关系和谐发展的基础，医疗卫生领域只有突出伦理道德的特性才能有效地改善医患关系，让医患关系呈正常化态势发展。而医学伦理学通过运用一般伦理学原则解决医疗卫生实践和医学发展过程中的医学道德问题和医学道德现象。一方面，医学伦理是正确合理的临床决策的保证，临床决策也离不开医学伦理的理论引导和道德支撑。这也就要求在医生在医治过程中，要掌握一定的医学知识和精湛的医学实践技能，保证准确诊断，并制定出最佳的治疗方案，采取行之有效的医疗措施，维护病人的利益，对病人负责；另一方面，又要求在法律法规方面对医生的权利与义务给予相应的规定，把是否尊重病人的医治权利作为衡量和判断每一位医生医疗行为是否合理、合法和合乎职业道德要求的重要标准，既要遵循医疗最大化、对病人保密的原则，又要充分尊重病人知情权的需要，既要行使自己的医疗权，又要充分考虑与尊重病人的自主权的决定。因此，在结合医疗体制改革后医患关系的现状，促成医患关系正常化发展，引导医患双方良性互动。解决医患冲突应该遵循以下三个原则。

1. 医疗最优化原则

我国当前医疗资源分配不合理、分配不均，以及医疗资源自身的缺乏等是造成医患关系紧张的重要原因。这种医疗资源的不平衡主要体现在公立医院与私立医院、城市与农村医院、东部与中西部地区的医院等在周转资金、服务态度、医疗服务设施等方面的差异上。如果医疗分配达不到最佳状态，那么剩余的医疗资源将会遭到极大的浪费。一般而言，城市尤其是大中型城市拥有比较好的医疗环境，在医疗设施的数量、质量，以及医生队伍尤其是专业素质较强的医生等方面都具有明显优势。然而，农村或经济发展水平相对较差的城镇居民则由于医疗资源分配的不平等而得不到或者得到很少的有效治疗，从而导致一方面，医疗资源较差地区的医院医生的职业技能、职业素养不够，服务态度差，医疗事故频繁；另一方面，患者得不到有效的治疗，患者缺乏对医方的信任，“看病难、看病贵”等现象层出不穷。由此造成了医患关系紧张，医患冲突、医疗纠纷时有发生。

医疗最大化原则要求在医治过程中，医方有责任尽自己最大能力，利用现有的医疗设施医治病人，能为病患提供优质的医疗服务。这也是在处理医患关系中医疗机构、医务工作人员应该具备的伦理素养，同时也是整个社会道德规范下医方应该履行的道德义务。遵循医疗最大化原则客观上要求国家要增加对医疗卫生事业的投入力度，尤其是把握公立医院与私立医院、城乡、东部与中西部之间医疗资源的流动，建立相对完善的、比较全面的医疗保障体系，从根源上解决问题，有效地减少医患关系冲突、医疗纠纷等事件的发生。首先，作为公立医院要提高医疗服务质量，做到经济效益与社会效益的有机统一；其次，要逐步实现深化全面医疗体制改革，实现城乡居民在医疗保险、社会保障方面的平等与资源共享，提高农村基本公共卫生服务设施，促进服务向均等化方向发展；最后，东中西部各地区协同发展，让东部发达的医疗资源带动中西部地区医疗卫生事业的发展。

2. 知情同意原则

医术是医德的基础，医德却是医术的保障。精湛的医术虽然是医生职业素养的必要条件，但只有具备医德的医生才能得到患者的信赖，以取得良好的医疗服务效果。医务工作人员在提供医治服务及医疗过程中，要把患者的利益放在至高无上的位置，积极主动地与患者进行沟通与交流，充分体现医务工作者本身应该具备的职业道德素养，为患者提供人文关怀、医疗服务和最佳的治疗方案，积极改善医患关系，促进医患关系正常化、和谐化发展。

遵循医疗保密的原则客观要求在充分尊重病人家属知情权需要的情况下，医生要灵活处理病患问题，既要正当行使自己的医疗权，又要充分考虑与尊重病人的自主权的决定，在适当条件下对病患自身保密。一方面，尊重患者是进行良好医患互动、促成医患沟通交流的前提。尊重患者客观要求要尊重患者的权利，让患者享有知情权。另一方面，要维护患者的人格尊严，保护患者的隐私权。

具体而言：第一，医生要学会理解和包容患者家属的心理、语言、思维和行为习惯，要善于倾听患者所要表达的问题，并且能够给予一定的心理安慰和精神慰藉；第二，医务工作人员要立足于患者的角度和立场去思考问题，能够充分理解和接受患者的合理诉求，"想患者之所想，急患者之所急"；第三，能够有效保护患者隐私，不能在其他场合大肆传播涉及病患隐私的信息，保证患者的人格尊严不受损害；第四，充分保障病患享有的相关医疗权利，能够在一定程度上与病患及其家属进行有效的沟通交流，取得患方信任。就确保医患关系的和谐发展而言，医务人员应该充分把握时机，灵活处理医患关系存在的问题，能够尊重和保护病人隐私。

3. 生命价值原则

从伦理维度出发，改善医患关系的根本说来就是要敬重患者生命，尊重生命本身。这也客观要求医方能够提供良好的医疗环境、完善的医疗设施，并提供优质的医疗服务保障患者的生命健康。生命价值原则来源于生命伦理学中两个重要的基本原则，即有利原则和无伤原则。西方医学界最著名的希波克拉底誓言就提到，"我愿尽余之能力及判断力所及，遵守为病家谋利益之信条，并检束一切堕落及害人行为，我不得将危害药品给予他人，并不作此项之指导，虽然人请求亦必不与人"。医患关系产生时，医方有责任救死扶伤，让病人免遭痛苦。拯救患者的生命，维护病人的生命健康是医务人员的最高道德准则，也是从事此行业应该承担的责任。

生命伦理学原则为医患关系的正常发展，医学研究的顺利开展提供了最基本的伦理规范，它是评价医务工作者自身行动是否合道德性、合法性的基本原则，规定了医患双方应该享受的权利和必须履行的义务。在生命伦理学范畴内，生命伦理学原则内在包含两个具体方面，有利原则和无伤原则。在处理医患关系的生命伦理中，有利原则明确了医务工作人员必须具备维护以及进一步增加患者利益的义务。这种义务分为积极和消极两个方面：一方面，作为积极义务的有利原则，要求医务工作者应该在维护患者本身的利益前提下，让患者的利益得到最大化保障；另一方面，作为消极的义务的有利原则，要求医务工作人员必须维护病人现有的利益，至少不受损害。

当前我国思想文化观念受诸多社会思潮的影响，人民的精神文化需求日益多元化、多样化，而利益主体也更加复杂，在医疗卫生事业中产生了对患者的人文关怀的漠视，医患关系趋利化、物质化现象，这种过度追求自身经济效益最大化的行为直接损害了患者人身健康甚至生命财产安全。同时，由于利益主体多元化，在医疗实践活动中维护或增加某一利益主体的直接利益时，很有可能同时也会给另一利益主体的利益带来损害，同时，倘使在损害某一利益主体的直接利益时，又会直接维护和增加另一利益主体的利益，这样又会使医务工作者在进行医疗活动，提供医疗服务时在各利益主体间徘徊，很难处理好多重利益关系。要维护患者的直接利益，就要求医务工作人员有较高的职业道德修养。此外，生命伦理原则下的无伤原则，它要求医务工作者要维护患者利益，并且能够保障患者的合理、合法利益不受到损害。同样，这要求在处理医患关系时，医务工作者要秉持良好的道德操守，用职业道德规范和约束自己的行为，维护病人的利益，促进和谐医患关系的发展。

（二）完善政府职责

改善医患关系需要充分发挥政府的职能。一方面，政府作为公立医院中国有资产部分的所有者，有权利也有义务改进医疗实施、改善医疗服务。另一方面，政府作为国家机构的管理者、相关政策发挥的制定者，有必要加强对医疗卫生事业的监管，保证居民享受生命健康，以维护社会秩序。在政府方面国家一直试图去改善医患关系所处的社会生态环境。

1. 完善医疗体制

加大对医疗机构的投入，使医疗机构回归公益性。一方面，要全面深化医疗体制改革，加大财政补贴和相关资金投入用于改善医疗设施、完善医疗服务，为民众提供安全又方便廉价的公共卫生和良好的医疗服务，同时，财政投入要向贫穷落后的中西部地区、农村乡镇倾斜；另一方面，要强化政府职能，对医疗卫生事业进行有效的监管，防范公立医疗机构出现过度商业化，盲目追求经济利益最大化的不良倾向。充分保证公立医疗机构的公益性，做到经济效益与社会效益的有机统一；另外，中央应加大对农村医疗机构的建设力度，完善新型农村合作医疗保障制度。可以充分利用民间资本，实现医疗资金来源多元化融合，对于农村医疗卫生有投资意向的个人或群体，进行政策上的鼓励与刺激。充分调动社会力量，缩小城乡医疗的差距。对于政府拨付到农村的卫生医疗款项，应进行动态的评估和检测，提高医疗资源的使用效率。

2. 推进医疗机构自身制度的完善

推进医疗机构自身制度的完善要求：首先，建立健全医务工作人员的考核制度、激励措施，实行医药分开、管办分离政策，对医疗机构出现的医疗设施不健全、医疗服务不周到，医务工作者的职业道德素养不高、服务态度恶劣等进行有效的制度约束与管理，以促进医患关系的和谐发展；其次，建成和完善医患关系投诉与处理制度，采取院长或院领导接待日制度，通过医务工作的透明化，畅通和扩宽医疗冲突、医疗纠纷等相关问题的投诉举报渠道，同时广泛征求医务工作者的相关建议和看法，并吸纳患者及其家属的意见，做到医患关系良性化发展；再次，建立医德医风巡查制度，对医务工作者不端行为进行有效遏制，并且及时接受和处理患者及其家属的投诉，定期收集有关医务工作方面的意见和建议。同时也需要采取多种形式，如网络平台的构建，优化医德医风巡查制度，凸显医疗制度的伦理性。

（三）提高服务质量

医疗机构和医务工作者提供质量良好的服务，可以促进医治活动的顺利开展，并取得良好的医治效果。这就客观要求医疗机构和医务工作者要转变观念，树立以人为本的工作理念。针对当前比较紧张的医患关系，医务工作者要不断提高自身职业道德修养，注重内在素质的提升。在医疗模式上，医务工作者必须转变固有的观念，把过去单纯“以疾病为中心”的医疗模式向“以病人为中心”的新型医疗模式转变，不能够单纯注重疾病的防控。要立足于患者的立场和观点，转换角度充分理解患者的利益和需求，不仅要关注患者疾病的医治，还要注重患者的心理变化、心理感受，给予患者人性化的关怀，并对患者提供优质化、个性化服务，让患者能够充分信赖医务工作者。因此，这也就高度要求医务工作者能够对患者及其家属具有高度的理解力、同情心，能够耐心地处理相关问题，注重与患者的交流沟通。同时，注重医务工作者自身责任心的培养，能够尽最大努力满足患者的合理诉求。注重情感沟通，学会换位思考。医患双方缺乏有效的沟通和理解、信任是造成医患纠纷频繁、医患关系紧张的重要原因。因此，在“以患者为中心”的医疗理念下，要求医务工作者除了正常的医疗外，还需要和患者进行情感沟通，关注患者的真实感受，能够从心理、行为态度上给患者更多安慰。这种心理安慰、情感沟通不仅有助于患者病情的治疗，还可以增加医患双方的互动，让患者能够缓解紧张情绪和对疾病的恐惧心理，以积极的态度接受治疗，取得较好的医治效果。为正确处理医患关系、缓解医患矛盾营造良好的氛围。

（四）正确处理权利与义务的关系

正确处理医患关系需要患者正确处理好自身权利与义务的关系。患者要道德就医，在发生医疗事故、医患冲突、医疗纠纷之后能通过正规手段、正常渠道来合理、合法地维权。患者应该明确医患关系中医务工作人员与患者作为个体的人，应该具有平等的地位，在医疗过程中要遵守医疗规章条例和制度、端正就医态度，杜绝自身的素质或者对于医务相关知识的不熟识而带来的医患冲突紧张，甚至带头发生“医闹”等恶劣行径。对于那些拖延缴纳或逃避医疗费用的行为，要以此机会寻求医疗报销等经济补偿机会等行为应该自觉禁止。在发生医疗纠纷、医疗事故之后，患者能够根据医疗相关的法律规定，咨询律师，运用法律手段为维护自身合法权益，而不是通过过激违法行为满足自身利益诉求。

此外，患者在履行法律法规规定的权利与义务之外，也要把这些权利与义务融入现实生活中，能够通过自身道德素养与法律进行融合。这就需要患者首先在情感上怀揣感恩宽容心态对待医务工作者的医治行为及所提供的医治服务，然后以理性认识医疗工作、医治环节的特殊性。医疗过程、医疗服务是一个具有高风险、高压力的行业，受到社会舆论、医疗体制等诸多因素的制约而缺乏社会在整体上的宽容和理解。医患关系是由医患双方自身所处的社会角色决定的，患者的医疗需求和医方提供医疗服务构成了二者之间的相互联系。因此，在医疗过程中医患关系应该是一个双方互动沟通的过程，医患双方各自承担着相应的权利和要求履行着相应的义务。权利与义务具有一致性，不可分离。倘使只讨论医方作为医疗活动的提供者应该履行的义务而忽略其应该具有的权利，一方面损害了医务工作者的合法权益，另一方面也产生在医疗活动中出现消极怠工、医疗服务态度差而导致医患关系紧张、医疗事故频发等局面，最终又间接导致患者在医疗过程中应该享受的权利也难以实现。同样，如果一味倾向把患者作为“弱势群体”，只要求保障其权益，而忽略患者其实自身也必须履行相应的义务，则可能超过医患关系正常发展的“度”，而从深层次带来医患关系冲突频繁。因此，患者在处理权利与义务的关系时，也要合理均衡地考量医患双方应该具有的权利和应该履行的义务。

（五）加强媒体管理，让新闻媒体坚持正确的舆论导向

近年来，有关医务工作者的负面报道层出不穷，新闻媒体在医患关系上经常立足于弱势群体，在新闻报道过程中感情色彩比较浓厚，时常造成报道失真，进一步推动了医患关系的紧张。因此，有必要加强对媒体的管理，加强新闻审查制度。针对一些媒体缺乏对医患纠纷、医疗事故的充分调查，在报道中出现的情节失实或者为新闻宣传盲目夸大事件等现象，要求新闻工作者自身提高职业道德素质，承担相应的责任。同时，政府制定相应的政策法规对媒体进行有效管理，建立健全新闻审查制度，让新闻媒体在享有相关法律权利的同时也承担相应的法律义务。

第四章　医患关系管理

第一节　医患关系管理理论基础

一、新公共服务理论

（一）新公共服务理论的基本内涵

新公共服务理论是罗伯特·B. 登哈特（Robert B. Denhardt）和珍妮特·V. 登哈特（Janet V. Denhardt）在批判传统的公共行政，尤其是在批评新公共管理的基础上建立起来的。登哈特夫妇认为，公共行政至今已经形成了三种不同的模式：一是建立在政治和法律之上的传统公共行政，二是建立在经济考虑和市场考虑之上的新公共管理，三是强调民主标准或社会标准的新公共服务。新公共服务理论像传统的公共行政理论和新公共管理理论一样，也具有一些似乎可以将其描绘成为一种规范的理论模式的思想来源和概念基础。登哈特夫妇认为新公共服务的理论来源主要包括民主公民权理论、社区与公民社会理论、组织人本主义和新公共行政、后现代公共行政。

所谓“新公共服务理论”指的是关于公共行政在以公民为中心的治理系统中所扮演的角色的一套理论。在新公共服务理论家看来，公共行政官员在其管理公共组织和执行公共政策时应该专注于承担为公民服务和向公民放权的职责，他们的工作重点既不应该是为政府的航船掌舵，也不应该是为其“划桨”，而应该是建立一些明显具有完整整合力和回应力的公共机构。

新公共服务理论主要包括以下几个方面的观点：第一，政府和公务员的职能不是在任何意义上的控制和驾驭社会，而是帮助公民的意志表达和实现其公共利益。提供谈判桌上的服务，为公民意志的表达和交流提供途径。第二，公民的公共利益不是在任何意义上的外部强加，而是在没有规约、真诚的对话过程中实现的，政府的职能是建立集体的、共享的公共利益观念，以及把人们聚集起来“对话”（程序性的政治谈判），从而建立公共利益目标和责任。第三，为服务于公民的行动和公共利益，政府应该宏观地思考和民主地行动。第四，政府的服务对象是公民而不是顾客。政治社会与公民社会分离，公共利益不是公民自我利益的简单相加。政府的职能是建立公民社会和政府的信任与合作的关系，公共利益就是这样一种合作的规制和服务。新公共服务理论推崇的最小政府是程序意义上的政府最小化。第五，公务员责任不能单一归结为市场化的结果，而应该关注公共规则和公共价值规范。第六，重视生产率绩效并非就是重视人，重视人的主体地位就应该保证所有人都能成为管理主体。第七，重视公民权利并服务于这一权利应优于企业家精神。

（二）新公共服务的理论精髓

1. 政府的职能是服务，而不是掌舵

在新公共服务理论家看来，尽管过去政府在“为社会掌舵”方面扮演着十分重要的角色，但当今时代为社会领航的公共政策实际上是一系列复杂的相互作用过程的后果，这些相互作用涉及多重群体和多重利益集团。公共行政官员日益重要的角色就是要帮助公民表达并满足他们共同的利益需求，而不是试图通过控制或掌舵来使社会朝着新的方向发展。

2. 公共利益是目标而非副产品

公共行政官员必须致力于建立集体的、共享的公共利益观念，这个目标不是要在个人选择的驱使下找到快速解决问题的方案，而是要创造共享利益和共同责任。公共行政官员应当积极地为公民能够通过对话清楚地表达共同的价值观念，并形成共同的公共利益观念提供舞台，应鼓励公民采取一致的行动，而不应该仅仅通过促成妥协而简单地回应不同的利益需求。

3. 在思想上要具有战略性，在行动上要具有民主性

新公共服务理论认为，为了实现集体意识，下一步就是要规定角色和责任并且要为实现预期目标而确立具体的行动步骤。政府应当激发人们重新恢复原本应有的公民自豪感和公民责任感，因为这种情况下，所有相关各方都会共同努力为参与、合作和达成共识创造机会。

4. 为公民服务，而不是为顾客服务

新公共服务理论认为，公共利益不是由个人的自我利益聚集而成，而是产生于一种关于共同价值观的对话。因此，公务员不是要对“顾客”的要求做出回应，而是要集中精力为公民服务，并在公民之间建立信任与合作关系。

5. 责任并不简单

公务员应该关注的不只是市场，他们还应该关注宪法、法律、社区价值观、政治规范、职业标准和公民利益。新公共服务理论认为责任问题极为复杂，公共行政官员已经受到并且应该受到包括公共利益、宪法法令、其他机构、其他层次的政府、媒体、职业标准、社区价值观念和价值标准、环境因素、民主规范、公民需要在内的各种制度和标准等复杂的综合影响。

6. 重视人，而不只是重视生产率

通常，人们往往将生产力改进系统、过程重塑系统和绩效测量系统视为设计管理系统的工具。公共服务理论家却认为，从长远的观点来看，这种试图控制人类行为的理性做法，在组织成员的价值和利益并未同时得到充分关注的情况下可能失败。因此，他们认为应当重视人而不只是生产率以便培育出有责任心、献身精神和公民意识的雇员或公民。

7. 公民权和公共服务比企业家精神更重要

新公共服务理论则明确认识到，政府的所有者是公民。公共行政官员有责任通过担当公共资源的管理员、公共组织的监督者、公民权利和民主对话的促进者、社区参与的催化剂、基层领导等角色来为公民服务。这便是一种与看重利润和效率的企业所有者大不相同的观点。因此，公共行政官员不仅要分享权力，通过人民来工作，通过中介服务来解决公共问题，而且还必须将其在治理过程中的角色重新定位为负责任的参与者，而非企业家。

新公共服务理论试图提供一个充分重视民主、公民权和公共利益服务的理论框架，为本研究提供了恰当的理论基础。首先，在医患关系问题中，两者的关系不能简单地被看成市场中的买卖关系。医方所提供的医疗服务、医疗产品更多的是一种准公共产品，在医患关系管理中，政府理应处于核心主体地位。运用新公共服务理论来指导实践中的医患关系问题，能够明确政府立场和地位，从而为医患关系中政府责任的分析提供理论支持。其次，新公共服务重视民主、公民的参与，这为实践中的公民协商对话解决问题提供了理论依据，从而为医患关系困境的解决提供了新思路。

二、善治理论

（一）善治之“善”

善是伦理学的核心概念，寄托了人民对美好生活的期待。自国家与政府存在以来，古今中外的先贤们就已经开始对“善”的思索和追寻，无论是苏格拉底对正义的追问，还是柏拉图对“至善”的理想构建，都足以表达古希腊先哲对人类理想生活的探究，处于同一时期的中国古代儒家代表人物孔子和孟子，则通过对“仁政”思想的推广，将人民对良善生活的期待寄托于封建统治者的“善政”。

善治（good governance）概念兴起于20世纪80年代末90年代初，主张对涉及公共事务的利益相关者共同参与治理，最终实现公共利益的最大合理化。因此，善治理论既是对“至善”的追寻，又是对“善政”思想的超越。

1. 善治是对“至善”的追寻

对“至善”的探究始于苏格拉底对正义的追问，因为他是第一位从哲学的角度思考善与恶的问题，同时，苏格拉底将善作为其哲学的核心主旨，认为善是一切行为的动力源泉和起点。柏拉图延续了苏格拉底对善的思考，认为在宇宙中，最善的存在是造物主，善是其他一切事物存在的原因和趋向的方向。此外，柏拉图还从政治社会与个人的关系来阐述善的内在，认为个人在城邦中保持彼此之间的协调与合作，有利于维护共同的善。

亚里士多德继承了他老师柏拉图对于善的思索，如“让我们再回到所寻求的善，看看它到底是什么？如若目的是众多的，善也就是它的总和”，因此，在现实社会生活中，亚里士多德将善理解为理性，并且以此为指归。此外，亚里士多德还认为德行的完美无缺就是至善。同样，亚里士多德将自己对于善的理解运用于城邦的分析之中，于是认为城邦或者政治共同体都是为了实现某种善而建立的，而且最具威望的城邦既是至善的代表。因此，在亚里士多德看来，善是行为人具体行为的外化，并且当行为人寻求共同善的时候，证明城邦或者政治共同体即已出现。

西塞罗则认为公共之善是共同体的目标，实现和维护公共利益是公共之善的具体体现，与此同时，西塞罗进一步指出，人类具有群居的社会倾向，并且热衷于构建属于自己的城邦。此外，他还认为，城邦公民应该将个人利益与城邦利益集合，追求城邦的公共利益。并且，他进一步指出作为公职人员应该奉行两条基本原则：一是要具有服务精神；二是要维护公共利益。此外，西塞罗还指出，“共和国是公众的共同财产”，是基于“法的一致”与“利益的共同”为基础，基于此，对于公共之善的追求亦是对“共同利益”的维护与实现。

至善是人类对善的一种终极追求，也是人类对理想政治生活的美丽期盼。然而，在现实的政治生活过程中，虽然个人存在于政治共同体之中，但是作为政治共同体亦有自身利益存在的独立性，如若个人为了个体利益的实现而有损于公共利益或他人利益的实现，政治共同体将无法有效持续长存，因此，政治共同体的公共利益需要其每个成员的自觉维护，个人在维护的过程中，个人利益也会因公共利益的实现而同步得到实现。政治共同体是善的存在，共同体的公共利益就是公共之善，因此，个人维护公共利益的过程就是维护公共之善的过程，并且在追寻公共之善的过程中逐步实现了个人与政治共同体的良序状态，促进了良善生活的实现。

2. 善治是对“善政”的超越

在传统政治生活中，国家政治权力的由个人或寡头集团掌握，控制和制定国家的经济制度和政治制度，人民与统治者始终保持着一种被管理与管理的关系，统治者的决策直接影响着社会的治理状况和人民的利益实现，因此，人民对于良善生活的美好期待往往寄托于统治者的个人品格，通过统治者的善政来实现民众对理想政治生活的愿望。

在中国古代，“善政”思想始于孔孟的“仁政”思想。其“仁政”思想可以概括为两方面，一是统治者要以“仁义为本”，通过自身的仁德来引导民众，做好民众的模范；二是统治者对人民要实行仁慈的政治，切不可苛政或残酷。至于“善政”，就是良善的政治，正所谓“德惟善政，政在养民”。可以看出，“善政”就是希望统治者给人民好处或造福于民的政治，使官员清明、公道和廉洁，人民安居乐业。可见，“善政”作为理想的政治管理模式，是人民对政府的道德诉求和利益寄托。然而，尽管“善政”强调政府和统治者施良政、为民利，但是他们作为国家唯一的公共权力掌握者、唯一的公共利益代表者以及唯一的公共事务处理者，他们同样具有滥用公共权力，进行权力寻租，进而威胁人民利益及公共利益的可能性。为此，为了避免或减少政府危及公共利益和个体利益的可能，需要打破国家（政府）对公共权力、公共利益及公共事务的绝对垄断，应当使得利益相关者能够有机会分享社会公共权力、参与社会公共事务的处理，实现公共利益的最大合理化。

传统政治社会中政府与民众之间的特殊关系，决定了人民对美好生活的向往寄托于统治者实施的仁政，但在当代政治社会中，人民与政府之间已形成一种新型的互动关系，善治正是以国家与社会之间的新型关系为基础，通过国家与社会、政府与公民之间的良好合作，共同致力于良好生活的构建。

因此，善政与善治之间关系既存在联系，同时又存在区别。一方面，善治是对善政的完善和超越，都是致力于实现政府的有效转型，使得政府、公民、社会、市场形成良性互动的机制，维护社会公共秩序的稳定，促进公共利益的实现。另一方面，善政与善治的区别主要在于政府与公民之间的关系，善政强调政府与公民是管理者和被管理者的关系，政府通过向社会提供良好的公共服务来满足公民对政府的良好期望；然而，善治理论倡导政府与公民的合作，强调政府与公民对公共事务的合作治理，实现公共利益的最大合理化。

善治之“善”是“公共的善”，是人民对公共生活领域的认知和期待，因此，追求良善的生活既是人民自始至终的愿望和理想，同时也是政治行为和政治发展的最终目的和归宿。我们需要国家和政府，是因为国家或者政府能够为我们提供安全和生活的保障，同时，这也使得政府能够垄断并使用暴力，并以此来抵制任何来自内部及外部对人民良善生活的威胁和伤害。与此同时，人类政治生活无法永恒性地摆脱矛盾和冲突，为了避免人民因矛盾和冲突带来不必要的损害，我们需要重新审视政府的角色，政府不仅具有组织的功能，而且还具有协调的作用。国家和政府作为公共权力的权威性掌握者，其基本职能在于缓和冲突，致力于善的实现。因此，人民对“善治”探索与追求，不仅是人民基于现实治理的困境而提出，而且更是人民对良善生活的美好期待以及对“善”的不懈追寻。

（二）善治之“治”

善治是追求公共利益最大合理化的过程，是治理的优化状态，因此，对于善治之“治”可以有两种理解：其一，善治是社会公共事务的良好处理策略与活动，以国家与社会的合作治理为基础，从而实现公共利益的最大合理化；其二，是指一种秩序、状态，即善治的目的是公民对良善生活的追求、对美好幸福生活的期待，以及国家的有序稳定和长治久安，而法治通常可以为良序的社会提供保障。

1. 善治是对“治理”的优化

20世纪七八十年代以来，经济的快速发展促进了公民社会团体组织的发展，同时，也使得传统公共行政模式面临着前所未有的挑战。由于传统公共行政采取韦伯式的官僚制，行政体制已经日益变得僵化、迟钝，行政机构规模庞大、行政效率低下、行政运行成本高昂，因此，为了应对全球化和科技发展以及公民社会的影响力给公共行政带来的新的挑战，需要政府转变管理模式，采取更加高效、灵活和更加具有创造力和应变能力的管理模式处理日益复杂的现代公共事务。1989年世界银行针对非洲的社会与经济问题首次提出“治理危机”，此后，治理作为应对当代公共事务的新型管理模式应用于社会各领域之中。政府对于社会公共事务的模式也开始了由“统治”向“治理”的转化。

随着社会经济的发展，利益主体也日益多元化，维护公民的社会团体组织也逐渐发展，改变了传统的“强国家—弱社会”的关系格局。但是，无论是国家还是公民社会，应对日益复杂的现代公共事务的能力皆有不足，因为现代性的公共事务复杂性在于其本身的综合性、动态性和多样性，不管是公共部门还是私人部门都缺乏足够的知识和能力来解决，因此需要国家与社会之间合作解决。在国家与社会组织合作治理的过程中，社会团体组织具有灵活性的优势，具有自我管理与调节的能力，同时，国家又具有行动组织的规范性和权威性，因此，通过国家与社会组织的互动合作，可以有效弥补二者在单独治理公共事务过程中的不足，强化二者之间的优势。在这样的治理网络中，国家不再是绝对的最高权威，而是转变为多中心治理体系中的主体之一，同时，公民可以通过公共参与，表达对涉及自身利益的相关事务的意见和要求。换而言之，治理网络的构建为国家与公民社会的合作了提供机制保障，使得公共事务治理更加具有针对性和可行性，从而更好地保障和促进公共利益与个体利益的协调与实现。

治理理念的提出及成功地替代传统的管理模式，是由于市场和政府在社会资源的配置、协调过程中容易出现市场失灵和政府失败现象，而治理恰好可以弥补市场和政府自身无法克服的缺陷，由于治理强调的是政府、市场、社会三者对于社会公共事务的合作治理，强调的是三者对公共事务的共同参与，因此，治理既不能单纯地利用政治强制力实现对社会资源的有效分配，又不能充分发挥市场在公共资源配置中的决定性作用，否则其结果会使得治理陷入集体行动的困境，造成治理失灵，从而无法有效实现公共利益的最大合理化。因此，善治作为治理的优化模式，应运而生。

善治通过政府、社会团体与公民个人的共同参与，使得公民社会组织和个人在现代公共事务处理中发挥越来越重要的作用，同时也使得政府重新认识公共利益与个体利益的关系，注重二者利益的协调与实现，进而促进公共利益的最大合理化。由此可见，善治与治理都强调政治国家与公民社会对社会公共事务的合作处理，都依赖于公民社会的日益壮大，重视公民的参与，都是国家权力向社会回归的过程，但是，善治蕴含更高的价值诉求，追求公共利益的最大合理化，它是治理的最佳状态，是对治理的优化。

2. 善治是“法治”的目标

法律乃国之重器，法治意味着善治要实现一种好的治理、形成一种良好秩序。法治是以国家的正式法律制度为依据，依照相关法律文献对所有政治行为体进行规范，规约社会主体的行为，以保障社会的良好秩序运行。善治作为一种理想的社会形态，符合人民对于美好生活的期望，因此，在一定程度上，政府对于善治的推进也可以衡量政府合法性的一个标准。

法治性是依照相关法律使治理主体取得参与治理资格并对其进行行为规范的确认。善治的良好运行需要法治的保障，因此，法治现代化的当代，为了更好地突进善治的实施，需要对法治性做更进一步的阐释。具体可从制度层面与理念层面进行论述。从理念上来说，善治的法治性具体表现为善治的治理主体必须具有正当的合法性地位，其次，善治过程中的具体行为，必须依法进行，不能逾越法律的界限；从制度上来说，法律是维护社会良好秩序的有效保障，同时，善治的推行过程中不可避免地会受到来参与主体等因素的影响，因此，法治为善治的有效推行提供了安全的氛围与环境。

随着社会经济发展水平提高，传统的政府公共权力机构的合法性和权威性开始面临挑战，因此，维持和提高参与公共事务治理主体的合法性将有利于善治的有效推行。但是，政府权威性及合法性的提高并不能依赖传统的统治模式，对其进行全面控制，而是重新构建并寻找合法性的来源。由于政府权威及合法性下降的原因在于传统合法性基础的衰弱，善治背景下的合法性来源更多依赖法理性的权威，既需要政府自身形象的重塑，以获得公民认同，同时又需要规范引导公民的政治参与，提高公民的政治认同度。现代合法性基础的扩大需要公民的政治参与，意味着公民社会在现代政治国家中的地位提高，从而使得公民社会参与社会公共事务治理机会的增多，客观上促进了善治目标的实现。

医患关系中的医方在一定程度上来说属于第三部门的一种类型，而医疗服务也是公营部门应当提供给公民的公共产品。善治理论为紧张的医患关系指出了职业型的解决道理，即引入第三方的参与，引导社会团体来处理医患关系管理问题。

三、委托代理理论

（一）委托代理关系的产生和发展

18 世纪，西方资本主义国家科技和经济的发展越来越快，贸易资本积累的规模越来越大，企业也得到了越来越好的发展。在这样的社会大背景下，企业所有者完全独立的业务活动越来越受到企业主的资源、时间、知识和管理能力的限制，当企业主亲自管理企业所得的效益不能达到预期，或者企业主不能亲自管理企业时，就会将企业的部分甚至全部的业务交给具有相关经验和能力的“代理人”代为经营和管理，这时就产生了委托代理关系。

经济学中的委托代理关系实际上是一种合同关系，在这种合同下，一个人或一个组织（委托人）聘用另一人或组织（代理人）代表他们来做某些工作，包括把一些权利交付给另一人或组织，并根据另一人或组织完成工作的质量和数量来支付相应的报酬。一些经济学家对委托代理关系做了进一步的研究，指出委托人和代理人之间产生矛盾并引发一系列问题的原因在于激励与目的的不一致和信息的不对称，这有可能引起代理人对委托人意愿的不忠诚甚至背离委托人的目标，引发代理人的逆向选择与道德风险行为。而委托代理关系之所以成为一个问题被国内外学者广泛研究，就是因为上述委托人和代理人的目标并不总是一致的。

随着对委托代理关系研究的深入，人们认识到委托代理关系不仅存在于企业所有者将企业的经营权委托给代理人的过程中，而且存在于人类社会的经济、金融、营销和建筑等各个领域。诱导“代理人”努力工作使“委托人”的利益最大化，这一问题在每个组织和个人的合作中，在企业的每一个管理层上，在各所高校和每个政府机关里都是相当普遍的。

（二）委托代理理论的提出

20 世纪 70 年代后，威廉姆斯（Williams）等人对激励理论、契约理论和信息经济学等基础理论的深入研究，奠定了现代企业理论快速发展的基础。现代企业理论主要由契约理论、代理理论组成，至此，委托代理理论被正式提出，之后迅速发展为经济学中的一个重要分支。

委托代理理论（principal agent theory）的提出者阿道夫·伯勒（Adolf Berle）和

加德纳（Gardiner）研究在所有权与经营权分离的企业中，作为委托人的企业主怎样能以最小的代价，使作为代理人的经营者愿意为企业主的利益和目标努力地工作，这成为委托代理问题研究的中心。随后罗斯（Ross）提出的委托人代理人理论是在信息不对称条件下分析发展起来的，研究“一个人或组织如何设计一个激励合同来诱导另一个人为前者的利益和目标努力行动”。他认为在信息不对称的环境下，委托人和代理人之间的激励合同应该是一个严格的数学模型，可以解决任何一种类型的交易中遇到的委托代理问题。

由以上委托代理关系和理论的分析中可以看出，研究委托代理问题需要建立在以下几个假设之上：

1. “理性人”假设

“理性人”假设是产生委托代理关系的必要条件。这里的“理性人”是指参与经济活动的人是理智的、不感情用事的人，是能经过准确的计算和判断去做出行动的人。假设在经济活动中的每个参与者都是这样的“理性人”，这些“理性人”在活动中采取的行动，都是在自己付出最小成本和代价的基础上获得最大的利益和收益，并且在经济活动中，只有这样的参与者才是“最合理的人”。

2. 委托人与代理人的目标函数不一致

由于两者在经济活动中是互相独立的，所处地位不同、角度不同，并且各自有着自己的利益追求，即在现有的条件下使自身利益达到最大化。在这样的假设下，委托人和代理人之间就不可避免地存在着利益冲突。

3. 市场存在着信息不对称

信息不对称在经济活动中普遍存在，委托代理双方在经济活动中掌握的信息是不对称的，其中委托人由于无法拥有代理人大量的私有信息而处于信息劣势，代理人隐藏甚至伪造信息损害委托人的利益，从而给委托人的监督工作带来很大阻碍，增大风险和成本。

4. 环境的不确定性

在经济活动中，由于受到某些因素的影响，参与者无法准确预测或判断自己某种行为或决定的结果，因为影响因素通常是不确定的。在委托代理问题中，代理人的工作效果除了与代理人自身选择的行为有关，同时也与影响环境的不确定性因素有关，这些不确定性因素通常都是委托人与代理人难以把握的，如自然灾害、政策变化等。

具体来看，委托代理理论兴起于20世纪六七十年代，是经济学领域的一套理论，主要探讨委托人—代理人之间信息不对称的情况下企业内部的相关问题。企业所有权和控股权关系的变更、公司形式的发展对于委托代理理论的发展起到了巨大的推动作用，与此同时，学者们运用委托代理理论研究管理学、社会学等学科领域的成果丰硕。

在法律上，当甲方授权乙方代表甲方从事某种活动时，委托代理关系就发生了，其中甲成为委托人，乙成为代理人。作为委托人，其掌握的信息往往比代理人要少。在现代的医院管理中，由于医方掌握的专业知识往往比患方多，信息量远远超出常态中的委托代理关系中的信息不对称比例，因此，医患关系是典型的信息非对称关系。正因为如此，运用委托代理理论指导医患关系管理中产生的实际问题，成为本研究的一个重要方面。

四、依法治国理论

（一）依法治国的提出

依法治国并不是单纯地将法律作为一种社会管理的手段，而是应该作为一种独立的社会价值存在。依法治国作为一种法律思想在很早之前就已经有萌芽了。不过在中国古代，还是“人治”思想占了上风。虽然自先秦以后的法家曾经提出过以实行君主集权为目的的法治思想，但是在当时那样一种封建专制统治的制度框架里面，法家的法治思想再好，也不能约束最高统治者的行为。所以法家所主张的法治，其实最终也只能等同于一种人治，和本书此处要讨论的依法治国的内涵并不相同。这里想探讨的依法治国，主要是指近几十年来，随着我国政府和社会逐渐意识到法治的重要性，一步步推进法律方面的改革而推崇的一种治国方略及价值取向。

直到近几十年来，我国在经历了多重变革之后，逐渐认识到了法律对一个社会、一个国家的重要性，慢慢地把法律和法治推向了一个越来越重要的位置。中国共产党作为执政党，把依法治国当作一项治国方略提出并不是偶然而为之，而是具有深刻的历史必然性的。在十一届三中全会以后，中国共产党在全面深刻总结了历史留给我们的经验教训的基础上，提出了要加强社会主义法制建设的主张，要求全党同志和全体干部都必须要按照宪法、法律、法令办事，并且学会使用法令武器来治理国家。1986年，邓小平同志强调了要处理好法治和人治的关系，并且把它作为政治体制改革的重要任务之一。1996年，江泽民同志在中共中央举办的法制讲座上，明确地提出了“实行依法治国，保障国家的长治久安”。此后，在八届全国人大四次会议中把“依法治国，建设社会主义法治国家”作为我国的基本方针，明确地载入了《国民经济和社会发展“九五”计划和2010年远景目标纲要》。中国共产党十五大进一步指出依法治国是“党领导人民治理国家的基本方略”。终于，这一重要的治国方略，在1999年3月15日举行的九届人大二次会议中以2811票赞成，21票反对，24票弃权的绝大多数票通过了宪法修正案，在我国宪法第五条中增加一款作为第一款“中华人民共和国实行依法治国，建设社会主义法治国家”。该条宪法修正案的通过，标志着依法治国从党的政策上升为国家意志。根据党的十五大报告的内容，我们看到依法治国要求保证法律在国家的政治生活中至高无上的地位，指出没有任何组织和个人可以凌驾于宪法和法律之上。

（二）依法治国的内涵

党的十五大报告指出："依法治国，就是广大人民群众在共产党的领导下，依照宪法和法律的规定，通过各种途径和形式管理国家事务，管理经济文化事务，管理社会事务，保证国家各项工作都依法进行，逐步实现社会主义民主的制度化、法律化，使这种制度和法律不因领导人的改变而改变，不因领导人的看法和注意力的改变而改变。"这一说法中也准确揭示了依法治国的科学内涵：首先，我们遵循的法律必须是价值良好的法律，因为只有良法才能指导我们国家的各项事业都往更高更好的方向发展，也才能保证人们真正能够依靠法律来管理我们的国家各项事务。其次，国家无论进行哪一个方面事业的发展，都必须在宪法和法律规定的框架之内进行。必须要保证法律在全部社会规范体系中的最高地位。无论是人民群众还是政府，任何人在法律面前都没有特权，必须树立宪法和法律在社会中至高的、排他的权威。最后，政府部门在行使行政职权时必须依法行政。而且不仅是在实体方面行政权限必须合法，另外在程序方面也要保证行政行为的程序合法，能否用法律来有效地制约权力，是人治和法治区别的重要标志。依法治国所体现的内涵也反映了我们实现依法治国要满足的条件。

（三）依法治国的特征

1. 依法治国的全面性

首先，目标的全面性。从目标的表述中得出对法治的规范、法治的实施、监督、保障、党内法规体系等方面提出了要求，是较为全面的。其次，主体的全面性。全面依法治国对党、政府、社会、政协、审判机关、检察机关、公民个体都提出了明确要求，由于他们的地位和作用各不相同，因此要求也不同。党作为执政党，要领导立法，保证立法的科学性和民主性，还要带头守法。所有主体在法律面前，地位是平等的，没有特权。再次，全面依法治国的环节是全面的。立法、执法、守法等环节，密切相连，彼此支撑，成为有机的统一。最后，领域的全面性。不论是社会、经济、政治、生态文明，还是网络等虚拟领域，都需要法治化。

2. 全面推进依法治国的系统性

要构成一个完整的法治体系，法治国家、法治政府、法治社会三者是基础，它们相互联系并且相互统一。要完善中国特色社会主义法治制度，就要坚持法治国家的建设，建设法治政府和法治社会的基础就是要将依法治国的方略坚持下去，贯彻到方方面面。为了加快社会主义法治国家的建设，必须以科学立法、公正守法、严格执法等为基础，其中严格执法是保证，科学立法是关键，公正守法是要求。同时要从工作程序上防止地方保护主义因为利益相关而抑制法治社会的发展，要改善立法机关的方式方法和各方社会团体的参与，保证社会主义法治能够得到不断推进和发展，诚信守法是对法治政府的要求，要规范各级政府工作法治化，通过政府权力的合理界定，提升政府职能，各项责任，尽最大的努力确保依法全面履行政府职能。

3. 全面依法治国的协同性

坚持依法执政、依法治国、依法行政是实现国家治理体系现代化必然要求，依法治国与依法执政和依法行政是一个整体，只有我们共同推进三个方面形成整体发展，才能体现出全面推进依法治国的协调性特征。党领导人们的基本方略是依法治党，依法治国就是要确保人民在党的领导下管理好社会事务，国家事务和经济事务。要管理好着一切是就要求依法办事，依法行政是管理这些事务的根本要求，促进法治发展可以保证各级政府和党组织领导的一切团体部门能够树立好宪法的权威和尊严，理顺政府与司法机关的关系，使得党的领导能够更好地协调各方面作用。

（四）依法治国理论与医患关系管理

用法治精神治理国家，在中国古代和 17 世纪的欧洲已经出现。1748 年孟德斯鸠在其巨著《论法的精神》中系统地提供了法律与政治方面的原则，“法治”逐渐登上了近代西方治国方略的舞台。我国社会主义建设过程中在民主与法治建设方面不断吸收法治理念和法治精神，在党的十五大会议上明确提出了“依法治国，建设社会主义法治国家”的奋斗目标。十八大强调要全面推进依法治国，将依法治国方略提到新的高度。依法治国，就是广大人民群众在党的指导下，依照宪法和法律规定，通过各种途径和形式管理国家事务，管理经济文化事业，管理社会事务，保证国家各项工作都依法进行，逐步实现社会主义民主的制度化、法律化，使这种制度和法律不因领导人的改变而改变，不因领导人看法和注意力的改变而改变。依法治国理论从其实施主体来看，主要是广大人民群众。在医患关系中，患者及其家属、医疗机构及其服务人员都是广大人民群众的代表。对于医患关系难以管理或管理上的缺漏问题，要求政府运用法律工具来规范双方行为，这是依法治国的体现。从依法治国的服务对象来分析，医患关系是国家社会事务的工作重点，只有将医患关系纳入法律调整和控制，完善法律制度才能长远稳定的发展和谐的医患关系。另外，从公民权益的角度分析，依法治国理论对于医患关系中公民权益的保护和社会整体利益的维护具有重要的指导意义。因此，利用依法治国理论分析医患关系管理问题是切实可行的。

第二节　医患关系管理现状

一、医患关系管理的内容

（一）医疗投诉

医疗投诉相对于一般医疗纠纷而言，冲突方式比较温和，影响范围比较小。它属于广义医疗纠纷的范畴，是医患利益冲突的具体表现形式之一。医疗活动是认识未知和在一定程度上驾驭已知的艰难探索，客观上存在一定的失败率，意外的风险在没有责任与事故的情形下，也会发生，如患者不能充分理解医务工作者，就有引发医疗投诉的可能性。

按照内容，可以将医疗投诉分为三种，一是患者对医院及医务工作者直接表达不满；二是患者通过打电话、写信或当面向医院主管部门或医院领导发泄不满；三是向医院的上级主管部门或新闻媒体反映问题。

医疗纠纷能够充分体现出医院在医疗服务中暴露出的缺陷和在其中体现的问题，还可以看到存在的医疗服务方面的需求。有效地将医疗投诉抑制住，可以提高医疗质量和效益，构建和谐医患环境。重视投诉处理既是提高医疗服务质量、改进服务水平的一项措施，也是构建和谐医患关系的重要手段。

及时、正确地处理医疗投诉，不仅是维护患者权益的基本要求，也是不断提高医疗质量，树立医院医务人员形象的基本保证。

（二）医疗纠纷

对于医疗纠纷这个概念的界定，现在还没有达成统一，在我国，理论界将医疗纠纷分为广义的和狭义的，广义的医疗纠纷是指医患纠纷，是指病人和家属在就诊中与医务者及医疗机构产生的矛盾，包括对就诊后果认识不一致产生的矛盾，也包括一些非诊疗行为而引起的一般民事纠纷，非诊疗行为引起的医疗纠纷并不是医务工作者或医疗机构违反法律法规引起的。医疗纠纷具有医疗纠纷主体的非对等性、医疗诊治行为的特殊性、医疗纠纷的易发性特点。

第一，医疗纠纷主体的非对等性：“医”与“患”作为医疗纠纷的主体，医疗纠纷发生的可能是由于医方在就诊过程中提供的诊疗行为，这种诊疗行为是建立在医方拥有高级医疗知识和技术之上的，这就决定了二者信息不对称，二者是非对等关系，医方处于优势地位。

第二，医疗诊治行为的特殊性：诊疗行为的特殊性表现为高度专业性，首先，诊疗行为的对象是具有生命的人体，如果稍有不注意，就会造成患方的生命受到威胁和风险；其次，医术永远落后于疾病，带有滞后性，有很多医术没有探索到的领域等待发现，这种探索是建立在对药物和技术试验之上才得以开展建立的。而且患方的差异性和不可预见性造成了诊疗风险的增加。

第三，医疗纠纷的易发性；医学具有不可预期、复杂性等特点，医学知识与技术都具有一定局限性，所以，并非所有疾病都能治愈。医疗纠纷最后往往不是医疗过失造成的，患方并不都会胜诉，而越是这样，患方的疑虑就越深。由于医患信息的不对称性，患方经常认为医方无所不能，对没有治愈的疾病认为是医方的错误所导致，因此充满不信任感，医患纠纷自然易发多发。每个人都会生病，都会去医院就诊，每个人都可能假想为医疗纠纷中的当事人，或成为当事人，所以医疗纠纷可能会牵涉很多非直接利益人，医疗纠纷事态和影响面就会容易扩大。

对医疗纠纷及时正确地妥当处理，事后深入分析，进行认真整理，并且找到医疗纠纷的成因，才能达到减少甚至杜绝医疗纠纷再次发生的目的。

（三）医患关系管理

在我国医药卫生体制改革过程中，将企业对于客户大体相同的策略应用到医院就诊患者上，对于医院适应医疗行业的竞争，不断完善自身医疗服务质量都起到了重要作用。这就是医患关系管理的产生。

医患关系管理基本理念来源于客户关系管理。客户关系管理的主要内涵就是通过对客户详细资料进行深入分析，以便为客户提供针对性的个性化服务，改善企业与客户的关系，提高客户的价值、满意度、营利性和忠诚度，从而提高企业的竞争力。医患关系管理是将患者需求作为中心，以患者作为导向的医疗观念，通过医疗服务质量与医疗服务水平的提高，将患者的价值最大化实现，使患者对医院的忠诚度与信任程度都大大加深，患者满意度有效提高，从而构建和谐医患关系，提高医院医疗服务质量，增强医院竞争力。

医患关系管理分为医患正常关系管理和医患危机管理。将患者看作顾客，按照医院与顾客（患者）关系发展阶段，医患正常关系管理包括三个阶段管理，即售前管理、售中管理与售后管理。售前是指患者来医院就诊前，售中是指患者在医院的就诊过程，售后是指患者出院之后。医患危机管理包括医患危机的预防和医患危机的处理，也可以称为非正常的客户关系管理。医患危机的预防包括医疗投诉受理与处理，医院与新闻媒体间沟通管理，还有随访管理。医患危机处理包括对新闻媒体的处理，患者及其家属的外部处理以及对医院内部处理。医患沟通体现在多个方面，如客户服务，远程预约，门诊及住院，医疗投诉，患者随访，信息管理，患者关怀等，医患关系管理最重要的就是要将患者需求作为中心，正确运用多方面的医患沟通。

医患关系管理建立起来的是以患者为中心的管理体系，实现从传统的以业务为中心的经营模式向以现代化的客户为中心的经营模式转变。把患者为中心的服务理念贯彻到医院各流程环节，改进医院管理，这对医患关系的良好建立尤为重要。

二、医患关系管理中存在的问题

医患关系管理是一个综合性的社会问题，其涉及对象多元化、机制较多，在管理的过程中免不了出现这样或者那样的问题，问题是研究的重要方面，对医患关系管理及存在的问题进行归纳总结，有助于研究的进一步深入。

（一）思想意识移位，利益倾向明显

从意识形态的角度进行分析，医方和患方在思想认识上都发生了变化，这是现代医患关系的一个突出特点。

1. 医方角度的变化

从医方的角度看，医生是医患关系中的核心，其思想、行为等整体素质是关系到医患关系是否紧张的一个重要因素。在现代医患关系的发展中，受经济利益诱惑、社会多重压力的影响，医务人员整体素质出现了道德滑坡现象。在传统社会观念中，医生往往被赋予了“医者仁心”“医本仁术”等词汇，不仅有博学的专业知识，更具有德高望重的道德品质。而在现代社会中，传统观念里的医德越来越多地受到市场经济条件、社会生活等多重因素的冲击，并逐步从本源方面转移。一方面，医疗机构要求医生为医院进行“创收”，从而出现了各种全面检查（当然，一些检查是医疗机构为了避免承担手术风险而进行的风险转移行为）、开昂贵药品等现象。在不断地强化与发展中，逐渐形成一种医风氛围，致使医务人员接受这样的利益倾向环境。另一方面，医生基于自身利益考虑，不得不按照医疗机构的规定实施各种有利于医方的治疗方案，以达到经济利益追求的目的。更进一步来说，医务人员工作强度和终身学习的成本投入与收入非对称也是导致医务人员“寻租”行为产生的重要原因。

2. 患者角度的变化

从患者的角度看，现代患者已经打破了传统上的思想认识局限。首先，在互联网社会中，患者更容易获得关于治疗方案方面的信息，从某种程度上来说往往会质疑医生处方。但是，患者往往会忽略互联网信息的真实性与可靠性的特点。其次，现代人的维权意识已经远远超出传统社会中的公民意识。传统医学中医疗事故处理医方占据较大的主导权，而在现代社会中，信息化、委托代理等条件的日益成熟为患者维权带

来了便利条件。各类医闹现象，已经显示出患者思想的转变。再次，在高昂医疗费用和社会压力的作用下，患者潜意识发生了改变，心理情绪等因素的影响容易导致医患关系的紧张。医患双方思想意识上的变化和利益倾向导致了双方信任机制的缺失，这就为医患矛盾的产生埋下了祸根。

（二）预防机制缺乏，沟通机制失效

医患纠纷产生的重要原因在于体制制度建设方面的缺乏。一方面，医患问题产生之前的预防机制缺乏系统化或制度执行虚化；另一方面，医患矛盾产生后未能及时沟通和处理。这两个方面导致了医患矛盾的进一步深化。

1. 预防机制缺乏

预防机制是控制矛盾产生的首要工作与任务，矛盾的激化往往与预防机制的缺乏或失效有较大的关系。在我国的医患关系管理中，首先民众参与管理的观念和制度尚未建立或未系统化。例如：相关调查中大部分受访者表示不知道如何参与到医患问题的管理和预防当中。其次，医疗事故信息的整合力度、信息的公开程度尚不完全，难以对全社会起到警示作用。这样的情况导致的后果是社会舆论的不当传播，既妨碍了医患关系的正常建立与发展，也影响公众和社会的潜意识方面。

2. 沟通机制的失效

医患沟通指的是医患双方为治疗患者的疾病，满足患者在健康方面的需求而进行的一种交流。广义上的沟通是医方与患方之间的沟通与交流。由于医患双方及医患关系发生条件的特殊性，医患沟通不同于一般的人际沟通，这需要医方以更为特殊的方式对病人付出更多的关爱。然而，现行的医患沟通存在一定的虚化现象。一方面，不对称的信息条件下，一些医务人员将信息沟通视为让患方在合同或同意书上签字，异化了“知情同意”的内涵与本质。另一方面，医方往往在沟通技巧方面缺乏适度的技巧，由此也就产生“沟而不通”的状况。另外，一些学者提出医务人员应当实行微笑服务，但对于已经身患疾病的患者而言，医务工作者的“微笑”必须要有时空限制，否则会让患者觉得你的笑是建立在人家的痛苦之上的。最终出现事与愿违的后果，从而产生沟通失效。

（三）医疗资源紧缺

公共卫生服务、医疗资源不足是医患关系管理中的一个瓶颈，由于医疗资源匮乏而产生的看病难、看病贵等问题已经成为医患关系管理中的症结。看病贵看病难已经成为当前一个较为突出的社会问题，这一问题直接影响了医患关系的良性发展。而造成看病困难的根本原因在于医疗资源的匮乏与分配制度的缺陷。

（四）法律机制不够健全

在我国目前的法律体系当中，对于医院的相关管理规定已经有了相关的法律，在规范医务人员执业行为中有《中华人民共和国执业医师法》，如第三条规定："医师应当具有良好的职业道德和医疗职业水平，发挥人道主义精神，履行防病治病、救死扶伤、保护人民健康的神圣职责。全社会应当尊重医师。医师依法履行职责受法律保护。"此外，《关于维护医院秩序的联合通告》《中华人民共和国治安管理处罚法》《中华人民共和国刑法》等法律法规也对医方的职责与权利做出了相关的规定。然而，这些法律虽然对医生、患者的一些权利做了相关的规定，但依然存在法律漏洞和执行上的困境。一方面，这些法律法规虽然提出了医患关系管理与解决的整体框架，但在具体的实施细则当中，诸如医患纠纷发生后寻求解决的途径与程序等方面尚不明晰。另一方面，在现有法律的框架下，实际执行以及执行过程中的监督难以落到实处。例如：相关法律规定的"全社会尊重医师"等规定就很难落到实处。在处理医疗纠纷中，法律对于举证责任的确定也难以落到实处。

三、医院医患关系管理存在问题的原因

医患关系管理之所以存在以上问题，主要是由外部因素和内部因素导致的。外部因素主要包括处于我国处于社会转型期，医患信息不对称，政府对公立医院资金投入不足，医疗资源分布不均，法制不健全，医疗体制不健全，患者维权意识增强等：内部因素主要包括医院管理机制不健全，医务者压力大，收入相对较低等，这也是我国公立医患关系管理存在问题的原因。

（一）外部因素

1. 社会转型期

我国正处于经济和社会转型期，处在经济容易失调，社会容易失序的非稳定状态，人们的心理很容易受各种原因影响而出现失衡。处在社会转型的时代背景下，医患关系不和谐有着深层的社会根源。社会信任体系的断裂，人文精神的缺乏和医学人文教育的不足等形成导致医患关系紧张的系统性社会力量。

2. 信息不对称

医学诊断过程存在医患双方医疗信息分布与掌握不对称的情况，这种情况直接影响着医患信任的建立和患者对医疗效果的评价。医患间信息不对称源于医疗服务的不确定性、信息搜寻的高成本性和患者专业知识的匮乏等原因。医学知识带有很强的专业性，患者的医学知识相对来讲是匮乏的，对医务工作者推荐的各种药物类没有足够的辨别力，加之药品说明书并不是那么通俗易懂，需要很多医学知识作为理论基础，

并且这种信息的搜索是需要高成本的，这就使得患者依赖于医务工作者的介绍和解释。在介绍和解释的过程中，又难免存在医务工作者沟通能力有限，不知道如何向患者进行耐心、充分的解释和说明，容易导致言语不和，而产生医疗纠纷。在信息不对称的情况下，患者做出就医选择常常是根据价格机制和评价机制，在激烈的竞争下，患者普遍认为高价位的服务常常意味着高品质，如果患者付出的医疗费用没有和他们所需的服务达成一致，就容易引起医疗纠纷。有个别医务者利用医患信息不对称，给患者开高价位、效果不好的药品，或者将病情描述得过于严重，建议患者做一些不必要的检查，在患者知情后，容易到医院质问，对医生的医德进行投诉。

医疗是随着疾病的发展而开展研究的，有很多疾病无法治愈或很难达到好的疗效，但由于患者医学知识比较缺乏，对医务工作者的无能为力表示怀疑，认为没有尽到职责，没有尽全力抢救患者，认为是医务工作者的“误诊”导致患者的病情严重化，患者亲属在极度悲伤的情况下，到医院聚集闹事，寻求赔偿。

3. 政府对公立医院资金投入不足

政府资金投入不足，是导致医院个别医务者收拿红包、不合理检查的重要原因，使得医院的医疗费用攀升。在我国，政府对各方面的建设都需要投入资金，存在财政吃紧是正常的。在政府角度，也希望增加公立医院的资金投入，这就形成了矛盾。由于不能适应新形势，一方面政府没有足够资金投入，另一方面则由于过度医疗使得大量医保资金浪费。在大、中城市，三甲公立医院收入可以过亿，60 % 来自医保。随着医保的范围逐渐扩大，医保投入资金会更多。但目前，医疗费的三分之一，甚至将近一半都是过度医疗引起的。

4. 医疗资源分布不均

众所周知，现阶段我国医疗资源的配置失衡，是助长看病难、看病贵现象形成的重要原因之一。我国医疗资源存在明显的分配不均匀，东部发达地区医疗资源丰富，西部偏远地区相对匮乏，基层医疗机构缺乏并且技术服务水平偏低。《2019 中国卫生健康统计年鉴》显示，我国东部地区三级医院占 46 %，中部地区占 30 %，西部仅占 24 %，城市和农村的医疗资源在质量上的差别相对数量来讲更大。

5. 管理职能定位不清晰

政府和医院责权不明确。政府所有者责任的不明确，导致政府和医院院长存在责权不明确、政府和医院的权力和责任界定不清晰等问题。政府在行政角度对公立医院控制力很强，但对产权控制力很弱。政府和医院间的产权关系弱化，政府和各级政府责任不明确。政府通过行政管理医院，放弃所有者权力来对医院的各项决策及监管，但资产处于任其发展的状态，医院院长拥有所有者权力的同时拥有经营权，并且在权力的使用方面存在缺乏制衡的状态。政府的管理职责分散，对医院的卫生、药品、物价和财政有监管，在卫生、教育、财政、组织、劳动和人事方面多头管理。所有权和管理权，还有监督权等管理的职权分布在多部门，权责不清晰，这样管理成本不仅高，而且造成政府很多职能缺位。政府各部门之间缺乏有效沟通，对医院的管理产生严重影响。

6. 法律制度不健全

由于医疗纠纷方面的法律法规不健全，在医疗纠纷的赔偿标准上是不统一的，在法律之外还存在很多因素，造成结果具有不可预测，使得患方从医闹行为中可以得到很多好处。存在一些患方为谋求钱财而钻法律的空子的现象，使得医闹现象增多。

7. 医疗体制不健全

在我国，老百姓看病难、看病贵问题越来越突出，医疗体制不健全，既适合当前经济发展，又满足健康需求，遵循医疗规律的体制还不健全。在我国医疗体制转轨过程中，医疗保险和医疗服务并没有同步，公立医院从计划经济到市场经济发展过程中，医疗保险建设相对滞后。在患者就诊时，自己掏钱就对治疗效果期望更高，医患关系矛盾就变得更加突出。公立医院由于运营的需要，要进行成本核算，且药品和医疗器械在收费中占到很大的比例，容易导致过度医疗产生。医务工作者的劳动没有合理补偿，就可能滋生腐败现象。

8. 媒体因素

随着媒体日益传播的范围变广，公立医院逐渐成为社会报道的首选对象。新闻媒体对于医患关系的报道时常带有偏袒色彩，更倾向于患者，觉得应该将患者顺理成章地归为弱势群体。媒体并不能完全了解医务工作者的真实处境和事实，这种强烈的带有感情色彩的报道，对医务人员的辛勤劳动经常视而不见，夸大了患者的受害程度。媒体这种带有偏袒色彩的报道，会引起公众对医患纠纷的舆论，而这些舆论几乎都将矛头指向了医务工作者。媒体的报道宣传，确实打击了医疗行业中存在的部门医药贿赂，吃拿回扣等行为，也对医疗服务质量的提升起到了督促作用。但这种曝光反过来又使得患者对医院和医务工作者产生不信任感，对医疗工作者产生了不利的社会舆论效果，对医生“白衣天使”的神圣行业有了曲解。部分患者对医疗的局限性和高风险性缺乏应有的理解，片面认为医患关系是单纯的消费行为，加大了对医疗纠纷推波助澜的可能性。医闹及媒体的夸大报道，使医患纠纷的处理更加困难，部分患者在进入医院就诊前由于各种途径的媒体宣传因素，对医务工作者抱有不正确的看法和敌对、戒备心理，在需要住院时由于错误印象导致过于敏感，敏感到稍有不顺就动用投诉这个武器，甚至有些行为恶劣的患者认为自己理所当然是弱势一方，是受法律保护的群体，通过聚众闹事来借机索要赔偿，导致医院权利没有得到应有的尊重。

（二）内部因素

1. 管理机制不健全

在我国的医疗体制改革进程中，在公立医院补偿机制改革中，政府将放权让利，市场化导向和分散决策运用，使得公立医院走向市场，减轻了财政支持。公立医院的医疗收入是消耗补偿的主要途径。只有以公立医院提供服务所产生的合理的成本作为基础，使得医疗服务的收费标准能真实反映服务活动价值，公立医院才能得到合理补偿。在我国医疗体制改革中，公立医院收费标准调整，缓解了患者的经济困难，但没充分考虑到医务工作者劳动付出的价值和医疗成本，住院费和手术费等标准的制定没有体现出医务工作者的劳动产生的价值，一些收费没有反映材料的完全成本。收费价格确定后不能及时调整。因此，医疗服务收费仍然低于医疗成本，医疗收费标准处于较低水平，不能反映出医疗劳动价值。医疗服务收费这种补偿渠道没有起到有效补偿的作用，还反作用导致医疗费用收入低于支出，使得公立医院遭遇亏损。

2. 医务者压力大，收入相对较低

医疗行业作为技术要求高、风险比较大的行业，是需要合理回报的。在高压力下，医生对于社会的误解和患者的不理解，感到更加不能应付。学历、职称越高，受到的社会期望越高，压力也就越大。医院级别越高，医生工作量越大，期望值也高，多重的压力让医生不能正常诊治病人，容易出现因心理因素导致的医患不和谐。患者都希望找声誉高的公立医院就诊，且就诊量和名声大小成正比，此外，超负荷的工作，使得医务者感到疲倦不堪，但收入相较于工作量却偏低。虽然医生这个行业的收入在我国属于比较高的，但是相对其他一些国家却属于比较低的。

第三节　医患关系管理有效手段

一、加强医院管理促进医患关系和谐发展

（一）规范医疗服务行为，建立科学合理的医疗服务制度

病人看病都希望得到很好的治疗和护理，这对医生来说需要有高超的专业技术和能力，这种专业素养在病人与医生之前建立了一道沟通桥梁，医生个人职业能力高低直接关系到医疗质量好坏，而医疗质量又对医患关系的产生与解决有很大的影响，对医院和谐发展环境形成了较大影响。另外，病人的身心健康对医疗质量有较大的影响，医务人员必须要加强专业素质提升，为患者提供高质量的医疗服务，才能够赢得患者的信用和支持，从而有效降低医患矛盾和冲突。

由医疗卫生主管部门制定的权威性医疗服务方案有助于提高医院的服务质量和素养，只有科学、完善的医疗管理制度，才能够推动医务人员队伍建设，有高效、专业的医疗团队支持，必然会推动医院服务水平提升，这样可以有效避免和预防“非手术性”医疗纠纷产生。

贯彻落实医院管理制度，加强医务人员职业行为监督管理，在医疗安全、质量和服务方面强化监督和约束：如实行患者接收检查制度、医务人员病房巡查制度、专家会诊时制度、病危抢救制度、病例记录制度等。如果上述制度都能够建立并落实，可以有效规避各种违规问诊、违规用药等医疗行为发生。医务人员要从患者生命安全出发和着想，严格落实医院管理制度，提高医疗服务质量，为患者提供更加优质的服务，有效化解各种医患矛盾冲突。

（二）提升医院的软服务，提高医疗服务管理能力

1. 加强人才队伍建设

随着社会不断发展和进步，以及居民收入水平不断提高，人民群众医疗服务需求和要求也在不断增长。因此，医院在改善卫生环境的同时，也要不断提升医务人员的专业素质和能力，为患者提供更优质的服务。另外，医院要加强人才队伍建设，大力引进高端、专业的医务人才，为真正想干事的人搭建一个舞台，让他们充分展现自己的专业技能。这不仅可以提高医院治疗水平，也会推动现代医疗理念和技术普及和应用，为广大患者带来更高效的医疗服务。

2. 医院要营造轻松、和谐的工作氛围，优化医疗环境。医患矛盾冲突和激化，对医务人员个人来说存在较大的不良影响。医疗机构要加强医疗环境建设，有效缓解医务人员的工作压力，激发他们的工作积极性和创造性。

3. 医疗机构从自身实际情况出发，寻找多种方式和手段拉近与患者的关系。具体来说，可以采取以下几种方式：

（1）医院可以参考行政机关窗口服务模式，开设“一条龙”门诊服务窗口，提高医疗服务水平和质量，减少就诊等待时间；同时开通患者医疗服务质量评价窗口，推广院内一卡通消费模式，增加挂号、收费、取药服务人员数量，提高患者办理效率，缩短患者办事流程。

（2）医院食堂可对患者进行开放，实行订餐送餐服务，为患者提供灵活的配餐方式选择，切实解决广大患者的餐饮服务需求。

（3）成立“售后”服务机构，指派专人负责跟踪和回访康复出院患者，征求患者对医院治疗、卫生、服务、环境等方面的意见，不断改善医院内外部工作环境。

（4）医院护理部要改进患者服务质量，通过推出微笑服务、个性化服务等，提

高患者服务体验和满意度，如果条件成熟，可以考虑成立患者俱乐部，为医务人员与患者搭建一个稳定的交流场地和空间。

（三）完善医院的硬件服务，加快医院信息化建设

在开展医务活动过程中，医生和患者之间必须要保持良好的沟通，这对治疗效果有很大的影响。医生与患者如果能够高度共享疾病信息和资料，那会有效降低彼此之间的沟通障碍。医院可以组织患者及其家属听对应的医学讲座或观看科普视频，向他们普及一些比较常识性的医学知识，这可以提高患者对医生和治疗方案的理解和认识，从而消除对医生的误解，促进医患关系健康有序发展。

另外，医生要学会控制自己的情绪，避免将不良情绪带入自己的工作当中，更不能在与患者和家属接触过程中爆发情绪。医生的工作态度能够直接传染给患者，积极向上的态度会对患者产生正面鼓励，促使其主动与医生交流和分享，只要沟通到位，必然会打消医患隔阂和矛盾。值得一提的是，医生在与患者进行交流过程中，要善于聆听患者的心声，了解他们的内心想法，学会让患者放松的沟通技巧，让家属和患者对其产生信任，这样就有利于构建和谐的医患关系。

最后，医院要建立公开透明的信息公开制度，明确消费项目和单价，要做好收费信息公开工作，将收费标准、收费政策、收费明细等完全公开公示，要让患者了解如何开展诊断、分析和判断，同时采用什么样的治疗设备、药物，治疗方案会达到什么样的程度等，确保收费、诊断、治疗等一步到位。

（四）加强医院文化建设，培养良好的医风医德

1. 加强医务人员思想道德教育，采用灵活多样的教育方法，如换位思考，经验分享、先进报告等，通过定期开展道德教育，提高医务人员的职业道德素质、责任意识和奉献精神，促进医院思想道德水平提升。

2. 要坚持以人为本理念，医生要有高尚的道德情操和职业理想，这是做一名优秀医生的必然要求，也是当前开展医院文化建设的重要前提，这是消除医患关系矛盾的重要方式。“以患者为中心”是医院文化的核心内容，也是体现“以人为本”的观念的具体要求。因此，医院文化建设要引导患者树立正确的价值观。一个价值观、人生观不端正的医生，其工作态度也不会积极向上，也不利于营造浓厚的团队合作氛围，不能赢得患者的尊重和信任。

二、患者要积极配合医疗，理性解决问题

作为医患关系的重要组成一方，患者对维护双方和谐关系也发挥着不可忽视的

重要作用。医方在提高自身素质、改进工作方法的同时，患方也应该寻找一下自身问题，站在医务人员角度为医务人员考虑，树立与医务人员共同改善医患关系的理念。从患者角度出发，应加强自身对医疗工作的了解和认识，尽可能了解现代医学科技知识，虽然现代医学科技在不断发展，但事实上很多疾病的发病原理和发展规律人类还没有完全认识，为此，很多疾病是不能完全治愈的，很多疾病的治疗也不是都能完全控制和把握的。同一种疾病在不同的个体上可能表现出很大的差异性，这与患者本身的身体素质和生活环境都有密切联系。医务工作者并不是万能的，也不可能治愈所有的疾病，“病痛”对于医务人员和患者来说是共同的“敌人”，治愈疾病是医患双方共同努力的方向。除此之外，患者还应清楚地认识到，治疗效果与治疗费用的多少并不一定是正相关的，并不是说在诊疗过程中消耗的资源和资金越多，获得的治疗效果就越好。

诊疗过程中，如果患者意识到自己的合法权益受到损害，或者受到不公平待遇，对治疗工作不满时，可以通过多种渠道维护自己的合法权益，包括向医院相关部门反映进行协商，向医疗主管部门举报投诉，学会运用法律手段来维护自己在医疗事故中的合法权益，如申诉、裁决等。医患纠纷发生时，患者应保持应有的理性和冷静，不应因一时冲动而采取过激行为，损害他人合法权益，一旦损害他人的合法权益，不但令医疗纠纷变得复杂化，自己的合法权益难于及时得到保障，还可能为此承担相应的法律责任。

三、媒体报道应坚持客观公正，促进社会和谐

媒体本身处在一个对社会行为进行监督的地位，同时也对社会工作发挥着巨大的引导作用。针对任何社会事件媒体，都应尊重事实、公正报道。媒体对医患关系紧张状况的不断强化，也使紧张气氛骤然大增。新闻媒体除了传递社会信息之外，还有重大的社会责任，应从大局出发去引导医患关系走向和谐。

一方面，媒体报道对医患关系紧张起到了推波助澜的负面作用。主要表现有：新闻媒体过度报道医院乱收费、医生收红包、吃回扣、医疗事故等，造成整个社会对医生失去信任，诊治过程中对医生种种提防和抵触，加剧了本该和平共处的医患双方的对立；对于个别医生出现的职业道德败坏进行放大报道，夸大报道事实，对医务工作人员妖魔化，断章取义、以偏概全来获得更高的关注度，如此只会加剧医患之间的矛盾；媒体报道偏袒患者一方，患者一方虽属于弱势群体，应得到相应的同情和帮助，但部分媒体报道以偏概全，报道耸人听闻，导致医患关系恶化。“受众对不同类型媒体的医患关系报道认知程度有所不同。与正面报道相比，受众更容易选择注意那些具有反常性、冲突性和震撼性等特性的负面新闻报道。”

另一方面，媒体能够化解医患纠纷，调和医患之间的矛盾。媒体应承担社会责任，积极发挥应有的促进社会和谐进步的作用，在开展正常舆论监督的同时，增加医患之间和谐互助的正面报道，利用媒体传播的广泛性，对社会大众包括医患双方进行正确引导，积极营造良好的医患氛围，提高医患之间的相互信任程度。媒体在报道中应理性梳理医患纠纷事实及成因，对其中利害做出正确的分析判断，积极疏导医患情绪，督促医患双方理性面对医疗事故，通过法律手段来维护各自的权益。

四、运作机制方面应实现医患双向选择，实现互动激励

现阶段医院实行的挂号制度，能够在一定程度上满足患者的就诊需求，患者在就诊时可以根据自己的疾病种类选择相应科室和医生，但对医生的选择多是在大型三级医院展开得比较好，一般市县级医院都只是做到科室的选择而已。医患双向选择能够更好地发挥患者的选择权，患者可以选择一位医生或一个医疗团体，医生也可以根据自己的专业特长选择求诊的患者，医患之间的双向选择又将促进新的医患关系形成，一方面充分尊重患者的自主选择权，另一方面又能调动医务人员的工作热情。医患双向选择的最终目的是实现医生之间的相互激励竞争，一方面，医生的受欢迎程度体现着患者或社会对其医德医术的充分肯定，另一方面。还可以激励那些态度蛮横、缺乏耐心、欺骗患者的医生感到来自行业内外的压力，促使其努力提高自身医德医术，使医生的劳动价值得以体现。

五、制度方面应该全面加强管理，严守各项法规

医疗行业的法规准则和医院的规章制度，一般都能很好地规范医务人员的职业操守，维护患者的合法权益，很多医患矛盾的产生都是因为没能严格执行相应的规章制度。因此，医院必须严格执行医疗卫生管理法律、法规及诊疗护理规范，健全并落实医院规章制度和人员岗位责任制度，特别是医疗安全的核心制度，包括首诊负责制度、三级医师查房制度、分级护理制度、疑难病例讨论制度、会诊制度、危重患者抢救制度、术前讨论制度、死亡病例讨论和查对制度、交接班制度等；严格基础医疗和护理质量管理，合理检查、合理用药、因病施治。医院要加强急诊科建设，做到专业设置和人员配备合理，抢救设备齐全完好，急诊入院和手术通道畅通，努力提高急危重症患者抢救成功率；医院必须规范消毒、灭菌、隔离与医疗废物管理工作，有效预防和控制院内感染；要定期研究提高医疗质量和保证医疗安全工作，建立完善考核和激励机制。

六、强化医务人员的服务奉献意识，树立医院良好形象

医生救死扶伤，精神崇高，自古以来受到人们的尊敬，但近些年来医患纠纷不断发生，加之社会媒体渲染，医生这一职业也遭到了很多人的诟病，逐渐丧失了本来得到的尊重与信任。医疗机构也在迫切寻求改善医患关系，维护白衣天使形象，重拾患者对医务人员尊重与信任的办法与途径。近年来许多医院都在积极探索，做出各种新的尝试与举措，包括加强医务人员自身的医德医风教育，重新建立医疗服务人员的职业伦理道德，提高医疗机构的服务意识；根据医疗机构情况，设立“首诉问责制”“医微博”等畅通医患之间的沟通平台，举办沟通理论学习交流讲座；完善就诊流程以缩短患者就医等待时间，教育引导医务人员对患者热情服务使患者得到应有的尊重，切实为患者着想；加强医疗收费透明度，规范医务人员执业行为，邀请患者参与医疗违规处罚细则制定等，但要想从根本上解决医患关系问题，这些措施还是远远不够的。

医学具有很强的专业性，而普通患者又很难把握医学的重要理论和原理，因此，医患双方掌握的信息具有严重不对称性，医务工作者处在信息把控、生理及心理方面的优势地位，应树立“以病人为中心”的服务理念。心系患者，关爱患者，在服务中对患者体现更多的尊重、诚信和爱心，除了为患者提供科学的诊疗技术服务，还要为病人提供精神的、文化的、情感的服务。医务人员若能有意识地提高与患者的沟通，充分了解患者的真实需求，全力保障患者的各项权利，全方位提高医疗技术能力和服务水平，一定能够得到患者的尊重和信任，重新塑造医务人员“白衣天使”这一良好形象。如四平神农医院确立了“为百姓着想，让百姓放心，令百姓满意”的办院宗旨，提出了“主动、亲情、全面、全员、全程为患者服务”的要求，深入开展医患沟通学习教育活动。在通过各种方式强化服务奉献理念的同时，还开展了一系列慈善公益志愿服务活动：连续十年坚持为四平市区百名盲残人免费体检、义诊；连续 7 年坚持包保市区 30 户贫困家庭；组织“走乡村、惠百姓”医疗服务队为农民提供义诊服务；组织医疗专家深入企事业单位宣传普及健康医疗知识等。实践证明，广泛深入的医院文化建设，是创造良好人文环境、促进医患和谐沟通的重要保证。

七、提升医患沟通能力

没有沟通、不会沟通、沟通不恰当这几点都是当前医患交流中出现的问题，而这几点都在不同程度上加剧了医患矛盾。一名优秀的医生除了要有责任感、具有对病人的关爱之心，更重要的是学会与人沟通。何为医患沟通，说到底就是医患之间的交谈艺术，这需要有视觉上的美感，听觉上的亲切感，内容上的新鲜感以及环境上的舒适感。曾见过一个定义，说一条信息的总有效率 = 7 % 词语 + 38 % 语音语调 + 55 % 表情，

由此可见，在进行医患沟通时，正确的语气语音语调表情都不可或缺，我们可以从以下几个方面来提升医患沟通能力：

（一）树立正确沟通观念

“医患沟通是改善医患关系的重要途径，医患沟通有助于增进医患互信，化解医患矛盾，促进疾病的诊断与治疗”。医务人员可以借助有效沟通找到患者的病症所在，并开展有针对性的治疗，相对地，患者也可以通过沟通交流满足自身对医疗信息的需求，增加双方对彼此的信任、理解和支持。为此，医院应该建立和完善医患沟通制度，在医疗过程中，医务人员要设身处地为患者着想，同时在沟通时，要有专业的情感性支持，能够理解患者的感觉和认知，让患者知道你对他的病痛非常理解，提升医患双方的彼此信任度。

（二）提升沟通技巧

沟通技巧对于医护人员来说是一门艺术，在不同的场合使用不同的沟通方法，可以达到不同的效果，因此，医护人员必须注重沟通技巧的训练。首先，注重非语言沟通。患者刚来就诊时，通常都是他说病史你来倾听，此时用到的语言沟通很少，医护人员必须规范自己的非语言沟通，比如，在听病史时，上身微微前倾，让患者知道你有在倾听，发现患者紧张时，可以给予一个微笑，表示赞同时，可以微笑着点头，等等。其次，注重语言沟通，医护人员在语言沟通时，态度要诚恳，诊疗过程中要倾听并善于提问，因为患者没有医学背景，在描述病情时可能会把关键点漏掉，要善于提问，引导出你想要的关键信息，有利于消除医患双方的信息不对称性。最后，加强培训环节，医院要在日常工作中开设沟通技巧培训课程，使医护人员能更好掌握沟通技巧，与患者沟通时能更流畅。

（三）注重换位思考

换位思考的本质其实就是建立以患者为中心的服务理念，医务人员在诊疗中对待患者要一视同仁，在制定治疗方案时考虑患者的经济水平并尊重患者对最终治疗方案的选择，同时，多开展有关沟通观念、服务理念的培训交流活动，或邀请患者家属讲述治疗期间的所见所闻和所思所想，引导医务人员站在患者及家属的角度思考问题，当然，患者也要理解和尊重医生，只有双方互相理解才能保证沟通的畅通。

（四）建立有效的沟通评价体制

建立沟通评价体制其实类似于离院患者的短信满意度测评，可以套用短信满意度测评的框架，对医患沟通效果进行有效评价。

第五章　法律视域下医患关系构建

第一节　医患关系的法律属性

一、医患关系法律属性的主流观点介绍

（一）几种代表性观点的介绍

从医学角度而言，医患关系就是指医方与患方在诊疗过程中产生的特定医治关系。但是，从法律角度来界定医患关系，就不是那么容易了。长期以来，我国法学界和卫生界对于医患关系的法律属性存在着激烈的争论，众多学者对于医患关系的法律属性提出过各种见解。概括起来，有以下几种代表性的观点。

1. 公益说

这种学说曾经为我国国内的众多学者所持有，此观点主要是基于中华人民共和国成立以来我国医疗卫生长期实行计划体制。医疗机构经费基本靠财政维系，医疗费用的低廉使得医疗机构承担医疗风险的能力很低，医患双方并非完全意义上的民事契约关系，医生是向医疗机构负责而不是对患者负责。多数医疗机构均是由政府实行一定的补贴并严格限制服务价格的公立非营利性机构，福利色彩较浓而市场化较低。因此，医疗机构不是一般意义上的经营者，医患关系应由行政法予以调整。

2. 医疗消费说

这种学说认为，患者到医疗机构就诊是一种“接受服务”的行为，与此相对应，医疗机构从事的是“提供服务”的行为，因此，医患关系是一种消费者和经营者的关系。这种学说的建立主要基于两个理由：

第一，患者到医疗机构看病从性质上而言，属于“生活消费”，而且是一种“必需”的生存消费。消费者为了满足其生存和发展的心理和生理需要，需要消耗商品或接受服务。这自然应该包括医疗服务在内，因为生命与健康是人存在的基础。第二，在我国目前尚无专门保护患者权益法律的情况下，《中华人民共和国消费者权益保护法》中规定的保护弱者的原则，是最接近保护患者利益的原则。把医患关系纳入《消费者权益保护法》的调整范围，既符合我国目前医患关系的现状，又符合适度保护弱者的现代法律精神。因而，实际上也符合《消费者权益保护法》的立法原意。

3. 侵权行为说

该学说认为，医疗卫生事业属于社会福利事业。医务人员职责职权建立在法律或有关规章的基础上，而不是当事人约定的结果，医务人员的责任亦不得依约定而免除，所以医疗机构与患者之间并不存在民事合同关系。医务人员过失造成患者身体上的损害，即构成侵权行为。而且因侵权产生的赔偿范围包括损害赔偿、精神抚慰金等，较违约责任范围更宽，有利于加强对患者的保护。另外，如果患者对医疗机构存在债务不履行之情形，如拖欠医药费、住院费等，则提起侵权之诉较为有利。因为根据民法原理，侵权行为人不得以其对受害人的侵权与其因侵权所生之债务相抵消。

4. 医疗合同说

持此观点者认为，患者到医疗机构按规定支付医疗费用，医疗机构接诊，表示同意为其提供医疗服务，就达成医疗服务合同关系，即患者挂号行为属《中华人民共和国合同法》中的要约，医疗机构发给挂号单属承诺。如果医疗机构没有提供与医学科学技术水平相应的医疗服务，当属违约行为。而且，医疗合同属于非典型合同（即无名合同）的一种，法律没有对其名称和规则加以相应的明确规定。

（二）目前的主流观点

近些年来，随着以梁慧星为代表的民法权威的出面澄清，法学界已经基本肯定医患关系应纳入民法范围进行调整，对于医患关系的行政法律关系说逐步淡出，医患关系的民事法律关系说成为目前的主流观点。

目前的主流观点认为，医患关系属于民事法律关系。患者到医疗机构求医，无论是否与医疗机构签订医疗合同，双方都成立事实上的医疗服务合同关系，双方的法律关系属于民事合同关系。医患关系作为一种合同关系，患者和医疗机构之间具有相应的民事权利和义务。患者应支付相应的诊疗费用，而医疗机构要履行诊察、治疗、护理等医疗职责。如果医务人员在实施医疗行为的过程中，没有尽到主要义务，从而造成患者的损害，从法律上而言，属于违约行为，应承担违约责任。患者或家属可以此提起违约之诉。而从医疗行为导致患者生命、身体和健康权的损害来看，该医疗行为也是一种侵权行为。患者或其家属当然也有权提起侵权损害赔偿诉讼。因此，医疗机构存在侵权责任和违约责任的竞合。但无论是侵权之诉还是违约之诉，都属于私法的救济途径。

通常情况下，医患双方就医学知识的掌握而言肯定是不平等的，但是，知识和技术上的不平等不必然带来法律地位上的不平等。在民事法律关系中，当事人在知识和技术上的不对等性乃是一种常态，但是不能因此而认为当事人在法律地位上是不平等的。正是由于医生掌握了医疗技术，构成了患者给付金钱购买医疗服务的基础。在医疗服务的过程中，医务人员掌握了医疗技术，为患者提供医疗服务，患者给付一定的金钱购买这种服务，双方是一种典型的医疗服务合同关系。虽然在治疗过程中，患者相对处于被动接受的地位，但并不能因此而否认双方法律地位的平等性。医生在制定和实施医疗方案时，一般情况下要向患者进行说明，遵守国家的法律法规和操作常规，并且须对患者尽到谨慎合理的注意义务，必须为患者的利益尽到最大的善，否则就要承担相应的法律责任。在手术、特殊检查和特殊治疗时，尚需征得患者或家属的签字同意方可实施。此外，很多医疗机构推出了患者选医生的制度，患者在医疗机构、医生和医疗方案的选择方面享有越来越多的自主权。

基于上述理由，主流观点竭力主张医患关系应归属民事法律关系，并主张所有医患纠纷应通过民事诉讼来解决。

二、对于医患法律关系的论争

（一）医患法律关系可视为消费关系

在现实生活中，医疗服务已经成为基本生活需要中不可或缺的部分，患者通过向医疗机构支付一定的货币来获取包括医生看诊、检查、药品、手术等一系列所谓的“服务”，以促进身体心理健康，从而形成了消费关系。医方给予患者的服务、药品等都是有偿的，患者需要花费金钱才能享受到相应的服务，医方为患者提供医疗服务的行为与《消费者权益保护法》中规定的情形相符，类似于我们日常生活中从商店购买商品，我们可以将医疗服务行为归为消费行为。

我国《消费者权益保护法》明确规定了消费者享有安全权、知情权、选择权、公平交易权、索赔权、受教育权、受尊重权、监督权、保证得到可供商品和服务的权利，消费者在每一个消费行为中都能享有以上权利。但对于有一定特殊性的医患之间的法律关系，上述权利不能进行简单地套用。这表现为如下几点：

第一，医疗行为实际上并非医患双方合意，而是具有某种强制性，《医师执业法》第二十四条规定，“对急危患者，医师应当采取紧急措施进行诊治，不得拒绝急救处置。”除非病情超过了医疗机构的治疗范围和治疗能力，医生才可对患者进行转院处置，但对危重病人必须就地治疗，不得拒绝对其的急救。在大多数情况下，医方不能按照自己的意念想法强迫患方来医院就诊，同样的，患方也不能强迫医方对其进行医方能力范围之外的诊治。

第二，一般消费的目的均可要求一定的结果，如购买一辆自行车，消费者可以对产品质量性能方面提出明确要求。但在医疗领域，受限于现代医学科学发展水平，加上患者个体差异诸多，同时还存在不可预见的意外因素，医方只能严格按照诊疗规范进行医疗服务行为，而不可能给患者治疗效果上的明确承诺。

第三，在医疗过程中，患者有充分的知情权和决定权，但在实际工作中，这种权利很难体现。随着社会的发展，患者在医疗行为中所体现的作用和影响日益增加，其知情权和决定权也受到更多关注和重视。由于医学科学的专业性强，对于是否进行某项医疗操作，大部分情况下，医生所起的作用仍占主导，尤其在一些重大侵入性医疗操作行为中，医生的主导作用更加明显。另外，对于身患疾病的患者或其家属，在面对选择时，大都很难控制好自己的情绪和大脑，加上相应专业知识的匮乏，很难做出理性的判断，尤其发展中国家中患者的文化水平差异很大，其理解能力和表达能力有限，也对其正确行使权利造成困扰。这些种种，与我们日常的消费行为还是存在很大差异的。

第四，医患之间是高度合作的关系，两者之间不仅仅是单纯的消费与提供服务的关系，而是以生命健康为基础建立起来的协作信任关系。在医疗过程中，医生为了达到治病救人的目标需要患者的信任和配合，而患者为了自身的健康则寄希望于医生以解决病痛，战胜疾患。

第五，总的来说，医方付出的劳动和获得的报酬在某种意义上来说是相当的，但医患之间发生的消费关系，其所产生的费用是一种很难量化的东西，同时医疗行为具有很强的公益性，而患方就医付账的行为也不是纯粹的等价有偿消费行为。

（二）医患法律关系可视为合同关系

医患法律关系涉及民事方面，指因诊疗而在医患双方之间形成的以权利和义务为内容的医患法律关系，比如医疗服务合同法律关系。医方和患方之间也存在一种合同关系，这是《中华人民共和国合同法》规定的无名合同。医患双方在民事法律中具有平等的地位，患者有目的地就诊于某个医疗机构，医疗机构以此为患者开具挂号单，进而提供诊疗服务，这一系列行为完全符合合同中要约、承诺的特征，患者手中的挂号单就成为双方合同成立的凭证。如果诊所没有挂号服务，患者的就诊行为就构成一项要约，医方给出诊疗行为则构成承诺，合同由此成立；简单来说，就是医疗机构向患者提供医疗服务，患者接受，并支付相应的费用，由此，患者就医的行为就与医院形成了医疗服务合同关系，合同的标的便是医疗机构提供一定的医疗服务行为和相应的药品。按照医学伦理道德和行政法规的相关要求，医方不具有抗辩权或解除权；而当医方未提供相应诊疗服务或所提供的服务不符合相关规定时，患方则可行使抗辩权。在大多数情况下，医方不得以任何理由拒绝患方，只有当医疗设备、资源不足，或超出医方的诊治能力无力治疗时，医方才有权利拒绝患方要求而不构成违约，但仍需对患方做好解释说明工作并安排转诊。医疗服务合同的标的是以医方是否具有不符合相关法律规定的医疗过失行为、是否违反其应尽的义务为标准，而不是以有无达到患者的预期或患者是否痊愈等为标准。因此，大部分的医患关系可以视为医疗合同服务关系。

（三）医患法律关系可视为行政关系

国家对于医疗机构有相应的补贴与扶助政策，公立医院并不是完全纯粹的市场经济主体，不完全以营利为目的，加上医疗行业的特殊性质，使得医疗卫生事业中的医方担负着向全体国民提供生命健康保障的职能，这使其类似于一个有着特定职能的政府部门，从这一角度看，医方与患方之间表现为行政关系。

医患双方存在行政管理关系，可以从医院管理角度来分析。在医疗过程中，为了达到更好的治疗效果，需要患者服从于医者的指令，此时，医患两者之间实际上是一种管理与被管理的关系。患者自入院起就处于医生掌控之下，医方主动，患方被动，患方常处于医方的管理与约束之下，从治疗方案的选择到生活方式的调整都需要遵医嘱执行。近年来，患者主体表现出更多的主观选择性，越来越多的患者在就诊时会自主选择医疗机构乃至主治医生，但总体来说，患者在整个医疗过程中仍然处于从属地位。

在一些特定情况下，医患双方之间也存在类似关系。举例来说，当出现重大流行疾病暴发时，患方会被强制隔离并接受治疗，医方则必须无条件接收病人进行救治等，这些都体现了医患双方地位的不对等性，这种不对等性并不意味着其中一方占据着绝对的主导地位，而只是在特殊情况下，责任主体为了保障社会公共的利益，为维护社会的整体利益而牺牲个体的一部分权利。根据《传染病防治法》的规定，各级各类医疗机构承担责任范围内的传染病预防、控制和管理等多种职责，并接受有关卫生防疫机构的考核指导。医疗机构的防治管理任务就是该法规规定的对传染病人进行隔离和必要的卫生处理，因此，产生的医患法律关系就是公共管理法律关系，又称强制诊疗关系，其法律特征表现为：医疗机构依据法规对患者进行管理，此时患者对医疗机构无选择权。

三、医患关系的特殊性

医患关系虽然属于民事法律关系，但是，它却有着与典型的民事法律关系完全不同的、不容忽视的特殊性。

（一）患方处于弱者地位

在强调医患双方法律地位平等的同时，应当注意到医疗活动本身所固有的专业性、技术性、风险性等特征，再加上严重的信息不对称，患方处于明显的弱者地位，在整个诊疗活动中都表现出对医方极强的依赖性。首先，患方处于弱者地位并不能否定双方的法律地位平等。根据唯物主义辩证法的观点，任何社会关系的两个方面都不可能完全对等，总是有强弱之分的。如在购买商品或者接受服务的过程中，消费者无论在经济实力、信息渠道方面，还是知识结构、技术手段方面，都是公认的弱者。但是，并不能以此否认消费者与生产者和经营者之间的平等法律地位，进而否认商品交易、服务交易的民事法律性质。再如，银行与客户、保险公司与投保人之间也存在着明显的强弱对比，但是，存款贷款关系、购买保险的关系却是典型的民事法律关系，由《中华人民共和国民法通则》《中华人民共和国合同法》《保险法》调整。而且，随着医患关系从传统的主动—被动模式逐渐向参与—协商模式的转变，医方在制定医疗方案、选择医疗措施时，更注意听取患方的意见，使患方享有合理限度内的自由选择权，其完全被动的地位得到了一定程度的改善。其次，对处于弱者地位的一方应当加大保护力度，这既是建立和谐医患关系的有效手段，也是医疗卫生事业健康发展的必然要求。《中华人民共和国侵权责任法》第五十八条、第五十九条在认定医疗机构的责任时，分别适用了过错推定原则和无过错原则，极大地减轻了患方的举证责任，增加了其胜诉的可能性。

（二）医方的缔约自由受到限制

合同自由从来都不是绝对的、无限制的自由。在某种意义上，一部合同自由的历史，就是合同如何受到限制，经由醇化，从而促进实践合同正义的记录。医方的医疗活动直接针对患方的生命和健康，而生命权与健康权是最基本的人权，也是其他权利的基础。为了防止医方滥用意思自治原则，出现拒绝治疗、挑选患方、见死不救等违背医德和伦理的行为，也为了给予弱者一方更周全的保护，以彰显社会的公平与正义，各国都对医方的缔约自由进行了不同程度的限制，即通过医事法赋予医方强制缔约的义务，医方在没有合法与正当的理由时，不得拒绝患方就医的请求。此时，是否与相对人缔约不再是医方可以自由选择的权利，而是一项法定义务。我国《执业医师法》第二十四条规定：“对急危患者，医师应当采取紧急措施进行诊治；不得拒绝急救处置。”《医疗机构管理条例》第31条规定：“医疗机构对危重病人应当立即抢救。对限于设备或者技术条件不能诊治的病人，应当及时转诊。”

（三）医方义务的特殊性

一般来说，当事人应当就合同内容即双方的权利和义务进行明确的约定后，合同才能成立。同时，《中华人民共和国合同法》第八条明确规定：“依法成立的合同，对当事人具有法律约束力。当事人应当按照约定履行自己的义务，不得擅自变更或者解除合同。”然而，医患关系中，医方的义务却表现出不确定性和非结果性的特点。首先，医方对患方提供诊疗活动是一个动态的、持续进行的过程，医疗合同成立时医方的义务并不能具体确定，而要随着治疗的效果和病情的变化随时调整。其次，衡量医方是否履行了义务，并不是以一定的结果是否实现即疾病是否治愈为标准，而是以医方在诊疗过程中的行为是否符合医疗规范和职业道德为标准，即学者所称医方所负并非“结果义务”，而是“过程义务”。《执业医师法》第二十二条规定：“医师在执业活动中履行下列义务：遵守法律、法规，遵守技术操作规范；树立敬业精神，遵守职业道德，履行医师职责，尽职尽责为患者服务。”由于医疗水平和医疗技术的发展存在一定的局限性，还有许多未知领域需要探索，再加上患方个体差异的影响，相同的疾病采取同样的治疗方法，所达到的效果也可能大相径庭，这些因素都增加了医疗结果的不确定性和风险性。

四、医患关系兼具公法和私法性质

有关的“契约理论”和“侵权理论”都没有很好地解决医疗纠纷的法律适用问题，将医患关系定位为民事法律关系还值得探讨。虽然医患双方分别作为强弱势群体在事实上处于不平等的地位，但双方是法律上地位平等的民事主体之间提供医疗服务和接受服务的关系，允许双方的平等协商。因此，医患关系具有民事法律关系的特征，或者可以说医患关系具有平等主体私法自治的特点。但是，在医患关系中还有医生的强制诊疗义务、医生的业务自主权（医疗权）、医疗纠纷的行政处理以及医生的行政、刑事责任等很多带有国家干预的公法色彩的规定，使医患关系又具有公法关系和私法关系的特点。医患关系作为兼具公法与私法性质的特殊的法律关系，需要采用国家干预民事主体私法自治相结合的调整方式，单纯用公法（行政法）的方式或是单纯用私法（民法）的方式来调整都难以达到最佳的效果。将医患关系单纯地纳入民法的调整范畴，就好像走入了歧途，永远也找不到与之相适应的法律；这也是为什么医疗纠纷非但不能有效解决，反而越演越烈的原因所在。于是有司法工作者主张医事法律行为与民事法律行为有本质的不同，应当按特殊的卫生部门法来调整。甚至有学者认为医患关系只能归属于医事（卫生）法，受医事法调整，而医事法本身就是一个独立的法律体系，它既不调整纵向的行政法律关系，也不调整横向的民事法律关系，它调整的是斜向的医事（卫生）法律关系。虽然这些提法还值得研究，但现实中有关单独的医事立法、建立卫生基本法甚至部门的呼声还是很高的，并且同样采用大陆法系的日本、德国等国家也采取医事的特别立法，因此参考医患关系兼具公私法的性质构建独立的医事法律体系，应当成为卫生立法的发展方向。

五、过度医疗行为的法律性质

在将医患关系归入为民事法律关系之后，关于过度医疗行为的法律性质又有违约行为说和侵权行为说及违约和侵权竞合说三种主流学说。

在违约行为说看来，医疗行为是一种民事合同行为，患者上医院就医就与医疗机构之间形成了事实上的合同关系。而这一学说又有委托代理合同关系说和消费合同关系说。委托代理合同说认为，在医疗活动中，医疗机构扮演双重角色，一方面，其作为患者利益的代理人，为了患者的利益为其推荐诊疗方案提供诊疗措施；另一方面，医疗机构作为医疗活动的提供者，具有取得相应经济利益的目的和权利，这种表现与委托代理关系一致。消费合同关系说则提出，在医疗活动中，医方提供诊疗服务，患者支付相应的对价，此为典型的消费合同关系。此种观点得到了许多学者的赞同，甚至一些地方性法律法规已经将医疗消费纳入了生活消费的范围，用《消费者权益保障法》加以规范。

上述观点有相当的合理之处。正如本书前面内容所分析的那样，医患关系属于平等的民事主体之间的关系。医疗市场日趋激烈的竞争使得患者的各项权利得到重视，自由选择、意思自治，都是合同关系的典型表现。但我们应当注意到：由于医疗资源的垄断性，医疗活动的高度专业性，医疗信息的严重不对称性等各种因素，患者在医疗活动中的平等地位受到限制、隐蔽性的欺诈，客观情形下的强迫使得患者在接受医疗服务时并不一定都是出于完全的意思自治。并且，医疗债务不同于一般的合同债务——为完成某种特定结果的“结果债务”，而是作为治疗疾病手段来实现的手段债务，这一点也使得与一般的合同关系有所不同。因此，将医疗行为完全定义为合同行为也有失偏颇，故而将过度医疗行为归属为违约行为也有一定的不当之处。

在违约与侵权竞合说看来，过度医疗行为既具有违约行为的特点，又具有侵权行为的属性。因此，患者因过度医疗行为起诉到法院时，其可自主选择是提起违约之诉还是侵权之诉。违约行为理论存在一定的不合理之处，且违约责任的追究不利于患者权益的保护。

过度医疗作为一种不当的医疗行为，会对患者的人身权益特别是财产权益造成较大的损害，而人身权和财产权是患者最重要的民事权益，受法律的保护。我国相关民事法律明确规定，公民的人身权益和财产权益不受侵犯，否则应当承担侵权责任。所以将过度医疗侵权行为纳入侵权的范畴是毋庸置疑的。而且从患者权益受侵害后的救济途径来看，将过度医疗行为纳入侵权行为的范畴更有利于保护患者的利益。

首先，在举证责任方面，患者在就医时并未与医院签署正式的合同，那些需要患者签署的文件因医患信息严重不对称、专业知识缺乏、情况紧急、患者治病心切等多种原因，使得患者对那些内容缺乏真正的自由判断。且双方约定的合同内容几乎不存在。这些都使得医患双方不得知晓违约是否存在，因此，要证明要一方违反约定义务，通常是非常困难的。而追究侵权责任能避免患者因不知晓合同的存在而不知按违约对医方进行索赔的风险。

其次，合同注重双方的自主约定，这有利于医方利用自身的各种优势，在医疗合同约定有利于己方的条款，甚至是严重损害患者权益的免责条件，而这些患者均不易发现。侵权责任的追究就能使患者避免因这些不利约定而遭受权利受损而得不到救济的困境。

最后，在损害赔偿方面，侵权责任比违约责任更能为患者提供全面的救济。根据我国法律的规定，违约责任的承担方式单一，仅为赔偿损失和赔偿违约金。而侵权责任的承担方式多样化，除赔偿损失外还有赔礼道歉、停止侵害、排除危险等多种方式。在损失赔偿方面，违约责任仅有物质损害赔偿，而侵权责任既有物质损害赔偿又有精神损害赔偿。过度医疗行为除了会给患者造成外在的物质损害，还很可能给患者造成精神创伤，此时，侵权责任的追究就能更好、更全面地救济患者所遭受的损害。

第二节　医疗侵权及法律责任

一、医疗侵权的概念

医疗侵权，即我国《中华人民共和国侵权责任法》中专章规定的承担医疗损害责任的侵权类型，是指在实施医疗行为的过程中，以医疗机构或医务人员为主体对患者进行的各类侵权行为。关于其外延的界定，具体表述虽有不同，但包含的主要内容大体一致，结合我国理论研讨和立法规定，可以将医疗侵权分为一般医疗侵权和特殊医疗侵权。一般医疗侵权主要表现为医疗技术侵权，为我国《中华人民共和国侵权责任法》明文规定，是指医疗机构及其医务人员在诊疗过程中，违反医疗技术的高度注意义务，且存在违背当时医疗水平的技术过错侵权行为。由于医疗过程本身即存在一定的风险和不确定性，因此，构成医疗技术侵权责任的必备要件是医疗机构或其医务人员在诊疗的过程中存在过错。特殊医疗侵权则包括医疗伦理侵权和医疗产品侵权，其一，医疗伦理侵权指医疗主体存在伦理过错，违背医疗良知和伦理的相关要求，违背告知或保密义务，进而对患者造成损害的侵权行为。其二，医疗产品侵权指医疗机构在医疗活动中使用有缺陷的药品、医疗器械、消毒药剂及不合格的血液等医疗产品，对患者造成人身损害的侵权行为。

二、医疗侵权的归责原则

医疗侵权的归责原则是确定医疗机构承担损害赔偿责任的一般准则，是在受害患者的损害事实已经发生的情况下，为确定医疗机构及其医务人员对自己的诊疗行为所造成的损害是否需要承担赔偿责任的准则。研究医疗侵权就必须先明晰该种纠纷适用于何种归责原则，我国医疗侵权归责原则体系中的医疗损害责任类型分别适用于不同的归责原则。

第一，医疗技术损害责任适用于过错责任原则。对于医疗技术损害责任纠纷案件，适用过错责任原则确定侵权责任。确定医疗机构承担侵权赔偿责任，应当具备侵权责任的一般构成要件，即诊疗行为、损害后果、因果关系和医疗过错。四个要件均须由受害患者承担举证责任。

第二，医疗伦理损害责任适用过错推定原则。医疗伦理损害责任实行过错推定原则，医疗机构或医务人员违反医疗伦理，直接推定医疗机构具有医疗伦理过错，除非医疗机构能够证明自己的诊疗行为没有过错，否则应当就其伦理过错造成的损害承担赔偿责任。

第三，医疗产品损害责任适用无过错责任原则。对于医疗机构使用有缺陷的医疗器械、药品及输血等造成患者人身损害的医疗产品损害责任，应当适用无过错责任原则。损害赔偿责任的构成要件不要求有过错，只要求具备诊疗行为、损害后果、因果关系三个要件，即构成侵权责任。

三、医疗侵权责任构成要件

分析一个行为是否构成侵权，主要是分析它是否满足应当承担侵权责任所构成的要件。在侵权法的传统理论中，普通侵权行为一般包括主观过错、加害行为、因果关系以及损害结果。而过度医疗侵权作为一种特定的类型化医疗侵权行为，有其自身所具有的特殊性，所以，在构成要件方面，也表现出其个别性的一面。在对构成要件进行分析时，也探讨的是其个别性的问题。

（一）侵权行为

侵权行为是指行为实施者对于权利享有者实施了不法的加害行为，加害行为在本质上要求具有不法性。在过度医疗中，对侵权行为的分析主要是从行为以及存在违法性两个方面进行分析。

1. 行为

在法律规定中，客观上对于人类受意志支配的行为一般包含作为与不作为两种。而在过度医疗中，同样表现为医生对患者所实行的作为与不作为两种侵权行为。具体来说，首先，医生所实行的行为必须是实际造成患者损害的行为，而非在诊疗活动中医方还没有实施的诊疗方案或设想。其次，医方实施了患者所不需要的过度检查、治疗等实际行为，这是医方对患者实施作为过度医疗行为的表现。最后，在诊疗活动中，医方的不作为主要表现在对患者未尽到合理告知义务。在司法实践中，医方在履行告知义务时往往存在着不如实告知或者是不告知病人及其近亲属具体的病情和治疗情况，这在我国《中华人民共和国侵权责任法》第五十五条中也有规定，当医生未尽到告知义务时，应当承担赔偿责任。

2. 违法性

过度医疗侵权行为的违法性不仅仅是指法律上的明确规定或是法律所禁止的规定，同时指在诊疗活动中医务人员是否尽到应当注意的义务。具体来说，首先，医务人员应当注意的义务首先包含法律法规及其诊疗规范的相关规定中，医方应当尽到的合理注意义务。比如，在过度检查方面，禁止仪器的滥用，能够使用普通仪器检查的就尽量不要使用高端机器进行检查等。其次，医务人员对患者应当尽到合理告知、说明病情的义务。医方在为患者进行治疗时，已经告知或为患者说明病情，并取得了患者的同意，否则医方的行为就可能构成过度医疗。

此时，需要注意的是，《中华人民共和国侵权责任法》中将是否违反诊疗规范作为不必要检查的判断标准，而诊疗规范本身具有很强的客观性与抽象性，我国现有的法律中对诊疗规范也未做出具体规定，所以它也具有一定的缺陷性。因此，在判定医务人员的行为是否构成过度医疗时，通常会需要专门的鉴定机构进行鉴定。

（二）损害事实

1. 损害的特点

过度医疗导致的损害主要有以下特征：首先，该损害是发生在患者整个就医诊疗过程中的任何一个环节，比如过度检查、过度用药、过度手术等对患者人身或财产所造成的损害。其次，由于诊疗活动本身具有一定的风险性，所以在此活动中对患者造成的损害并不全是要承担侵权责任的。医务人员对合法限度内的损害不承担侵权责任，而在合法限度外的损害也并不都属于过度医疗导致的损害。过度医疗行为又相对比较专业，隐蔽，缺乏医学知识的人员很难对此做出判断，此时同样需要专业的机构对损害结果进行鉴定。

2. 损害的分类

过度医疗侵权行为造成的损害是指医务人员在诊疗活动中实行超出患者实际所需要的治疗或是违反诊疗规范的行为对患者或近亲属造成的精神、身体或者金钱方面的损失。并且这种损害已经以物或质的形态表现出来。

这三个方面的损失具体来说是：第一，精神损害，即患者在得到医生诊断结果之后，承受了比正常疾病治疗时更多的心理压力所造成的损害，以及医务人员所实行的行为造成患者机体损害后为病人近亲属所带来的精神损害。第二，身体伤害主要表现为因为医务人员或医疗机构的行为不但没有为病人的病情起到作用，反而造成患者身体损害，或者是由于医务人员的行为耽误了患者的最佳治疗时间，为患者造成的不可修复的人身损害。第三，对于财产损失，不但包括过度医疗侵权行为使患者花费不必要的检查、治疗、药品费用等，同时还包括当医务人员的侵权行为造成患者人身损害后，患者为此造成的损失而花费大量的额外费用。

医生通过实施不合理的诊疗手段，直接或间接引起各类轻微或严重的全部损害均为过度医疗侵权行为范畴内的损害事实。这种界定能够最大限度地维护患者权益，减少或杜绝医务人员此种侵权行为的发生，在一定程度上能够缓和医患关系。

（三）因果关系

德国著名法学家克里斯蒂·冯·巴尔（Christie von Barr）教授指出，因果关系是侵权人的不当行为引起的损害发生。因果联系是患者请求损害赔偿的主要基础，同时也是确定责任承担标准的主要依据。

由于医疗机构及其医务人员实施了过度医疗侵权行为造成了患者的损害发生，此时就认为患者遭受的损害与医务人员的侵权行为之间存在因果关系。在此需要注意的是，从《中华人民共和国侵权责任法》中我们可以看出并不存在很强烈的因果关系，它总是与义务联系在一起。在过度医疗侵权行为中，患者维护自己的权益，要求医方承担侵权损害赔偿责任时，首先要认定的是医务人员的行为是否违反了法律上规定的作为与不作为义务，其次才可以确定它是否存在因果关系。此外，由于损害行为是造成损害后果的直接原因，因此我们在分析因果关系的时候，按照责任与义务并重的原则，应当充分考虑到医务人员在执行职务时应当要注意的行为。最后，我国《中华人民共和国侵权责任法》只对侵权行为进行规制，并没有规制保障行为，所以，我们不能只根据医务人员的职业精神就认定他们必须为患者的疾病进行诊断并且救治痊愈，此时，并不能够因为此而去追究医务人员的责任，这样看来，很明显是不公平的。

（四）主观心态

基于法律的视角，主观心态属于刑法、民法规范的法律概念范畴之内，是正常情形之下行为人之所以对其行为负责任的必要条件。在诊疗的过程中，医疗过错是医务人员进行某种医疗行为时内心所具有的可归责心理状态。可分为医疗故意和医疗过失两类：医疗过失是指医务工作者应当预见其诊疗行为会造成某种或者某几种损害结果，但是没有预见或者已经预见而轻信该损害结果可以避免的状态；医疗故意是指知道他们的医疗行为会造成一定的损害结果或其行为已经违背了某项规定而仍然为之。

通过司法实践可以看出，不同的赔偿责任源于不同的主观心态，也就是说，医护人员或医疗机构的主观意识对患者造成的伤害程度不同，将会承担不同的法律责任。因此，按照伤害的性质来说，在过度医疗过程中，医护人员由于故意而对患者实施的医疗侵权行为的性质要远大于医护人员在过失心态下对患者实施的医疗侵权行为性质。

我们首先可以明确的是医方为了追求经济上的非法利益而对患者实施的过度医疗行为，使患者遭受财产损失时，所持有的是故意的心理状态。也就是说，医方对于自己所实施的侵害患者财产权益的过度医疗行为是可以预见并希望其发生的。例如：医生在为患者诊疗疾病时，总会让患者做一些不必要的检查，或是给患者开具一些药效相同但价格昂贵的药等，其主观上知道这些行为对患者的病情其实并没有多大帮助，却为了获得更大的经济利益而为之。但如果医方主观上故意为了造成患者身体损害而实行过度医疗行为，此时就不能简单地将其认定为过度医疗侵权行为，医方此时的行为目的发生了转变，其具有了伤害或杀害被害人的不良动机。此时性质也就发生了转变，应属于故意杀人或故意伤害患者的犯罪行为范畴。由此我们可以看出，当医务人员的过度医疗行为造成患者人身损害时，所持有的主观心态只能是过失。是医疗机构及医务人员因为疏忽大意或者轻易相信而没有做到应尽的注意义务时的一种不良心理状态。

通过以上分析我们可以得知，在过度医疗侵权责任中，医疗机构及其医务人员主观上故意的心态，因而造成患者过多的经济财产损失，若给患者带来人身伤害时，一般是处于过失的心理状态。

四、过度医疗产生的原因

任何事物的存在都有一定的社会基础，过度医疗的产生也有其存在的理由。过度医疗是存在于世界上的一个共同的医疗难题，它的产生与各国的经济、政治、文化背景相关，是由多因素的原因造成的。只有清楚地知道过度医疗产生的原因，才可以针对原因找到解决的方法。我国的过度医疗行为并不是从一开始就受到人们关注的，医疗行业市场化改革后过度医疗行为变得普遍存在，才逐步受到重视起来。过度医疗产生的原因主要有以下几个方面：

（一）经济方面的原因

现在我国的公立医院脱离了它们的公益性，逐渐实行以追求经济利益为主要目的商业化的运作，更不用说私立医院。医疗机构过度医疗的重要原因应当是医院的商业化运作模式，追根溯源，商业化趋利行为有着制度方面的诱因，即政府对公立医院实行“自收自支、自负盈亏”的财政政策。医疗机构在自负盈亏、医务人员的收入与医疗费用挂钩的情况下为了追求自身利益最大化，通常利用一般患者缺乏对医学知识的了解和入院后对医生的信赖，向患者推荐多余的医疗服务以增加自己的收入，这就造成了过度医疗。我国实行的是药品加成销售的方式，加成的比例不得超过 15 %，但实际上，在现实中大部分药品超过上限的 15 % 加成比例，甚至达到 40 % 的加成比例，所以医生开处方有提成已经是公开的秘密，并且很多医院对医生或者整个科室的业绩考核也以经济指标为主，这就导致医生在收入提高的诱惑和经济考核压力下实行过度医疗。并且很多医院为了追求更高层次的医院等级，不考虑自身的治疗水准，不合理配置医疗资源包括医疗器械，买高昂的甚至进口的医疗设备，为了赚回成本就不分情况地让患者做不必要的检查或治疗，把这些不合理资源的成本加到患者身上，这些都是医院的内部因素，也是过度医疗不能禁止的原因。

（二）政策制度的原因

首先，政府对医疗机构的财政投入减少。对医疗行业进行市场经济体制改革后，政府在医疗投入方面减少，医疗机构的运行和医务人员的收入都需要医疗机构自行解决。“以药养医、药品回扣、开单提成”都导致了医务人员为了经济利益的增加而实施过度医疗，而且对于社会流浪人员和无经济能力的病人的治疗往往需要医院本着人道主义无条件地治疗，这些开支大部分都需要医疗机构自己承担。

其次，政府控制着医疗服务项目的定价，尤其是医生的诊疗金低得几乎可以忽略，出于对患者的经济承受能力的考虑，定价实施的通常都是低价政策，医疗机构在政府定价下如何增加自己的收入就成了每个生存下来的医疗机构必须面对和思考的问题。医疗服务价格被人为地控制和压低，而政府财政投入不充分使得医疗服务收费不足以保证医院的正常运营和医生收入，使得以药养医的非正常性的商业规则横行。

再次，在药品定价方面，政府对药品的最高价进行管控，医疗机构为了增加经济收入就会放弃使用政府定价的低价药品，而使用同等疗效的高价药品。甚至与药厂联合起来，对药品价格进行抬高，拿药品的回扣。国务院针对药品回扣的现象还制定发布了《关于深化医药卫生体制改革的意见》，对药品进行规范。

最后，近几年我国为了减轻居民的医疗负担，缓解看病难、看病贵的情况，实行了居民医疗保险。这本是一件利民的好事，但是在实际运行中又出现了矛盾。居民医疗保险最大的好处是可以对居民的医疗费用进行报销，但是这种报销有很多限制，在基层医院报销比例最大，医院级别越高报销比例越少，对很多昂贵的药品包括进口药品不报销。但是在我国医疗资源分布不均，医生的医疗水平也存在地区差异，基层医院的医疗资源和医疗水平是很有限的，一些复杂的病症甚至都不能准确诊断，更谈不上治疗，于是逼迫着患者只能选择医疗水平更高、医疗资源更丰富的上级医院，对于经济能力有限的普通患者来说，更高级别的医院意味着更加高额的医疗费用，这就会出现医疗费用报销比例很少、医疗费用花费很高的矛盾，所以导致不富裕的家庭仍然选择在基层医疗机构反复住院、多次治疗、开大药方，即使对疾病的治疗效果不大。看病贵，使普通患者好药不敢吃、先进治疗方法不敢用。这种资源分配不合理、不公平的现象还需要国家进行调节，制定更利民的福利政策。

（三）法律方面的原因

首先，在医疗损害责任过错与因果关系中，实行举证责任制倒置。虽然《中华人民共和国侵权责任法》将过度医疗的因果关系证明责任分配给原告，但是过错的证明责任仍然由医疗机构承担。举证责任倒置无疑加大了医疗机构和医务人员的额外负担，使他们的自我保护意识加强。疾病的治疗本身就是一个高风险、专业性强的活动，过于严格的举证责任和一般大众对医学的不了解而导致的医疗纠纷使医疗机构更倾向于宁愿进行事无巨细的检查来减轻自己的风险责任。

有一个比喻说：交通事故好比把花瓶打碎，而医疗事故好比别人送来了一个破碎的花瓶让你去修复，但你未能将其修复或者完全修复。尽管这一比喻是针对医疗事故来说的，但放到过度医疗方面，我们完全可以这样理解：过度医疗就好比为了能向别人解释修复后的花瓶上的细纹或者不能修复的花瓶的原因，在修复过程中不停地进行检查和尝试不同的修复方法，而不是按照经验，只是为了显示自己已经尽到最大的能力仍然无法修复花瓶或者避免细纹的产生。在医患之间信任度下降的情况下，医疗机构为了避免在以后遇到纠纷时由于不能举证而承担风险责任，在以往可以凭借临床经验就能诊断的情况下让患者做大量的不必要检查。

随着新法规的出台，医生有了越来越强的自我保护意识，他们开始更多地为患者采用一些在临床医治疗上可能不必要但在法律上却必要的程序性检查。这种为了增强自我保护而实施的多余的医疗措施，确实在一定程度上增加了医疗行为的安全系数，医方更倾向于选择对自己有利的过度医疗措施来减少医疗纠纷的产生。而这种自我保护型医疗行为不仅加重了患者的医疗负担，更是浪费了医疗资源。而且对专业性很强的医学治疗，患者方往往缺乏对医疗风险的认知和对医学治疗发展水平的认识，但却对诊疗效果期望很高，于是最终在医疗机构的治疗效果达不到其期望时，患者往往会与医疗机构产生矛盾，这是医疗纠纷形成的主要原因。医疗机构为了在纠纷产生后可以有证据证明自己的责任已经尽到，就会有过度医疗行为。

其次，法律规定的不健全。我国对医疗纠纷方面处理的立法本身就很少，而且立法的年代已久，而要规制过度医疗更是显得明显不足。从1999年的《执业医师法》到2010年的《中华人民共和国侵权责任法》，针对过度医疗的规定少得可怜，仅在《中华人民共和国侵权责任法》中有一条关于禁止过度检查的原则性规定，由于该条规定太笼统，对过度医疗侵权中的责任承担及赔偿问题法条也没有进一步规定，不利于在实际审判中使用。缺少对过度医疗的法律规制，没有统一的法律体系，就使法律对过度医疗没有遏制力和威慑力。

最后，在过度医疗界定方面存在医疗规范的空白，使得过度医疗行为难以界定，更不必说由过度医疗行为造成的侵权损害赔偿问题。由于医疗行为的复杂性，要准确界定一个医疗行为的具体规范实际是很困难的，中华医学会编写了《临床技术操作规范》，但却只用来规范美容医学的诊疗行为。要完整地规范一个具体的疾病诊疗行为基本是不可能的，每个人的情况不同、治疗方法的多样化、疾病的复杂程度不同，甲之良药，乙之砒霜，很难说一个诊疗行为是不是多余的，法律更难以介入，但并不能说过度医疗就完全没有办法认定。

（四）患者的原因

首先，患者自身存在非理性的要求，盲目信任高科技的医疗设备。部分患者过分注重自己的健康，在不考虑自身实际需求的情况下，主动要求增加多余的诊疗服务，造成医疗资源的大量浪费和过于集中的使用。对于大量的普通患者来说，由于经济能力有限，很多患者是有病看不起医生、看得起医生用不起药品，看病难、看病贵的现象在我国也不是短时间存在了。经济学上有一个“二八理论”，这个理论完全可以用到医疗资源上，80 % 的医疗资源被集中用在 20 % 的患者身上，80 % 的患者只能使用 20 % 的医疗资源。这种不合理的资源分配使一部分患者存在过度医疗，造成资源的浪费，而另一大部分患者却可能得不到适度医疗。例如：在医院存在的所谓的“干部房”就是此类产物。

其次，由于医患之间存在不信任，一些患者对医疗机构的诊断结果或者治疗效果不满意，对疾病的诊疗效果有过高的期望，会多次要求诊治确认，到多个医院重复检查，严重浪费了医疗资源，甚至损害自己的身体健康。医疗服务合同本身就属于对合同履行结果无法约定的服务性合同，患者对诊疗效果期望过高，操之过急，就会给医生过多的压力，于是为了满足患者的这种要求，医务人员就会用打点滴代替吃药、手术代替保守治疗。所以，患者也对过度医疗的出现有不可推卸的责任。除此之外，医疗机构及医务人员的医疗水平差异、医务人员的医德的缺失等因素也是过度医疗产生的原因。

五、举证责任及其分配法则

（一）举证责任的含义

举证责任，亦称为证明责任，其作为民事诉讼的脊梁，长期成为理论乃至立法的研究重点。无论是英美法系还是大陆法系，均采举证责任的二元说立场，依德、日两国法之见解，有主观举证责任和客观举证责任之分，这同英美法系的证据提出责任和说服责任异曲同工，同样是从行为意义和结果意义上予以区分。具体而言，主观举证责任是行为意义上的证明责任，意指从自身利益出发，为避免诉讼之不利后果而对争议事实举证的必要性，即提供证据责任，在诉讼进程中可在双方之间来回转换，以促成待证事实的证明。客观举证责任是结果意义上的证明责任，亦称结果证明责任，指在待证事实真伪不明时，由哪一方承担败诉风险的结果责任，其在实体法中予以明定，诉讼过程不容变更，且是为化解待证事实不可证明之难题而生。

（二）举证责任分配法则

传统理论认为，应以客观证明责任为核心，而主观证明责任仅是客观证明责任在诉讼进程中的投影，在分配法则上亦附属、同步于客观举证责任。举证责任的分配法则存在规范理论、修正规范理论、盖然性理论、危险领域理论、危险原则说、多样原则说等基本理论，并以规范理论为一般原则，即由主张权利人对权利发生要件负举证责任，侵权责任案件则通常由被侵权人对其主张之侵权要件事实承担主客观证明责任。不可否认，客观证明责任具有终局性，在待证事实真伪不明时确实起到定纷止争的效果。但主观举证责任的诉讼价值也不容小觑。

一方面，举证责任分配之实质乃在于双方当事人在诉讼“磁场”中平等进行攻击防御，利益切磋与较量，无论最终的待证事实结果为真、为伪，抑或真伪不明，都需倚赖动态的主观举证责任促使双方充分提供证据之后才可下定论，由此可见，客观证明责任分配法则作为兜底性规则，仅在待证事实真伪不明时才有发挥价值之余地，但主观举证责任的具体分配却贯穿诉讼始终，其作为诉讼过程中的“催化剂”，具有证明待证事实、推动诉讼进展的重要作用。

另一方面，伴随医疗侵权、环境侵权等现代型诉讼的出现，其特有的证据偏在性使得该类诉讼本身存在侵权方强（举证能力、专业知识掌握程度等）、被侵权方弱的特性，一味将主客观证明责任均推给被侵害一方显然有违实质公平之法理，而完全将客观证明责任倒置虽然可用，却不可滥用，以免陷入矫枉过正的窘境。因此，传统的证明责任分配法则（提供证据责任和结果证明责任统一由一方承担）已不能满足现实之需求，各国逐渐开始以行为意义上的主观举证责任为突破口，将其与客观举证责任分配法则进行一定程度的分离，凸显其独立价值，使不负客观举证责任的一方当事人仍然有承担主观举证责任的可能性，以实现对特殊类型之诉讼进行举证责任的缓和。

（三）医疗侵权举证责任

医疗侵权的举证责任是指在医疗侵权诉讼中，对构成医疗侵权的要件事实应当由何方当事人承担提供证据，且在事实真伪不明时，由谁承担败诉风险的责任。作为连接实体法和程序法的“桥梁”，从实体法角度来讲，医疗侵权行为成立的前提是满足侵权要件，除医疗产品的侵权要件事实外，医疗侵权构成要件主要包含四大类：医疗侵权行为、损害结果、医疗过错、医疗行为与损害结果间的因果关系。相应地，从程序法角度看，在医患双方之间如何分配医疗侵权要件事实的举证责任具重要意义，正所谓“举证责任之所在，败诉之所在”。根据举证责任分配法则，理应由患者一方承担侵权要件事实的举证责任，其中无过错责任原则的医疗产品侵权，将医疗主体存在过错这一侵权要件事实剔除，减轻了患方的举证负担。

但鉴于医疗侵权诉讼的证据主要为由医方掌握和熟悉的病历材料、医疗物品等，处于被动地位的患者距离证据较远且缺乏相应医学专业知识理解能力，举证能力相对较弱。加之医方的医疗过错和因果关系证明本身即具有专业性、复杂性、不确定性等特点，致使这两大关键性要素在医疗侵权案件中成为阻碍被侵权方举证的绊脚石，亦成为医疗侵权举证责任领域的争议点。

第三节　医患关系建构中的法律保障与调整

一、患者权利法律保障机制构建

（一）统一患者权利立法

1. 统一立法形式

虽然国内有多部不同层次的法律法规都提及了患者权利，但由于患者权利立法暂无统一体系，其中也存在着不少立法冲突，医患双方在学习理解及适用过程中存在诸多疑惑。因此，建议在我国医疗机制下，从患者、医院、社会医疗保险三方统筹考虑，由国家出台《患者权利保护法》（若无法出台单独立法，也可考虑在纳入立法规划的《中华人民共和国基本医疗卫生法》中专章进行说明），重点强调患者权利及保障，采取“医方义务—患者权利”模式，明确规定医疗机构侵害患者权利法律责任。

2. 患者权利内容

患者权利至少包含公民普遍意义上的医疗相关权利、患者特有的权利和特殊患者（儿童、孕产妇、老年人、残疾人、精神病患者等）权利3个层次。

（1）公民普遍意义上的医疗相关权利

公民普遍意义上的医疗相关权利主要指《宪法》《民法总则》《中华人民共和国民法通则》《中华人民共和国侵权责任法》等法律规定的权利，主要有宗教信仰自由权、人身自由权、人格尊严权、对国家机关及其工作人员批评建议权（如公民对各级政府或卫生行政部门基本医疗卫生服务投入或监管不足的批评建议权等）、申诉权、控告权、物质帮助获得权、生命权、姓名权、肖像权、名誉权、荣誉权等。

（2）患者特有的权利

在现阶段国情的基础上，结合国外患者权利内容，列举了患者的9项权利。第一，得到预防医疗服务的权利：患者有权利得到适当的医疗服务来预防疾病，这也同国家大力提倡"预防为主、防治结合"的政策相吻合，通过增进患者或特殊人群对疾病预防的认识，为高风险人群定期提供免费医疗服务（如国家对60岁或65岁以上老年人提供定期免费体检）。第二，得到医疗服务的权利：国家应保证人人平等获得医疗资源，不得基于经济、居住地、疾病类型或者获取医疗服务的时间而区别对待患者，禁止不当歧视，如国家正在全力打造异地就医医保直接结算。同时，患者有权利要求尽可能避免痛苦，得到合乎实际条件的高标准安全合理的医疗服务。第三，知情的权利：患者有权利知晓其健康状况、医疗风险、可得的医疗服务、如何利用这些医疗服务，以及一切可得的医院医疗技术、医疗科技创新成果的全部信息；患者有权利查阅临床病历资料，并有权复制这些资料，有权利就资料内容提出疑问并要求对错误进行纠正，医务人员应以患者通晓的语言或方式向患者做出医疗服务上的解释；患者有权利知晓为其提供医疗服务的工作人员基本信息以及医院的规章制度。第四，不知情的权利：患者有明确意愿不愿了解诊疗相关信息的，医疗机构应尊重其意愿。但若患者拒不了解相关信息可能给患者本人或他人造成损害的除外。第五，知情后选择同意权：在患者清楚明白一切可能影响其参与医疗决策的信息前提下，患者有权利拒绝治疗或干预治疗，也可在治疗过程中变更意愿，患者也可以根据自身情况选择对不同的医疗措施或医疗服务提供者加以选择，患者做出的任何选择不影响后续医疗服务质量。无论是未成年患者还是其他法律意义上规定无法做出表达意见的患者，仍应尽可能让其本人参与医疗决策；若确无法做出决策的，可由法定代理人代为选择，但有证据表明法定代理人与患者之前清醒表达意见相左的除外。第六，患者隐私权：患者有权要求医疗机构或医疗服务提供者为保护患者隐私提供必要的设施设备及相应的管理措施。隐私保护内容包括但不限于个人身份信息、健康状况信息、诊断或治疗措施等治疗过程中可能涉及个人的信息。第七，投诉和请求赔偿的权利：患者有权在就医过程中就任何不满意行为向医院、上级卫生行政部门、当地人民政府投诉，收到投诉的机构必须在法定或内部规定的时间内向患者进行书面回复并保证投诉流程畅通合理。同时，患者在就诊过程中认为自身权益受到伤害的，有权通过法律途径或国家规定的调解程序请求赔偿。第八，身体处置权：患者享有对自己身体的处置权，能够决定在其去世后是否捐献器官和遗体，医疗过程中抽取的体液标本、手术后切除组织或器官等非经患者同意，不得做除常规医疗需要之外的其他用途。第九，参与医学研究或实验性治疗的权利：除其他法律有明确规定外，只要患者符合医学研究或实验性治疗的基本要求，均有权参与，医学研究明确有限制人数的除外，但应建立公平的竞争方式。

（3）特殊患者权利

特殊患者权利往往是由于患者特殊身份状态或所患特殊疾病而产生，均属于普通患者权利的必要延伸，国家对特殊群体予以的特别保护。如我国《母婴保健法》第十四条规定应对育龄妇女和孕产妇提供母婴保健指导、孕产妇保健、婴幼儿保健等服务。《传染病防治法》第十五条规定："国家对儿童实行预防接种证制度。国家免疫规划项目的预防接种实行免费。医疗机构、疾病预防控制机构与儿童的监护人应当相互配合，保证儿童及时接受预防接种。具体办法由国务院制定。"《精神卫生法》规定，精神障碍患者享有国家免费提供的基本公共卫生服务等医疗卫生权利。

（二）明晰医患关系中的法律责任

1. 统一患者权益受损法律责任形式

不合法或不合规的医疗行为可能对患者产生身体损害，同时有很大可能造成严重的精神损害等。若将医患双方关系理解为民事合同关系，根据《中华人民共和国合同法》第一百一十三条规定，在司法实践中合同违约赔偿范围一般不包括精神损害赔偿。《中华人民共和国侵权责任法》第二十二条规定了当造成他人严重精神损害的可以请求精神损害赔偿，为被侵权人获得精神损害赔偿开辟了空间。从保护患者权益角度出发，患者遭受侵害后得到更多补偿，既是对患者权利更好的保护，也是对医务人员履行职责更好的监督。因此，建议将患者权益受损时统一适用《中华人民共和国侵权责任法》。

2. 明确患者权益受损赔偿责任内容

《中华人民共和国侵权责任法》中明确规定了承担侵权责任主要有停止侵害、排除妨碍、消除危险、返还财产、恢复原状、赔偿损失、赔礼道歉、消除影响恢复名誉等方式。由于人体的复杂性，以及医疗行为侵害性、高风险性等特点，医疗行为造成的损害无法通过恢复原状等方式有效补偿患者。同时，残疾、器官功能丧失等医疗损害不但给患者带来身心双重痛苦，而且还会给其近亲属带来巨大的身心压力。与其他财产利益损失不同，精神损害是一种无形的损害，无法按照物化的标准直接计算损失。因此，建议在《中华人民共和国侵权责任法》现有侵权责任承担方式基础上，将精神赔偿进一步明确作为患者权益受损必然赔偿责任内容，为便于适用，可根据不同损害类型简要说明精神赔偿大小范围。

（三）完善患者权利救济机制

1. 明确举证责任主体

《最高人民法院关于民事诉讼证据的若干规定》第四条规定：“因医疗行为引起的侵权诉讼，由医疗机构就医疗行为与损害结果之间不存在因果关系及不存在医疗过错承担举证责任。”（2019 年该规定已修改）该法条将举证责任倒置，由医疗机构承担因果关系推定责任和过错推定责任，也就是说，直接推定医疗机构存在过错，由其承担不能举证的风险。《中华人民共和国侵权责任法》第五十四条规定了医疗机构对医疗侵权行为承担过错责任。也就是由患者承担证明医疗机构存在过错的举证责任。《中华人民共和国侵权责任法》在更高法律位阶上改变了适用近 10 年《最高人民法院关于民事诉讼证据的若干规定》中的医疗损害责任举证责任倒置的原则，并试图辅之以《中华人民共和国侵权责任法》第五十八条“特殊过错推定制度”以适当平衡医患举证责任。前述规定明显加重了患者的举证负担，同时又规避了医疗机构频繁举证的诉累。医疗行为本身就具有复杂专业性，医疗机构掌握了绝对的医疗就诊信息资源，而且病历资料等证据均由医疗机构制作保管，因此在实践中要求本就弱势的患者提供证据证明医方存在过错显然是不合理的。为最大化保障患者权益，应当以“公平、合理”为价值取向和目标，充分考虑医疗纠纷的特殊性，由医疗机构对其实施的医疗行为不存在过错承担举证责任。

2. 提高诉讼途径效率

（1）适当降低诉讼费用

某种程度上，患方不愿意选择诉讼的主要原因就是诉讼成本过高。长期以来，我国司法重实体轻程序的倾向占据主导地位，这种倾向导致在司法实践中忽视当事人诉讼成本的问题。如随意取消开庭或不合理调解时间安排、审判与鉴定程序脱节、法律文书送达不及时等。因此建议国家在保证司法机关有充足的运行经费的前提下，适当调整民事诉讼项目收费标准；通过法官培养教育、制度约束合理安排开庭时间等诉讼进程，充分考虑并最大限度地降低当事人诉讼成本；另外，为引导患者合理、合法维权，建议卫生行政部门应给予政策支持医院先行支付或减免患方诉讼费用。

（2）建立医疗纠纷预立案登记制度

为减轻法院案件审理压力，进一步加强调解与诉讼的配合，当医患一方或双方向法院提起医疗纠纷诉讼后，在立案正式受理前人民法院可适当引导医患双方对有调解可能的纠纷案件向调解委员会或其他社会组织申请进行法院委托下的调解，调解成功的结果经法院确认后具有民事合同效力，若任何一方当事人不履行调解结果，法院有权直接或当事有权申请法院强制执行；调解不成功的再直接转由人民法院正式立案受理。建立医疗纠纷预立案登记制度，一定程度上可以适当降低诉讼成本，也可以缩短纠纷解决时间，更好地维护医患双方合法权益。

（3）优化鉴定标准程序

统一的鉴定机构及程序。目前我国医学会、司法鉴定机构并存，各级医学会主要医疗事故鉴定，司法鉴定机构负责鉴定是否存在医疗行为过错、过错与后果之间因果关系及责任大小。另外，由于我国现有鉴定机构间无明确的隶属关系，这也一定程度上导致同一医疗纠纷在不同鉴定机构鉴定时经常出现不同甚至完全相左的鉴定结论，降低了鉴定结论的公信力。为避免当事人为追求本人利益最大化而选择对自己有利的鉴定机构或程序，建议由卫生行政部门和司法行政部门协调统一医学会和司法鉴定机构的鉴定标准及程序。由于医学会本身就是医疗行业组织，无法避免包庇行为的出现，故原则上取消医学会鉴定程序。建立司法鉴定机构单一医疗过错鉴定体制，由司法行政部门负责鉴定机构资质及专家库人员聘用、抽调管理，并建立由医学会负责的医疗鉴定专家评价机制，司法行政部门、医学会在相互配合的基础上互相监督，共同严格把握医疗过错鉴定质量。对于统一的鉴定标准，不同的专家有着不同的专业主观认识理解，为避免医患双方对同一事实做出的鉴定结论产生质疑，坚持标准内容和尺度统一原则，建议由国家标准化委员会组织国内相关领域专家，梳理现有历史经验，建立一套统一的国内鉴定标准，避免医患双方选择不同鉴定机构，出现不同鉴定结论，从而导致法院无法直接引用鉴定结论。

3. 优化非讼解决途径

非讼途径相较于诉讼途径而言，主要有成本低廉、程序便捷、对抗性低等优点。但也存在着专业性、公信力不足等问题，使得非讼解决途径在实践中并没有很好地发挥作用。为此，在保留协商、人民调解等非讼解决途径的同时，建议通过建立医事仲裁制度、律师调解制度，并加大医疗责任保险适用范围、建立无过错医疗救助基金，来进一步优化非讼解决途径。

（1）建立医事仲裁制度

从法律依据上，建立医事仲裁制度并非“突发奇想”，我国《仲裁法》第二条规定：“平等主体的公民、法人和其他组织之间发生的合同纠纷和其他财产权益纠纷，可以仲裁。”第三条规定，婚姻、收养、监护、抚养、继承纠纷和依法应当由行政机关处理的行政争议不能仲裁。从以上法律条文规定来看，医患关系本身就符合民事合同要件，医患纠纷当然选择仲裁方式予以解决。

从仲裁优势上，仲裁本身是现代社会民事纠纷解决机制体系的重要组成部分。通过仲裁方式解决医患纠纷，有以下5方面优点：一是仲裁程序快捷、高效，若当事人协议选择仲裁程序，可以避免诉讼程序的烦琐环节，较大地缓解了人民法院办案压力，另外，仲裁实行一裁终局制度，裁决后即发生法律效力，可以高效解决争议。一定程度上还可以缓和医患双方对立性，有利于理性解决医疗纠纷争议。二是仲裁专业化水平高。仲裁机构可以聘请医学、法学、伦理学、医疗管理学等领域专家组成专门的医事仲裁委员会，仲裁人员多为专业领域专家，既有专业的知识也有相当的法律素养，因此对纠纷裁决更有权威性和说服力。三是仲裁独立性较强。仲裁机构独立于行政、司法机关，且仲裁实行协议管辖制度，当事人可以不受地域管辖、级别管辖的限制，根据自己的意愿选择依赖的仲裁机构审理纠纷，一定程度上避免了体制原因对案件审理的不合理干扰。四是仲裁保密性强。仲裁开庭审理以不公开为原则、公开为例外，这也就能更好地保护患者隐私。五是仲裁具有强制执行效力。根据《仲裁法》规定，若仲裁一方不履行裁决，可直接申请法院强制执行，仲裁裁决与法院判决具有同等的效力。

（2）建立律师调解制度

律师调解制度有一定的制度支撑，《最高人民法院关于人民法院进一步深化多元化纠纷解决机制改革的意见》规定，有条件的基层人民法院对家事纠纷、相邻关系、小额债务、消费者权益、交通事故、医疗纠纷、物业管理等适宜调解的纠纷，在征求当事人意愿的基础上，引导当事人在登记立案前由特邀调解组织或者特邀调解员先行调解。律师调解制度形式上与人民调解、卫生行政部门调解基本一致，主要区别在于由律师作为第三方法律专业人士通过劝解、商议等方法，促使医患双方在平等自愿的基础上签署共同协议，解决医疗纠纷。

律师调解制度有一定的制度优势，律师作为调解主体来调解医疗纠纷相较于人民调解、卫生行政部门调解有以下优点：一是效率较高、程序也更便捷。律师调解相比人民调解委员会也更具有专业性，律师在调解过程中能更好地给予医患双方专业的法律意见，更好地平衡双方利益，更容易且更快“撮合”医患双方形成合意。正是由于其法律专业性，一定程度上也能减少调解后双方反悔的发生。二是能更好地保持中立性。律师调解相比卫生行政部门调解更能保证调解过程及结果的客观公正，避免卫生行政调解过程中不可避免的不公正偏袒现象，更加公正地解决医疗纠纷。

（3）加强与公证机构对接

为解决各类调解协议执行效力不高的问题，在合法的前提下，尽量简化公证程序。针对凡是医患双方就医疗纠纷形成合意的协议或调解文书，大力支持公证机构对医疗纠纷中协商、调解等文书进行公证。同时，建立公证机构与调解机构、医疗机构指定公证联络员制度，以提供高效的公证服务。为避免重大误解等原因造成不合理的协议或调解书的取得有失公证，明确可撤销公证的法定程序和标准，最大限度地保护医患双方权益。

（4）扩大医疗责任保险范围

医疗责任保险制度就是指投保的医疗机构或医务人员在保险期内，因过失或医疗差错而需承担民事赔偿责任时，保险公司按照事先约定直接向患者承担赔偿责任。据调查，82.09％的被调查者认为医疗责任保险制度能够减少医疗纠纷并转移医疗风险。目前全国已有10％左右（11万余家）医疗机构购买了医疗责任保险，北京、江苏等20余个省区市还建立调解与保险衔接工作模式。尽管医疗责任保险制度本身存在一定问题，但通过近年来推广实施表明其确能有效分散医生执业风险、缓和医患冲突，长远来看，对于推进医学新疗法、新技术、促进医学学科发展也有十分重要的积极意义。因此，国家还应通过行政等手段继续扩大医疗责任保险范围，尽快建立医疗风险保险分担机制。

（5）建立无过错医疗救助基金

虽然现代医学在疾病诊治水平方面有了质的飞跃，但是由于医学的局限性、未知性、风险性等特殊，仍有许多疾病发病机制、治疗方法还在不断地摸索中，现有的治疗技术无法避免给患者带来副作用或不良后果。目前，在司法实践中，法院处理无过错医疗损害往往根据“公平责任”原则来认定责任，即医院尽管不存在过错，但因对患者有损害就需承担一定的赔偿，给医务人员增加了不小的工作压力。从医患双方来说，对于无过错医疗双方均是受害者，为保障医患双方权益，减少二者的利益冲突，建议由政府、医疗行业或社会共同出资建立无过错医疗救助基金会，针对无过错医疗医患双方提供经济保障，一定程度上减轻医患双方的经济压力。

二、医患关系法律调整

（一）法律调整目的概述

1. 法律秩序的特征

法律源于人类对社会秩序的需求，法律调整的目的也指向法律主导的社会秩序，即法律秩序。“法律秩序乃是通过法律规范调整而实现的社会关系的序列化状态和社会主体行为的规则化状态，是法律制度所设定的社会主体权利与义务关系在现实生活中的实现。法律秩序是法律调整的终点，是法律规范实现的结果。”法律秩序具有以下特征。

（1）法律秩序以法律规范为前提

任何法律秩序都是法律调整的结果，也是法律调整的直接目的。在原始社会，人们借助氏族习惯式的规则进行调整；社会组织进入国家时，产生了暴力安排下的法律，法律以其特有的优势，成为调整社会秩序的优先选择。法律的规范作用保障了人们行为的有序性，法律以其普遍性、稳定性、连续性和确定性为人们提供了明确的行为模式，增强了行为的确定性，从而能够减少行为的偶然性和盲目性，避免目标的冲突和行为的对立。

（2）社会关系是法律秩序的内容

法律通过各种规范手段对一定的社会关系进行调整，从而使这部分社会关系具有法律关系的形式。因此，从某种意义上讲，法律秩序就是由众多不同层次的法律关系有机交织在一起的产物，是法律关系体系。但是，法律秩序和法律关系并不是同一概念，法律秩序是法律调整的整体结果，是抽象的、宏观的，而法律关系是法律调整的具体结果，是具体的、微观的。另外，法律关系的产生、变更和终止原则上受时间限制，而法律秩序则是长久不变的。

法律行为即主体受其意识和意志支配，由法律规范规定的引起法律后果具有社会意义的行为。法律行为是连接法律规范和法律秩序的桥梁，是法律规范外化为人们的实际行为，形成法律秩序的途径。法律秩序通过法律关系表现出来，而法律关系是人们之间具有法律意义的行为互动或交互行为。正是法律关系主体的这种规范化行为的互动所体现的相对稳定的社会关系总体构成了法律秩序。

2. 法律秩序的价值

人类最初从众多的调整规范中选择了法律，有了一个基本的价值设定，即人们期望所处的社会十分安宁，而这种安宁主要是通过主体行为的规则性实现的。“为了保护正常的社会秩序，人类必须采取措施消除无序状态或预防其发生。在文明的社会中，法律是消除无序状态的首要的、经常起作用的手段。”其对人类社会的价值体现在以下几点。

（1）法律秩序的规范性

人类社会的任何一种秩序都有规范的作用，法律秩序与其他社会规范的不同之处在于它广泛的社会性、普遍的适用性、合理的稳定性和必要的强制性。广泛的社会性使法律具有社会接受的基本条件，从而使法律秩序具有了自觉形成的可能；普遍适用性是法律秩序具有统一性的关键因素，当然，法律中也不乏不同民族或地区风俗之异而设置变异性规则，但即便如此，这些规则对相关主体具有普遍的适用性；法律规范的合理稳定性使法律秩序既有静态性、可预测性和安全性特征，又避免法律秩序固化，而是一种动态的稳定；法律规范的必要强制性是法律秩序的内在保障机制，法律可借人们的自觉得以运行，但人们在法律面前并不总是自觉的，甚至有违法行为，因此，必要的强制性也是法律出现缺漏时的修补机制。

（2）法律秩序的条理性

法律秩序是以法律规范为其形成前提，法律规范作为所有规范的最高级规范，规则性是其必然，规则性的法律及其调整，必然使因此所产生的秩序具有条理性，这种条理性体现为禁止性规范、义务性规范、授权性规范和制裁性规范的相互作用。禁止性规范的功能是限制，由其调整形成法律秩序的基本边线，决定法律秩序空间的大小；义务性规范通过导向作用编织法律秩序的经纬网；授权性规范赋予人们在一定范围内任意行为的权利，规范权利和自由的必然联系。但是，实践形态的法律秩序并不总是合乎上述三种规范，因此，要通过制裁性规范的矫正功能维持法律秩序的条理性。正是上述法律规范之间的相互作用才构成了法律秩序的条理性。

（3）法律秩序的模式性

同一法律在不同时空的有效调整会形成大致相同的秩序，即同一法律调节所形成的秩序具有时间上的延续性和空间上的伸展性。法律秩序的模式性取决于法律的统一性和稳定性，法律的统一性辐射着法律调整的空间，从而使法律秩序在法律的空间效力内形成大体相同的模式化秩序；而法律的稳定性辐射着法律调整的时间，从而使法律秩序在法律的时间效力内形成大体相同的模式化秩序。

（4）法律秩序的权威性

权威性是法律秩序与其他秩序相比较具有效力的最高性和地位的至上性。效力的最高性是指其他秩序和法律秩序相冲突时，法律秩序具有更高的效力；法律秩序地位的至上性是指法律秩序是以国家强制力为后盾形成和维护的。法律秩序的权威性从内因上讲来自法律的社会性，法律具有正当合理性，人们从心理上支持法律，是法律秩序的内在灵魂；从外因上讲来自法律的强制性，法律是国家意志的推行，没有适当的强制及有效的强制机制，那么，法律秩序的权威性就会大打折扣。法律的社会性是法律秩序的内在力量，法律的强制性是法律秩序权威性的外在力量，二者的有机结合使法律秩序的权威性恒久。

3. 法律秩序的建构

法律秩序的建构与法律秩序的形成有着密切的联系，从微观方面也就是从法律方面而言，法律秩序的形成是通过社会主体自觉守法和规范强制守法两种途径实现的。一方面，法律关系主体直接以自己的行为实现法律规范的要求，实施一定的作为或不作为，或者积极地享用自己的合法权利，履行法律义务，或是不做法律禁止的行为，这是法律秩序形成的主要途径，体现了法律的自我调整功能和法律秩序的积极价值。但并不是所有人都能自觉守法，这时就需要借助国家强制力引导法律秩序的形成，尤其是当人们之间发生冲突和争议，国家或社会利益受到威胁时，需要专门国家机关适用法律，干预社会生活，解决纠纷，制止和打击违法犯罪活动，维护正常的法律秩序。强制守法和自觉守法在法律秩序形成的过程中所发挥的作用并不是等同的，法律秩序的形成更多的是依靠社会主体的自觉守法行为。

诚然，我们提到的法律秩序并不是指排除了无序的纯粹有序状态，而是社会关系的相对稳定状态和显著变动状态的张力中，必然表现出稳定性的波动和涨落，有稳定程度之分，存在秩序性问题。良性法律秩序必然是无序和有序的有机平衡，是有序与无序的对立统一。良性法律秩序具有以下特征：法律社会的各子系统和整体系统运行良性；法律机制和其他非法律机制间相互配合，协调发展；人的基本需要得到满足，理想目标和现实目标之间差距不断缩小，且不断融合；有序和无序在对立中统一，在消解无序性力量中创造新的有序状态，为新的高级法律秩序发展提供机会。良性法律秩序是人类追求的一种目标秩序，其构建应从以下几个方面着手。

（1）完善法律制度

法律制度是法律秩序的基本标志，完善法律制度首先要制定良法，法律不仅要具有实质合理性，还应当具备形式合理性。法律秩序是法律调整的产物和结果，好的法律并不一定调整出好的秩序，但可以肯定劣法无法调整出好的秩序。其次要树立法律的绝对权威，已成立的法律获得普遍的服从，法律在国家生活中处于至高无上的地位，依法治国，把法律的触角深入政治、经济、文化等社会生活领域。最后，根据国情和时代发展，在保持法律稳定性的前提下，对法律进行及时的立、改、废，确保法律体系运行良好。

（2）营造良好环境

一方面，努力做到司法公正，司法公正是法律的生命，能唤起人们对法律的信仰；另一方面，司法公正能够加速政治、经济、文化的发展，法律秩序作为一定社会物质生活条件下人们行为的整合，也是法律与社会政治、经济、文化互动所产生的社会关系状态，有良性的社会政治、经济、文化形态，就必然形成良性的法律秩序。

（3）提高主体法律意识

法律行为是连接法律规范和法律秩序的桥梁，在法律的实施过程中，法律意识能够整合人们的行为，使之与法律规范相协调，确认现行秩序结构的合理性。

（二）医患关系法律调整的目的

医患关系法律调整的目的是实现医患关系的有序化。《执业医师法》《医疗事故处理条例》《医疗机构管理条例》等一系列法律法规对医患利益的平等保护，对和谐医患关系的有序化提供了有力的武器。但是令人遗憾的是，纸上的法律并没有成为行动中的法律，应有的权利也就无法成为现实的权利。不容忽视的是，在法律的实施过程中，由于种种原因而未能起到应有的作用。究其原因，除了传统的诊疗模式缺乏对患者权利应有的尊重、对医患关系的构建产生一定的影响外，法律的调整目的应更多地关注医疗市场的规范和医疗机构的秩序。

1. 规范医疗市场

规范医疗市场，重点纠正侵犯患者权利的违法现象，为患者就诊提供价廉、质优、安全的医疗环境。

（1）严禁医务人员收受红包、回扣

医疗市场的混乱主要表现为一部分医务人员收受红包、回扣，直接造成患者看病贵、看病难，严重损害了医患关系。红包是指医务人员在医务活动中非法收受的现金、有价证券。回扣则不仅包括医疗机构人员利用职务之便在药品、器械等购销活动中非法收受的现金、贵重物品等财物，还包括临床促销费、开单提成费、处方费、宣传费、转诊费等财物。尽管相关法律对此类行为明文禁止，也规定了相应的处罚责任。如《执业医师法》第三十七条规定，利用职务之便，索取、非法收受患者财物或者牟取其他不正当利益的，由县级以上卫生行政部门给予警告或者责令暂停 6 个月以上 1 年以下的执业活动；情节严重的，吊销其执业证书；构成犯罪的，依法追究刑事责任。但医务人员存在收受红包、回扣现象依然十分普遍，政府有关部门应当引起重视，用好法律武器。

（2）打击虚假医疗广告

虚假医疗广告可谓过街老鼠，人人喊打，但一次次的集中整治往往雷声大雨点小。这些虚假医疗广告在受到查处之后或改头换面，或重整旗鼓，甚至变本加厉地坑害患者。对于虚假医疗广告的蔓延，监管部门的确负有不可推卸的失察之责。政府有关部门已经认识到这一点，2006 年年初国家市场监督管理总局便联合有关部门开展了医疗广告专项整治工作。在其发布的文件中，要求“要依照《广告法》《医疗广告管理办法》等法律、法规、规章，严厉查处发布虚假医疗广告的行为；以新闻形式发布医疗广告，误导消费者的行为；广告中利用患者或者专家和医生的名义做证明的行为；广告中夸大疗效，宣传保证治愈，尤其是广告中保证或者变相保证治愈各种疑难疾病的行为，以及利用健康专题节目或者栏目发布违法医疗广告的行为。”

2. 促进医学科学发展

因为医疗行业是一种特殊的高科技性行业，具有太多的不确定性和高风险性，医学不同于一般的自然科学，它是一门残酷的科学，血淋淋的科学，医学每前进一步，都是以许多人的鲜血、健康和生命的代价换来的，但是，它能够带给大多数人健康，事实就是这样。尽管现代医学已取得了很大的进步，一些先进的技术也应用到了医学方面，如CT、MRI、PET等先进的检查技术；同时先进的治疗技术如“微创介入技术”也逐渐成熟；医学管理经验也逐步成熟，协同能力提高。但是，疾病同样是变化的、发展的，如艾滋病（AIDS）等疾病至今没有根治的良方，即使最为简单的、最古老的疾病——流行性感冒，至今也没有绝佳的治疗药物，只能对症治疗。同时，人类的每一个个体又具有特殊的体质，同样的药物用到不同的人身上会产生不同的疗效，普通人的治疗剂量，对敏感者会导致死亡。同样的治疗方案对不同的人群会产生不同的效果，而有些人体的差异性尚未为人们所认识到，所以在用药和接受治疗的过程中有很多不确定的因素，医方不可能保证所有的疾病都得到治愈。

医疗行为具有一定的侵害性、试验性。这在法理上叫作“可容许性危险”。所谓可容许性危险，即某种有益于社会的行为，在性质上含有某种侵害法律权益的抽象危险时，只要该行为的危险性与其有益的目的相比是正当的。可容性危险理论是医疗行为构成违法阻碍的重要事由之一。《医疗事故处理条例》第三十三条规定了医方免责的六种情形：在紧急情况下为抢救患者生命而采取紧急医学措施造成不良后果的、在医疗活动中由于患者病情异常或者患者体质特殊而发生医疗意外的、在现有医学科学技术条件下发生无法预料或者不能防范的不良后果、无过错输血造成不良后果的、因患方原因延误诊疗导致不良后果的、不可抗力造成不良后果的。这六条规定充分尊重了医学科学的客观规律，减轻了医方的负担与压力，保障了医方不为不切实的追诉承担额外的法律责任与风险，从而保护了广大医务人员的工作积极性，客观上有利于医师队伍的稳定，也有利于我国医疗卫生事业健康发展。

3. 维护医疗机构的医疗秩序

近年来，国家有关部门采取了一系列加大患者权利保护力度的法律措施。如早在2001年12月最高人民法院便明确规定了对医疗纠纷的侵权诉讼，实行举证责任倒置，即由医方对医疗过错、医疗损害和医疗结果之间不存在因果关系负举证责任；2002年4月1日开始实施的《医疗事故处理条例》扩大了医疗事故的范围，并增加了“医疗事故损害赔偿”一章，取消了以前《医疗事故处理办法》中的补偿制度，还进行了医疗事故鉴定体制的改革，改变了过去由“老子给儿子”鉴定的不公平局面；为了保证患者自主权的实现，2001年8月，国家卫计委、国家中医药管理局提出《关于实行病人选择医生、促进医疗机构改革的意见》要求各医疗机构普遍实行病人选择医生的制度，这实际上是从制度层面明确承认了病人对医生的选择权，它是病人自主权的一项重要体现。“当今医疗模式又极易于滑向另一个极端而过分强调患者的权利保护，忽视医生的权利保护，过分强调医生的义务而忽视患者的义务。此种认识上的偏差必然导致医患关系权利义务认识上的失衡与不协调，成为新一轮医疗纠纷和医疗冲突不断扩大的根源。”和谐医患关系的要旨在于对医患双方的平等保护，因此在对患者权益进行重点保护的同时，也要注意到医生权利的保护。“患方在接受诊疗护理服务过程中，有义务遵守医方的规章制度和工作秩序，以保证其他患者合法权益的实现及医疗活动的正常进行。医疗机构的门诊就诊制度、病房管理制度、手术制度、药物管理制度、病人探视制度、陪护制度等，都是保证医疗质量的重要规章。”

当前存在着一个突出的问题就是部分患者及其家属打砸医院、殴打医务人员的现象时有发生，破坏了医疗机构正常的诊疗秩序，挫伤了医务人员救死扶伤的积极性。针对这一现象，《医疗事故处理条例》第五十九条规定：“以医疗事故为由，寻衅滋事、抢夺病历资料，扰乱医疗机构正常医疗秩序和医疗事故技术鉴定工作，依照刑法关于扰乱社会秩序罪的规定，依法追究刑事责任；尚不够刑事处罚的，依法给予治安管理处罚。”而事实上，这种违法现象并没有得到有效遏制。因此，有关职能部门应当依法履行职责、加大执法力度，坚决打击这种破坏和谐医患关系的违法行为。

（三）医患关系的法律调整

为了解决频繁出现的医疗纠纷，缓解一些紧张的医患关系，需要在遵循医患关系的民事法律定位和行政法律定位的前提下，通过一些宏观性的法律调整，来多元化地解决医疗纠纷，共同推进医疗事业的发展不断。

1. 医患关系法律调整的理念

在医患关系法律调整之前，需要对整体的调整理念进行明确，即对规定和策略的任何调整，都需要在一些基本理念下进行，从而保证法律调整的科学性。这种基本理念，既包括人权保障理念和公平正义理念，同时也要充分照顾到患者的感受，坚持公共福利理念。

其中，在人权保障理念上，指的是要在法律调整中充分保护患者的安全。健康权是人最基本的权利，无论怎样调整，只有把患者的健康放在第一位，才能让法律调整令人信服。至于公平正义理念则是指在法律调整当中，需要对患者及医务人员的全部权利进行维护，不能因为过度保护弱势群体而侵犯另一方的正当权益，让患者和医务人员都能获得应有的尊重和利益，才能科学地处理医患关系。而在医患关系中，往往患者属于弱势一方，所以为了平衡这种地位，需要在法律调整中坚持以患者为中心，即坚持患者权利是第一位的，义务是第二位的，而医生义务是第一位的，权利是第二位的。坚持这种理念，不仅体现了医务人员的崇高精神，同时对于和谐医患关系促进有着重要意义。

2. 医患关系法律调整原则

在医患关系的法律调整上，除了需要坚持一些调整理念，同时也需要坚持一些调整原则，这种原则主要包括保障弱者原则、国家干预原则、卫生保护原则和患者自主原则。

首先，保障弱者原则和公平正义理念是相适应的，在法律调整上可以向弱者进行一定程度的法律资源倾斜，给予特别的保护，如此才能提高医患关系法律调整在社会各界的公信力。而国家干预原则是指有关部门在医患关系法律调整上，有义务也有权利采取干预措施，包括指导、规范、劝导、强制等，要充分保障患者和医务人员的人权，并且对一些医疗福利主动提供保障。至于卫生保护原则，是指要确保每个人都有获得卫生保护的权利，卫生资源设施的分配需要公平。而且确保每个人都能获得有质量的卫生保护，这在一定程度上就需要有关部门加强监督，进而实现这种原则。最后，在医患关系的法律调整上，对患者采取的一些限制行为，需要在患者同意下进行，这就是患者自主原则。

3. 多元纠纷解决机制

在明确医患关系的调整理念和调整原则以后，在充分遵循的前提下可以采取一种多元纠纷解决机制的建立，来做出相应的法律调整。

在具体实施上，首先需要完善医患关系调整过程中已经存在的协商解决机制，加强医患关系之间的沟通交流，以此来共同寻求调整方法。如建立起一种信息公开制度，让医患双方采用一种有着正式法律意义的和解协议。公安机关加大对医疗机构的保护，为医患双方提供一个公平交流的平台。在良好的环境中进行对话，并且由相关部门落实强制性的和解协议，通过约束行为来完成对医患关系的法律调整。其次，还需要对行政解决机制进行完善，并且在完善过程中需要确保调节机构在医患关系中能够处于一种中立性和公平性，做到有法可依，从而高效地完善调整工作。最后，还需要对诉讼解决机制进行完善，如切实加强医疗机构的病历管理，同时加强对医疗纠纷的鉴定，就能够为医患关系之间的纠纷提供确凿依据，从而提高司法诉讼的效率，诉讼就可以更加顺利地进行，结果也会更加公正。

4. 健全医事法制

首先，应该健全完善出一部调整医患关系的综合性法律，其不仅要包含对医疗行业的行政管理与对医事犯罪的制裁，同时也要包含通过私法来对医患关系进行调整。其次，由于医疗事业比较特殊，所以可以充分借鉴劳动关系的法律定位，制定完善出一部能够反映医患关系特殊性并且有着细致规定的医疗合同法，也是医事法制健全的重要内容。最后，对于一些医疗实践来说，需要对医疗行为中的各项规范标准、法律规定及条文等都进行完善，如对院前急救、整形、预防接种等行为都做出明确规定，让医务人员有着履行职责行为的标准，对于医疗安全保障和医患冲突避免有着积极意义。

5. 完善对医患关系的立法

目前，规范医患关系的法律法规有《中华人民共和国合同法》《中华人民共和国侵权责任法》《执业医师法》《医疗机构管理条例》《医疗事故处理条例》《传染病防治法》《刑法》等。这些法律法规的规定过于笼统，不容易操作，不能很好地调整医患关系。而且，在实践中对于医患关系应该适用什么法律法规，仍然存在较大争议。例如，医患关系是否适用《消费者权益保护法》，学者们争论就比较大，司法实践中也没有实现统一，有的省份的《消费者权益保护法实施办法》就规定医患关系适用《消费者权益保护法》。所以，当前急需对医患关系单独立法，统一医患关系的法律适用，为医患纠纷的合理解决搭建良好的法律平台。

6. 建立医疗责任保险制度

我国《保险法》第六十五条规定："保险人对责任保险的被保险人给第三者造成的损害，可以依照法律的规定或者合同的约定，直接向该第三者赔偿保险金。责任保险的被保险人给第三者造成损害，被保险人对第三者应负的赔偿责任确定的，根据被保险人的请求，保险人应当直接向该第三者赔偿保险金。被保险人怠于请求的，第三者有权就其应获赔偿部分直接向保险人请求赔偿保险金。责任保险的被保险人给第三者造成损害，被保险人未向该第三者赔偿的，保险人不得向被保险人赔偿保险金。责任保险是指以被保险人对第三者依法应负的赔偿责任为保险标的的保险。"第六十六条规定："责任保险的被保险人因给第三者造成损害的保险事故而被提起仲裁或者诉讼的，被保险人支付的仲裁或者诉讼费用以及其他必要的、合理的费用，除合同另有约定外，由保险人承担。"依据此规定，借鉴国外的成功经验，可以建立医疗责任保险制度。因为医疗活动的高风险性导致对患者的损害不可避免，如果让医疗机构承担这种损失，会有碍医疗事业的发展。通过建立医疗责任保险可以由保险公司承保医疗机构进行医疗活动的风险，从而最大程度地保障患者利益，弥补患者遭受的损失，以减少医患纠纷。

7. 加强医患关系所涉法律法规的宣传和教育

当前，医患双方法制观念淡薄，法律意识不强，没有对医患关系方面的法律进行深入学习和理解。患者认为医疗费用过高，从而对医疗的期望值也高，一旦出现意外情况，便认为医疗机构的诊断有过错，医患纠纷就产生了。对于医疗机构，所有的诊疗活动都要把可能遇见的风险告知患者，以完全履行告知义务。实际情况是医疗机构的告知义务很多情况下都没有履行好。所有这些情况的出现，需要对医患双方进行医疗服务法律方面的宣传和教育，从法律的角度，使医患双方理性的对待医患纠纷，最终化解纠纷。

8. 大力培养医疗法律服务人才

当前，很多高等医学院校已经开设了医事法律本科专业，培养了很多医疗法律方面的人才，但总体来说还是不够，需要加大力度，培养一大批医疗服务方面的立法者、法律专家、学者、法官、律师等，从而为医患纠纷的解决提供人才支持。通过专业人才开展课题研究，提供立法建议，推动医疗卫生法律的制定、修改和完善等，使我国的医疗卫生法律与国际接轨，使医患纠纷走上法治轨道，从而最大限度地减少医患纠纷，为构建和谐社会做出应有的努力。

第六章　医德教育推动和谐医患关系构建

第一节　医德教育概述

医德教育作为一门具有悠久历史的医学教育课程，旨在指导医学生如何融入职业角色及如何处理与同事、病人和社会的关系，同时可以有效增强医师对于他们自身价值和社会责任的理解，以及面对和处理道德困境与价值冲突的能力。

一、道德与职业道德

道德作为一个哲学概念，是社会意识形态之一。“道德通过社会舆论、传统习俗和人们的内心信念来维系，是对人们的行为进行善恶评价的心理意识、原则规范和行为活动的总和。”道德是由一定的经济基础决定的，是社会经济关系的反映。作为一种特殊的社会现象，道德既表现为道德意识，也表现为道德活动和道德规范。

职业活动是人类社会生活中最普遍的一种活动，职业道德渗透于职业生活的各个方面，它调整和约束着人们的职业活动行为。“职业道德，是指从事一定职业的人在职业生活中应当遵循的具有职业特征的道德要求和行为准则。”职业道德既是对从事一定职业的人员在职业活动中的行为要求，同时也是某行业对社会所负有的责任与义务。

二、医德与医德教育

医德即医生的道德品质，是指“医务人员按照一定的医德准则行动时，表现出来的稳定特性或倾向”。从概念上来理解就是对在医疗服务领域的工作者的基本道德要求，这种要求体现在医生服务时的每一个细节当中。对于仍在学校学习的学生来说，要在日常的训练和理论学习过程中充分参考当下的职业道德规范，能够详细地理解掌握医德方面的基本理论，树立优秀的职业习惯，为走向工作后的杰出表现打下基础。

医德教育是医疗卫生部门及医学院校根据医德规范要求，对医务工作者有组织有计划地进行交流医德影响的过程或波动，社会主义的道德教育，就是对广大医务工作者进行交流医德影响的活动。医德教育是医德实践的一种非常重要的形式，是我们能够形成强大医疗队伍的保障，同样也是进行社会主义精神文明建设的关键一环。医德教育的目的就是帮助医务工作者履行医德义务，树立高尚的医德医风，提高医疗工作中的道德水准，更好解决为人民服务的问题。医学道德教育属于职业道德范畴，是社会主义初级阶段及市场经济有序运行的道德教育与道德调控的有机组成部分。

在现实的医疗市场经济条件下，新的思想理念与传统的价值取向发生强烈冲击而导致了一些发展中的负产品，医疗卫生机构正在面临着正确处理社会效益和经济效益关系，以及医疗劳动消耗如何合理补偿和服务活动持续运行等问题，在这样的大环境下，医德教育面临两难境地。如今整个医疗体系都面临着深入的改革，市场经济不断发展对医疗行业也有着深远影响，部分医院为了保障自身稳定发展开始向经营化方向转变，希望能够借助于不断地进行自身积累来谋求生存。面临如此严峻的挑战，部分医疗机构过度追求经济效益，对医务人员下达经济指标，有的经济指标已经超过医务人员的承受能力，为了完成指标，一些医务人员只能弃社会效益于不顾或是顾明不顾暗，造成医务人员整体的道德水准下降。一方面要推进医疗保障事业改革，一方面又要强化医务人员的道德素质，如何平衡两方面利益，是医德教育中存在的首要难题。

医德医风是美国学者约翰 •P. 科特（John P. Kotter）在关于医院文化中提出并很快流行于世界的一种最新管理思想。科特在《医院管理学》中指出了医德医风的含义和层次，他认为医德医风是医院化的重要组成部分，包括医院的基本信念、价值观念、道德规范、规章制度、生活方式、人文环境等。美国学者詹姆斯 •L. 赫斯克特（James L. Heskett）提出了医德医风的四个基本特征：一是医德医风的核心是珍惜生命、患者至上的价值观；二是医德医风的中心是以人为主体的人本文化；三是医德医风的重要任务是增强群体凝聚力；四是医德医风建设的目标是提高医疗质量。

三、医德基本规范和基本范畴

（一）医德基本规范

医德规范是在医德基本原则指导下制定的具体行为准则，主要包括以下五点：

第一，在工作态度上，热爱医学，献身事业，救死扶伤，忠于职守。医务人员应该具有为医学事业献身的精神，一切从病人利益出发，时刻想到病人的痛苦与安危，视病人如亲人，竭尽全力为病人解除疾病痛苦。对工作极端负责，对病人有高度的同情心，胆大心细，敢于为病人承担风险，只要还有一线希望，就要积极采取治疗措施抢救病人生命。

第二，在医疗技术上，钻研医术，精益求精。医务人员必须坚持实事求是精神和严谨科学态度，不断学习新理论、新知识、新技术，潜心钻研医术，掌握现代医学科学技术，为人民群众的健康贡献自己的聪明才智。在关乎病人安危和人民健康问题上，都要严格认真，一丝不苟，每一项医疗措施，不论繁简大小，都严格按有关规定执行，竭诚为病人服务。

第三，在行为举止上，要满腔热忱地对待病人，尊重病人的人格和权利，正确、耐心地回复病人提出的问题，理解体谅病人的处境和心理，不分亲疏，一视同仁，任何情况下都不得嘲笑、讥讽、斥责病人，侮辱病人人格。医务人员态度要端庄大方，语言要文雅亲切，服装要整洁优美，操作要轻柔细致，工作场所保持安静，平等对待所有病人。

第四，在医风医纪上，遵纪守法，廉洁奉公。医务人员在日常工作和生活中，要自觉遵守纪律和各项规章制度，坚持严谨作风和求实态度，询问病情，进行检查，采取治疗措施，要一丝不苟，不能敷衍了事；心地纯正，尊重患者，为病人保守个人秘密，绝不能利用病人隐私要挟病人，或把病人个人秘密当作闲谈的资料，严格为病人保守躯体或内心秘密；对病情的解释要简单明了，对危重病人注意保护性医疗，稳定病人情绪，增强病人战胜疾病的信心；对待医术、学术问题要实事求是，敢于坚持真理，修正错误；保持各种记录、数据的真实性，不可弄虚作假；正视并承认自己的失误、差错和事故，不可掩盖、隐瞒或诿过于他人；绝不利用职权和职务之便为个人牟取私利，绝不以处方权、手术刀徇私舞弊，收受病人的礼品，甚至勒索病人。

第五，在人际关系上，正确处理个人和集体、个人和他人的关系。在不同科室之间、医护之间、临床科室与医技科室之间、医务人员与行政后勤工作人员之间、本院与其他医院、其他部门和单位之间，互相尊重，互相支持，团结互助，平等协作；要谦虚谨慎，尊重同行，互相学习，取长补短，精诚合作，彼此谦让；发生矛盾时要以集体利益为重，心平气和地交流沟通，坚持真理，修正错误；尽量把方便让给别人，把困难留给自己；做到诚实正直，友好相待，不互相扯皮、互相刁难，不揽功诿过，搞技术封锁。

不难发现，医德规范具有协调性和进取性的特点。所谓协调性，就是通过医德规范协调医务人员与病人之间、医务人员相互之间、医务人员与社会之间的关于一般人的思想和行为要求，激励医务人员追求更高的理想和道德境界。当然，医德规范并不是一成不变的教条，随着社会和医疗实践的发展，医德规范也会不断变化发展。医德范畴是反映医德关系和行为本质的基本概念，是调节医务人员与病人、医务人员之间及医务人员与集体、国家之间的关系行为的规范的总和，它对提高医疗质量、改进科学管理、发展医学科技、培养人才都具有积极的作用。

（二）医德基本范畴

医学道德的基本范畴包括：其一，权利与义务。医务人员的道德义务表现在无条件地解除病人痛苦，并以此作为一种“道德命令”并逐渐转化为道德习惯。其二，情感与良心。医务人员的良好情感表现在同情、关怀、体贴病人以及献身于医学事业上。医务人员任何时候都应忠实于病人健康，自觉改正错误行为；医疗行为正确与否，病人难以监督，所以要凭良心做事，恪守道德底线，说老实话，办老实事，当老实人。其三，审慎与尊重。审慎就是医务人员对各个医疗环节都应认真负责，一丝不苟，尽量避免因疏忽而造成的差错事故。医务人员要尊重病人的基本医疗的权利、自我决定的权利、知情同意的权利和个人隐私的权利。其四，荣誉与幸福。树立正确的名誉观与幸福观，发扬艰苦奋斗精神，以病人利益为重，把幸福建立在崇高的生活目的与理想追求上。

四、医德的本质

（一）医德是医务人员道德行为和道德关系普遍规律的反映

“医德作为医院发展的一种重要软件，是确保医院在竞争中立于不败之地的重要因素，是落实卫生工作宗旨的重要内容。”医务人员应以医德要求作为约束自己行为的依据，自觉做到廉洁自律、不谋私利、作风正派。这不仅是培养优秀医务人员的道德要求，也是每个医务人员都应该遵守的重要医德行为规范。

作为医务人员，在各种诱惑面前，更应提倡和发扬美德，对患者无所欲、无所求，自觉抵制奢靡腐化的拜金主义、享乐主义和极端个人主义的影响。医务人员为患者诊疗、预防疾病，是自己的本职工作，不应该暗示或变相要挟患者及其家属以任何不正当形式给予回报。因而医德是医务人员道德行为普遍规律的反映。

道德关系属于思想的社会关系。这种关系既是客观的，又是主观的。它的形成和维系既受人们道德价值观念的支配，又以居于这种关系中的群众是否有共同道德价值观念为转移。它是社会关系的一种特殊形式或方面，通过相应道德活动与道德意识体现出的个人与社会整体、个人与他人间的特殊利益关系。医德是社会关系在医疗领域中的反映，医疗领域的道德关系主要表现为医患之间信托责任关系和医际之间团结合作关系。因而医德是医务人员到的关系普遍规律的反映。

（二）医德是社会对医务人员基本的职业道德要求

社会是由具有共同价值观念和目标的人们组成的共同体，是共同生活的人们通过各种各样的社会关系联合起来的集合。其中形成社会的最主要关系包括家庭关系、共同的文化传统及道德观念。而医德则是社会关系在医疗领域中的集中反映。社会群众通过医德约束医务人员主要表现为按一定的医疗原则和规范对医务人员的医疗行为进行善与恶的评判，明辨是非曲直并表明自己态度的倾向性。医德常被比作医疗领域中的“道德天平”，是社会群众对医务人员道德要求的准绳。

在医疗实践中，医务人员有什么样的动机，就会产生什么样的社会效果。这种效果可能会产生正能量，也可能会带来严重的负面影响。社会成员在对医疗道德理论、原则、规范产生深刻认识的基础上，以医德这个准绳来支持、鼓励并赞扬高尚的医德行为；反对、谴责并遏制有违医德的医疗行为。同时通过社会舆论，如群众舆论、报纸、电视、广播、网络等众多媒体形式甚至使用法律手段引导、影响医务人员识别善恶的能力，增强善恶的观念，以及在日常医疗工作中时刻更深入的反思怎样正确选择医德行为，强化医德意识、医德修养和医德价值导向，逐渐形成内心的医德信念，按照医德标准约束自己的医疗言行，从而促进医务人员医疗技术和医德水平的提高。

（三）医德是评价医务人员行为是否符合道德要求的具体标准

医德是衡量与评价医务人员的医疗行为是否符合道德要求的具体标准，决定了医疗行为是否有利于缓解与根治患者的病痛，有利于患者健康长寿。学术界的一般观点认为，凡是有利于患者减轻病痛、健康长寿、提升生命质量的医疗行为就是道德的。而那些医务人员可以预测到的，不利于患者疾病的缓解和康复，甚至危害患者健康的医疗措施，无论主客观原因是什么，都是违背医德的行为。

医疗领域中的医疗动机与医疗效果是对立统一的，二者都离不开医德的约束。医疗动机是医务人员在选择医疗行为时的主观愿望，医疗效果是医务人员在医疗实践中凭借专业技术与科学诊断在医疗实践中所产生的客观结果。首先，医疗动机产生于医疗实践中，其中蕴含着对医疗效果的追求，即在医疗效果中体现着医疗动机。其次，医疗动机一定要转化为相应的医疗效果，这种情况比较复杂。按照学术界的分类，主要有以下几种：好的动机产生好的效果；不良的动机产生不良结果，这两点不言而喻。而在实际医疗过程中往往会出现动机与结果不一致。例如：好的动机产生了不良结果；不良动机产生了好的结果；不同的动机产生了相同结果。在这些情况下医务人员必须坚持以医德为依据，以高度的责任感和使命感提高自身素质，从良好的医疗动机出发，旨在产生良好的医疗效果。坚持动机与结果二者的辩证统一。

五、医德教育的内容

医德教育的目的是培养医务人员的医德品质，因而凡是有助于医务人员良好的医德品质形成的一切教育活动，都可以看作医德教育的内容。在系统的医德教育中，以下四个方面是不可缺少的基本内容。

（一）医德基本理论和实践伦理教育

基本理论和实践伦理教育主要是从医德的理论体系来讲的。基本理论教育理就是要阐明医学伦理学的基本概念、基本理论、研究对象学科性质等，特别是要学阐明医疗道德的原则、规范和范畴。这些内容是医德教育的基础内容。通过灌输这些内容，使医务人员从总体上掌握什么是医学伦理学、为什么要学习医学伦理学、怎样把握医学伦理学的内容、如何实践医学伦理等基本问题实践伦理教育就是要阐明医疗卫生系统各个领域的一般道德规范和具体道德规范。一般道德规范包括医患关系道德规范、医际关系道德规范、医务人员医德教育、医德评价和医德修养等；具体道德规范包括诊断治疗道德、护理道德、医学科研道德等。

实践伦理教育内容实际上是医德的基本原则、规范和范畴在医疗卫生系统各领域的运用和展开，它是针对医务人员的具体业务和岗位特点而进行的道德教育。通过阐明这些具体领域的道德规范，使医务人员在医疗实践活动中懂得什么是善的、什么是恶的，明确医德规范提倡什么、反对什么，进而把医德规范内化为职业道德信念，养成职业道德行为习惯。

（二）医德优良传统和新的医德观念

教育传统和现实教育主要是从医德学的历史发展来讲的。传统教育就是要阐明医德的形成基础、历史发展和主要内容，特别是优良医德传统。通过传统教育，使医务人员了解和掌握医德的优良传统，使宝贵的医德财富在医务人员中一代代传下去，并引导人们在新的历史时期更加自觉地继承和弘扬医德传统，履行医生的职责。新的医德观念教育是在改革开放和现代医学科技发展条件下，医学伦理学面临的新课题，是医德教育中富有时代特点和现实针对性的内容。通过对医德新课题的探讨和教育，使医务人员建立新的医德观念，以便在医疗活动过程中正确地处理面临的一系列现实医德问题。

（三）典型事迹和案例教育

典型事迹和案例教育是医德教育的重要内容和有效方式，特别是在充分体现医德规范性方面有明显优势。典型事迹教育就是发挥医疗卫生战线的先进模范人物及其事迹的教育感染作用，用榜样的事例宣示医德，用榜样的力量激励大家。案例教育就是利用临床医疗活动中发生的个案，对医务人员进行具体形象的警示教育，使医务人员认真吸取他人的经验和教训，形成牢固而强烈的医德信念。

第二节　医德教育现状

一、医德教育的过程

医德教育是为了使医务人员更好地履行医德义务，因为形成医德的基本因素是多种多样的，所以必然要求医德教育经历一个复杂的过程。构成医德品质的基本要素有认识、情感、信念、行为、习惯五个方面，所以，医德教育也可以归纳为知、情、意、行的教育。医德教育从提高医务人员的医德认识开始，进而培养医德情感，锻炼医德意志，坚定医德信念，养成医德习惯，最终形成优良的医德品质。这一过程反映了医德教育的一般规律。

（一）提高医德认识

医德认识是指医务人员对医德的理论、原则、规范、范畴和准则的感知理解和接受。通过医德教育使医务人员认清什么是社会主义医德的原则和内容，并能以此来判断自己或者别人的思想、言行的是与非、善与恶、美与丑、荣与辱。在医德教育中有意识地培养提高对社会主义医德的认识水平是十分重要的。因为认知是行为的先导，没有正确的医德认识，就难以形成良好的医德行为和习惯。医务工作者的全部医学实践，都是在一定的思想认识的指导下进行的。医德的形成是建立在一定的医德认识基础上的。医务人员医德观念的形成、医德判断能力的提高，是医德认识能力提高的重要标志。有些医务工作者医德观念薄弱，医德行为不符合病人或者社会的要求，常常同他们对社会主义医德缺乏正确的认识和理解有着密切的联系因此，通过各种有效的方法，帮助医务人员提高社会主义医德认识水平，始终是医德教育的首要环节。

（二）培养医德情感

医德情感是指医务人员对医药卫生事业及患者所产生的爱慕或憎恨，喜好或嫌恶的内心体验。医务人员对医学道德有了认识，并不能自动转化为相应的医德行为。医务人员对自己的事业和病人采取什么态度和行动，与其对自己所从事的医学事业是否热爱、有没有感情、是一种什么样的感情之间有直接的关系。良好的医德情感一旦形成，医务人员必然会在工作中表现出高度的爱护病人的观点，做到急病人所急、痛病人所痛。因此，培养医务人员的医德情感，是促使医德品质形成的重要环节。通过医德教育，帮助医务人员确立全心全意为人民服务的思想，树立救死扶伤的医学人道主义精神，激发医务人员对自己职业的责任感和事业心，做到“一切以病人为中心”，不仅能使病人感到温暖，和谐医患关系，还可以推动医务人员医疗技术水平的提高。

（三）锻炼医德意志

医德意志是指医务人员自觉地克服医疗工作中所遇到的困难和障碍的毅力。一名医务人员在医疗实践过程中，会遇到许多困难和挫折，如果没有坚强的毅力，就不可能做到不畏艰险知难而进，而可能是向困难低头，屈从于错误思想的影响。医务人员有没有坚毅果敢的社会主义医德意志，是关系到其能否达到一定医德水平的重要条件。

医德意志是一种巨大的精神力量，表现在自觉的和有目的的行动中，它能排除各种干扰和障碍。正所谓“意志力是品性的能力”，只有坚强的意志，才能使人获得一定的道德品质。一个意志坚强的医务人员，能够始终不渝地去实现自己的信念和诺言，对于本身职业所承担的义务，表现出真诚和强烈的责任感。通过医德教育，帮助医务人员认识医德意志，增强承受挫折和战胜困难的能力，坚韧不拔、不屈不挠、锲而不舍，引导医务人员在医疗实践中培养和磨炼出坚强的医德意志。

（四）树立医德信念

医德信念是指医务人员对医德基本原则、医德规范正确性和正义性的笃信，以及由此而产生的对医德义务的强烈责任感。树立强烈的医德信念是医德品质的核心要素，它是深刻的医德认识、炙热的医德情感和顽强的医德意志的有机统一。医德信念是促使医德认识转化为医德行为的重要因素，并使医德行为具有坚定性、稳定性和持久性的特点。

医德信念是医务人员的精神支柱，只有具备了坚定医德信念的医务人员，才能热切地追求崇高的理想人格，努力捍卫社会主义医德原则和规范，不惜一切履行自己的医德义务。通过医德教育，可以启迪医务人员树立正确的医德信念，自觉地、坚定不移地依照自己确定的信念来选择自己的医德行为，并能依据自己确定的信念来鉴定自己的行为和别人行为的善恶是非。

（五）养成良好的医德行为和习惯

医德行为是指医务人员在一定的医德认识、情感、意志和信念的支配下所采取的实际行动。医德习惯是指医务人员在医疗工作中逐步形成的一种经常性的、持续的、自然而然的行为。医德行为和习惯是医德意识的外在表现，是实现医德动机的手段，也是衡量医德品质的重要标志。在医德教育过程中，不仅要求医务人员自觉地按照社会主义医德的基本原则和规范行事，还要求将良好的医德行为变成医德习惯。医务人员逐步养成良好的医德行为和习惯，是医德教育的最终要求。

总之，医德教育由教育者、受教育者和周围的教育环境等因素构成。医德教育过程由认识、情感、意志、信念、行为和习惯等要素构成，彼此相互联系、制约和依赖。医德认识是医德品质形成的前提，医德情感和医德意志是医德品质形成的必要条件，医德信念是医德品质的核心，医德行为和习惯是医德教育的目的和归宿。上述五个方面体现了医德教育是理论与实践、知与行统一的结果，是医学伦理从感性认识到最终成为人生观、世界观的组成部分。

二、医德教育的基本原则与方法

（一）医德教育的基本原则

医德教育的基本原则是指在医德教育过程中所应遵循的基本准则。由于它具体反映了医德教育的客观规律，因而也是实施医德教育的基本要求，是提高医德教育效果的重要保证。社会主义医德教育的基本原则主要有：目的性原则，层次性原则，积极疏导原则和知行统一原则。

1. 目的性原则

就是社会主义医德教育必须坚持共产主义方向。社会主义医德虽然与共产主义医德有明显区别，但它们更有密切联系。社会主义医德是共产主义医德的初级实践，共产主义医德代表着社会主义医德的发展方向，对社会主义医德起着指导和示范作用。如果在社会主义医德教育中，只局限于现阶段的内容，不引导人们向前看，将会妨碍医德教育的深入，不利于人们医德水平的提高，甚至还会偏离共产主义政治方向，造成思想混乱，导致医德教育的失误。坚持目的性原则，在医德教育中既立足现实，又着眼于未来，引导医务人员以马列主义、毛泽东思想、中国特色社会主义理论体系为指导，分析、认识一切医德现象和行为，批判性地汲取古今中外的医德精华，把树立社会主义医德观念同树立共产主义世界观密切结合起来。这样，医德教育才会有坚实的思想基础。同时，还要注意发现、培育、扶植那些体现共产主义医德的“幼芽”，使其由小到大，由点到面，全力做好升华医德的促进工作。

2. 层次性原则

就是从实际出发，根据医务人员医德水平层次不同的状况，因人施教。我国现在正处在社会主义初级阶段，医疗卫生行业存在着以公有制为主体的多种所有制形式。这就使医疗卫生人员的道德状况出现先进与落后之分，因而，在医德教育中，要区分教育对象，针对人们的医德水平，不搞“一刀切”“一锅煮”，应因势利导，既不拔苗助长，也不坐失良机。坚持层次性原则，必须深入了解教育对象，分清医德水平的不同层次，有的放矢地进行教育。对高层次型的医务人员，应正确运用激励的方法，及时给予高度评价，引导他们再接再厉勇攀医学高峰；对中层次型的医务人员，应采取理论灌输、医德评价、规章约束的办法，侧重搞好社会主义医德基本理论知识的学习和实践，并且教育内容要由浅入深，由低到高，照顾他们的接受能力，不可操之过急，反而事与愿违；对少数低层次型的医务人员，除了要个别进行耐心细致的说服教育，对那些品质低劣、屡教不改的还要严肃处理，下岗强化教育，促使他们尽快认识错误，改正错误。

3. 积极疏导原则

疏导，即疏通引导。积极疏导是指医德教育中，从提高受教育者医德认识入手，摆事实，讲道理，以理服人，并为受教育者指明前进的方向。坚持积极疏导的原则，首先要从正面讲清道理，循循善诱，使受教育者弄清事实，划清是非界限，提高医德认识，进而用批评与自我批评的方法进行耐心的、深入细致的教育，积极疏通引导。只有这样，才可能调动起受教育者解决问题的自觉性，激发他们的上进心，在行动上主动改正自己的缺点。如果采取讽刺、挖苦、侮辱、谩骂的粗暴做法，力图压服，不仅达不到教育目的，还会使受教育者产生对立情绪，南辕北辙。

4. 知行统一原则

知行统一，即理论与实践的统一。知行统一原则，要求医务人员一方面重视医德基本理论知识的学习；另一方面应注意将学到的理论运用到实际工作中去，解决自身和医学领域中存在的现实问题。对医务人员进行医德教育，重要的问题在于引导他们在工作中积极实践学到的医德知识，通过实际锻炼，形成高尚的社会主义医德品质。应该特别注意的是，不论将来社会主义医德教育的内容怎么更新，方法如何变化，知行统一的原则必须坚持，否则无法实现教育的目的。

（二）医德教育的主要方法

医德教育的方法是根据医德教育的任务、内容、教育对象的实际情况来确定的，因而是多种多样的，没有统一固定的模式。从各地开展医德教育的经验来看，主要有以下几种方法。

1. 教育诱导法

即在医德教育中，借助于语言文字，通过耐心说服教育，弄清思想，分清是非，促进受教育者不断克服医德上的错误行为，确立社会主义医德观念与信念，进而形成社会主义医德品质。这就要求教育者通过各种形式，让受教育者系统地了解社会主义医德的基本原则、规范，以及自己应履行的道德义务。认识到怎样识别和抵制腐朽没落的医德观念的影响，摈弃不道德的行为陋习等。在实践中组织报告会、学习讨论、专题讲座、参观访问等，利用广播、电视、录像、板报等宣传媒体，以及上下级、同志之间开展谈心交友等形式，进行诱导式教育。

2. 典型示范法

“榜样的力量是无穷的”。好的榜样、典型一旦深入人心，就可在群众中架起一座理论与实践相结合的桥梁，起到领路人的作用，调动受教育者学习先进、赶超先进的积极性。典型的这种示范作用，是用其他方法所不能替代的。因此，在医德教育中，应该努力运用古今中外医德高尚的典型人物，或医疗卫生战线上英雄模范人物的先进事迹，特别是注意运用本地区、本单位出现的具体的、生动的先进事例进行教育，以弘扬正气，激发人们对这些事例的敬慕之心和学习热情，仿效其行。同时，还应注意抓好领导干部和医疗卫生工作骨干的示范作用。他们的以身作则，率先垂范，会对广大医务人员产生积极影响。当然，在典型示范在适度地运用有教育意义的反面典型材料，也可以使大家引以为戒。

3. 自我教育法

自我教育是人们为了自己的品质的完善和提高，进行自觉的思想转化和行为控制的教育活动。唯物辩证法认为，内因是事物变化的根据，要真正达到自我完善和提高，最根本的办法是通过受教育者的自我努力。自我教育的方式很多，如组织医德知识比赛、举办群众演讲会、进行医德方面的自我学习、总结、评价等。实践证明，这些方法都是十分有效的。

4. 奖惩法

奖励和惩罚，也是医德教育常常使用的一种方法。奖励是对受教育者正确思想行为的肯定和褒奖。目的是使受奖励者知道自己的优点和长处，继续巩固和发扬它，并带动周围人们一道前进。奖励可以激发受奖者的责任心、荣誉感和进取精神，可以巩固和扩大说服教育的成果。惩罚是对受教育者不良思想和行为的否定。当受教育者出现思想品质不好，行为不端，违反了规章制度和纪律，特别是经过耐心说服教育仍然无效时，为了维护集体利益必须对犯错误者本人，实行必要的惩罚，以制止他的错误观点继续发展，把他从邪路上挽救回来。

三、当代中国医学生医德教育现状

（一）中国医学院校在医德教育中存在的主要问题

医德教育方式单一，方法机械，医学院校的医德教育多以开展“医学伦理学”课程教学为主，教学内容多为灌输式的医学道德原则和规范。然而，医德教育不仅仅是将医学道德的原则和规范传达给医学生，其教育的目的更是要提高医学生对医学道德的认识，进而激发他们的医学道德情感. 最终使学生将医学道德的原则和规范转化为自己的医学道德行为和习惯。因此，医德教育仅仅靠教师在课堂上的理论灌输是远远不够的，枯燥、空洞的说教很难使学生信服。而且社会主义医德的基本原则、规范是现实性和理想性的统一体，都源于现实又高于现实，这容易使医学生们片面地理解为医德理论是脱离现实的。再加上医疗服务行业中医疗器械及药品回扣、大处方、开单提成、服务态度冷漠生硬等不正之风的负面影响，很容易让医学生错误地将医德原则和规范认识为唱高调，更谈不上通过课堂教学激发自己的医德情感了。

对教学的反感和抵触情绪使得学生产生了“听不听没关系、学不学无所谓”的思想。此外，在医德教学实践中还存在着教学方法机械的问题。总的来说，医德教育重理论、轻实践；单向传输多，互动交流少. 缺乏学生的参与：强制教育多，启发诱导少，教育者总是无视受教育者的主体性，片面强调受教育者对道德义务、道德责任的认同，忽视学生的自主性选择，具有明显的强制性；共性教育多，个性教育少，未能针对每位学生的思想实际。

（二）医德教育师资水平有待提高

医德教育特殊性对从事医德教育的工作者的综合素质有较高的要求。在专业背景上，要求是医学与人文专业的结合：在讲授技巧上，要求有循循善诱、以情感打动人心的能力，否则，很难引导学生对医德理论认同和赞许。然而，医学院校德育师资队伍建设工作尚难以满足此要求，存在很多不足，如数量不足、人心不稳、素质不齐、工作难以协调等。部分医学院校甚至没有一支专门的德育队伍，而大都以兼职教师为主，这也直接导致了德育教师的素质参差不齐的现状。实践中，医学院校开设的思想品德类课程，主要由没有医学专业背景的教师承担，知识结构欠佳，很难要求他们做到理论联系实际。究其原因. 主要是医学院校注重专业课教学，对德育教育的重视不够，在引入德育教育人才方面的投入不足。

（三）人文教育缺失

医乃仁术，医学是一门以人为研究客体，直接服务于人的学科，其与人的生命打交道，比其他科学更强调人文关怀。然而，医学院校偏科技、轻人文，在对学生进行道德品质教育过程中，重视“两课”（思想政治教育课及马克思主义理论课）教育，轻视人文教育。医学生的课余活动普遍贫乏、单调，缺乏丰富多彩的校园文化、引人入胜的人文教育讲座，学生受人文熏陶的机会少。医学是融求真与扬善为一体的科学实践，作为医学生，良好的人文素质是其成为一名医德高尚的医生的重要前提，人文素质教育的缺失使得医学伦理学教学难以找到教育的基点。

（四）评价体系滞后

中国的医德教育总是停留在表面，具体到对医学生德育水平的评价，也显得非常滞后。现有的评价体系基本上还是应试教育模式，以分数定优劣。以成绩论成败，“医学伦理学”理论课的考试成绩是评价学生的唯一标尺，至于学生的理论联系临床案例的能力，以及其自身的道德素质和修养状况，则显得无足轻重。如此滞后的评价制度大大地削弱了医德教育的实效．并造成了知与行的脱节。

第三节　走出医德教育困境，构建和谐医患关系

一、当前医患关系下医德教育的意义

（一）医德教育的重要性

医德是职业道德的一种，是医务人员在医疗卫生服务的职业活动中应具备的品德，是调整医务人员与病人、医务人员之间，以及医务人员与社会之间关系的行为准则。医学作为直接服务于人的生命科学，医德是指导规范医疗行为的核心。作为医务人员群体来讲，医德是一种行为准则；对医务人员个体而言，医德是应具备的道德品质。医德教育是医学教育机构、医疗卫生机构依据医学职业道德原则和规范，对医学生或医务工作者有目的、有组织、有计划地进行系统的医学职业道德影响的活动。医德教育具有长期性和实践性，是学习医德知识、提高医德认识、培养医德情感、锤炼医德意志、强化医德行为的过程，通过教育的手段把医德内化为教育对象的自觉行动，从而影响医疗活动。

（二）当前医患背景下医德教育的必要性

随着我国经济发展和现代化进程，医院普遍改善了就诊环境，购置了先进设备，加强了医技培训，然而伴随医院条件的显著改善，医患关系紧张仍频频出现。有报道显示，在群众对医院和医护人员最不信任的十条原因中，医院过分追求经济利益和医生职业道德缺失分别排在第一。80 % 以上的纠纷是因医务人员的服务态度引起的。由服务态度引发的医患纠纷，深层原因之一是医务人员的医德观念严重滑坡。减少医患纠纷的良策之一就是加强医德教育，强化医德观念。

在医患这一对矛盾体中，医方应主动用关爱、信任和沟通来发挥主观能动性，把服务的功课做到位、做到家，减少医患矛盾和纠纷就会曲径通幽。相反，在具体医疗过程中，如果医务人员缺乏医德，工作不负责任，即使拥有好的设备和高的医术也难以正常发挥作用。开展和深化医德教育，增强医护人员的责任感、使命感和遵章守纪的自觉性、主动性，促使其在执业过程中始终做到把社会效益和群众利益放在首位，把患者的满意度作为衡量服务质量的标尺，在提高服务质量和医疗水平，建立和谐医

患关系上多下功夫，真正建立起相互信任、相互支持、相互尊重、密切配合的和谐医患关系。

（三）构建和谐医患关系的要求下医德教育的紧迫性

在当前医患背景下，医德教育越发凸显期现实性紧迫性。医德教育是长期的多层次的教育过程，不仅面对广大医务工作者，更要面对世界观、人生观、价值观取向成熟的医学生。尤其在紧张的医患关系和某些医疗卫生单位不良的医德医风现象，容易给医学生造成负面的影响。如果不加改善，很可能使今后的医患关系和医疗环境更加紧张和激化，给社会带来不稳定因素。

构建和谐医患关系，医德教育是关键。医德的好坏直接关系着患者的生命安危，是影响医患关系的首要因素和关键因素。医德体现于医疗活动各个环节、各个方面，贯穿于医疗活动始终。医德教育是使医务人员系统地了解医德的范畴、特征、基本原则和医德规范，提高医务人员的职业道德和专业素质，自觉承担社会责任和道德义务，从而有效地改善医患关系，促进医疗事业改革发展和精神文明建设，促进社会主义和谐。

二、走出医德教育困境的有效方法

（一）采取灵活多样的道德教育方法

1. 注重榜样示范作用

在医德教育过程中重视榜样示范法，像最美乡村医生、白求恩式的好医生等等，相对于传统医德教育而言，更加生动、具体、形象，便于医学生接受与理解，所取得的效果也更具时效性和真实性。榜样示范法，是我国传统医德教育的重要方法之一，我们应该继承和完善传统医德教育的方法。通过古代名医大家的光辉形象和治病救人的经典案例来教育和引导学生，激发兴趣，树立榜样。

学校还可以组织学生通过电视、电脑等媒体观看当代医家的先进事迹，当代医者的先进事迹定会让医学生在思想上受到洗礼，更好地提升对医德的认知与理解，医学生在感同身受的同时也会积极效仿其行为，提高医学生的道德素质，取得医德教育效果。还可以请名医大家做学术报告或经验总结，向学生传授经验。学生可以在报告会上，与名医大家零距离接触，探讨学术观点、思想碰撞，不仅可以学到医学知识，获得宝贵的经验，而且还能从中获取高尚品德，关键是记忆深刻，能更好地教育学生。医学院校学生会在大脑或是心中树立一个榜样的形象，纷纷效仿其行为，来约束自己并朝着这个方向努力，使学生树立高贵品质。

当代医德教育者要以身作则，以自己的实际行动在医德教育过程中要起到身先示范作用，使本身的医德思想和医德行为成为最好的教育榜样，使医德教育更具说服力。榜样示范法不仅可以激发学生学习动机，激发学生学习的兴趣与爱好，提高学生分析理解的能力，关键是把我国优秀传统医德思想内化为自身的道德修养，提升自己的道德素质，更好地为患者服务。

2. 运用启发式道德教育方法

启发式道德教育方法对于我国当代医学生医德教育十分必要。受到传统道德教育的影响，学校道德教育过度强调教育者的言传说教，在德育方法上出现灌输式或填鸭式教学。严重忽视受教育者内心的道德需要，片面强化伦理道德规范的学习，使受教育者未能发挥自身作用，严重缺乏个人意识，无法达到医德教育的预期效果。启发式道德教育方法，是教育者引导、循循善诱学生在道德上提高自我修养，不断提升道德水平的方法。

道德教育的实质是道德主体的自我主体构建的实现，通过道德主体自身的理解与感悟，将外化的道德规范、道德理论内化为自身的品德修养。启发式教育法是一种通过学生自身努力提高道德素质的教育方法，因此有人也称之为“自我教育法”。但是二者是有一定区别的，关键在道德教育过程中是否有教师的指导。

启发式教育方法承认了人性本善，医者通过道德情感唤醒医学生的道德良心，使其真正成为医学生自己的东西，而不是直接灌输给学生。这种方法具有一定的现代性，即充分发挥医学生的主体性，调动其积极性。医学院校可以通过鼓励、阅读经典医学古籍、杰出医师事迹报告等形式，向医学生介绍我国古代名医大家和现实杰出医学人才，使医学生产生敬仰之情。医德修养的前提是道德主体的发展需要，调动医学生的积极性是其首要环节；医师帮助医学生制定切实可行医德修养的计划与目标，避免盲目性，指导医学生掌握道德修养的标准。

医德修养的过程实际上就是一个意志锻炼的过程，鼓励医学生在医德实践的过程中不断地反思、反省自己，做好自我评价、自我监督，树立正确的医德素养。现代医德教育，无疑应当把启发医务工作者的道德自觉、注重道德实践、提升个人品质放在首位。当代医学院校在运用启发式教育方法时，要注意把握医师的引导、启发作用和医学生的主体性之间的关系。充分调动医学生对道德认知的感悟，使医学生能主动接受道德教育，提升自身的医德素质水平。通过启发式教育方法，不仅使医学生对我国传统医德思想有进一步了解，关键是提高了我国当代医学生职业道德素质水平，对传承我国传统优秀医德，加强精神文明建设起到积极作用。

3. 加强临床实践道德修炼

临床实践道德修炼法能将医学生的医德理论，应用于医德实践中，使医德理论与医德实践相结合，提高医学生的医德水平。临床实践道德修炼法主要包括医学专业的临床实践课和医学生毕业之前的临床实习，二者同等重要。在临床实践课方面，医学院校要根据医学生在不同的学习阶段对专业需求的程度出发，适当地对医学理论课和实践课的比重做出调整，有意识地培养医学生的医德认知。在临床实习方面，医学生在临床实习结束之后便会走上医生职业岗位，开始发挥自己的作用。因此，临床实习阶段的医德教育尤为重要。不仅临床实践的指导医师和医德理论教师要进行医德教育，而且医学生也要在医德实践过程中要注意自己的医德素质，形成良好的医德品质。

加强临床实习阶段的道德教育主要从以下几个方面入手：第一，医德规范与医德实践相结合。医学生除了要掌握好基本理论知识、医技和基本医德规范，还要注意学习新技能与维护患者利益之间的关系。首先，不能为掌握新的医学技术，不顾患者的健康，反复在患者身上做实验；其次，不能为灵活运用新的医疗设备，不顾患者生命安全而拿患者练习；最后，要尊重患者，不能在患者面前对其病症指指点点，忽视其感受。第二，注意医德实践中的礼仪规范教育，构建和谐医患关系。临床实习阶段的医学生，每天都会面对无数患者，医德教师和临床医师要时刻引导医学生要怀有“仁爱之心”和公平公正的处世原则，面对每位患者都要做到和蔼可亲，举止得当，尊重病人的隐私，让患者感受到亲人般的关怀，便于接受和配合医者的治疗。临床实践道德修炼法符合现代社会发展的需要，实践出真知。医德教育单纯依赖理论教学，不能发挥医德教育的说服性，而且也未达到预期的效果。因此，积极引导医学生到医院、社区等场所参加社会实践，广泛接触社会，将所学医德理论应用于实践，接受实践检验，帮助医学生在医德实践过程中实现自己医德素质的提升，发挥医德教师和临床指导医师的双重作用。

（二）健全医德的制度建设

1. 完善医德规范体系

医德是一种最古老的社会规范，它是伴随着医疗技术的形成和应用发展起来的。由于医疗工作和人类的健康生活直接相关，因此，规范医疗道德标准是非常有必要的。医疗道德规范在医疗体系中占据重要的地位，其主要功能是规范医疗行为。医德规范具有以下特点：

其一，医德规范是在长期的医疗实践中，逐步积累，自觉自发形成的。相比于医疗法律规范，它没有明确严格的程序和建立的组织。它主要存在于人们的心中，是一种意识上的概念。其二，医疗道德的调整范围更为广泛，医务人员的医德对其医疗行为具有调节功能，它可以是任何医疗行为的道德评价。医疗道德对人的思想、动机、性格也具有调节作用。重要的医疗事业的社会关系主要通过医疗法律规范进行调整，国家制定相关法律也是用来调整医学和社会关系的。其三，医疗道德规范的实现主要取决于医务人员的内在力量和公众的支持力度。强制医疗道德的实施是指精神的强制性，而不是行为的强制性。

2. 完善医疗法规制度

医疗法律规范是根据法律规定的权限和程序，由国家机关制定的医疗领域的行为规范。相比于医疗技术规范和医德规范，医学法规具有以下特点：

第一，在医疗制度下体现了国家的意志，它是由国家制定和颁发的。它的内容和形式都受到国家经济发展和政治文化发展状况的影响。它以医疗技术规范为基础，但在不同国家医疗法律规范有很大的不同。

第二，医疗法律与其他社会规范相比，具有国家强制性，这是二者之间最大的区别。世界上所有国家的医疗法律法规都对医疗事故规定了一定的责任。例如：在我国《执业医师法》和《医疗事故处理条例的规定》对相关责任进行了界定。一种医疗法律规范和道德的医疗技术规范和代码是国家强制性的主要区别特征，国家安全法实施强制医疗。非法行医罪是其一，其二是医疗事故罪，都有相应的医疗法规规制。

第三，规范性是任何社会规范的共同点。但医疗法律的文字表达必须清晰，逻辑结构必须严密，文本样式必须是标准固定的，而医疗技术规范和医德不具有这些特点。

第四，医疗法是调整在医疗实践活动中社会关系的各主体之间的权利和义务的关系的重要方式。

（三）在实习实践中规范中国传统医德教育

1. 医院加强对实习医学生的中国传统医德教育

医院作为医学生临床实践的基地，在医院内对医学生进行医德教育是相当必要的。在医院内可以设置中国传统医德宣传板，将中国传统医德精华内容张贴在显眼的地方，使学生时时刻刻都能看到并运用到临床实践中。还可以在医院走廊增加中医名家的宣传牌，并且将中医名家的医学思想和典籍著作填入其中，这样不止医学生，还可以让来来往往的医生和患者也能了解到中国传统医德的博大精深。

在医学生入院实习期间，还应定期设置一些视频学习及小组交流汇报等活动，通过这些活动使医学生们能够在头脑中牢记中国传统医德的内容，也能够检验一段时间内医学生对于中国传统医德的掌握程度。通过以上方法，能够加深医学生对中国传统医德的记忆，并且有助于其将中国传统医德更好的应用到临床实践中。医院作为医学生医德教育的另一重要课堂，其在实践方面的重要性更应重视。

首先，丰富和完善医学生入院前岗前培训的内容，例如运用给学生播放视频的方式来使学生能够更加直观地了解相关规定；其次，学生实习科室的带教老师应与学生结对，方便对学生日常的监督和管理，同时也可建立问责机制，避免带教老师偷懒松懈对其带教学生的教导；再次，健全医学生日常考核制度，以此既能监督学生出勤等各项表现情况，也使学生更容易适应日后正式进入医疗岗位的各种情况；最后，医院还应健全规范医务人员的职业道德，只有医务人员自身严格遵照各项规范去要求自己，才能给学生形成良好的示范带头作用，学生才能体会到作为一名医务工作者其自身职业道德养成的重要性。

2. 丰富医学生寒暑期社会实践活动

马克思曾说过，实践是检验真理的唯一标准。中国传统医德需要医学生通过寒暑假的时间来将理论转化为实践，充分明白中国传统医德的积极意义。因此，医学生应该在进入临床实习前，利用寒暑假进行与医学相关的社会实践，在时间和空间上拓宽医德教育领域，这不仅能够使医学生将课堂上所学学以致用，还能向医学生证明中国传统医德对于当代社会是有积极作用的。

通过开展社区义诊、慰问孤寡老人、进行社会调查等实践活动，帮助医学生在多渠道、多方面、多角度接触社会的同时，接受中国传统医德的熏陶，懂得作为一名医务工作者，不仅要关注患者的病痛，更要关注患者的内心，增强医学生实践能力，深刻了中国传统医德在其内心的印象，更让其意识到中国传统医德对医学生医德教育的深远意义，真正明白如何能成为一名优秀的医务工作者。

第七章 媒体传播中的和谐医患关系构建

第一节 媒体传播对医患关系的影响

我国的医患关系之所以出现紧张的局面，与我国医疗体系发展不完善有着深刻的关系。媒体作为医患关系信息传播的载体，其对医患关系如果不能进行准确地报道，就会使社会上整体的医患关系朝着恶性的方向发展，媒体在医疗机构的宣传中发挥着重要的作用，其对医疗信息传播的结果直接影响我国整体医疗机构形象的建立，很多媒体从业人员由于本身医学知识的缺乏，使其对医疗事故的报道有失客观，在我国医患关系日渐紧张的今天，媒体从业人员必须加强自身的专业知识修养，尽量使医患关系之间的报道在不失公正的情况下向着积极的方向发展。

一、大众传播的影响

人们对事件的认知，通常来自两个方面，一方面是他们的亲身体验而产生的强态度，另一方面是他们从别人或别处听到、看到而习得的态度。西奥多•米德纽科姆（Theodore Mead Newcomb）提出“A—B—X”的模式表明，当A是一个认识的主体，B是另一个认识的主体，X是第三者，而A与B对X的态度不一致时，二者处于不协调的状态。“我们可能在不确定或不平衡的情况下发生‘更加频繁’的传播活动（如信息的提供、寻求和交换）。”对应到本文所研究的对象上，A可以代表患者，B可以代表其他人或者媒体，而X则可以代表医患关系的状况，当患者和其他人对医患关系状况的态度存在不一致时，则会产生不确定的感觉或二者之间会发生不平衡的情况。此时，双方对信息的需求增加，传播活动也就更加活跃。因此，我们聚焦于大众传播对受众产生的影响，进一步梳理大众传播效果理论。

（一）新闻学习的传递模式

新闻传播被认为是一个由新闻发送者传递，由新闻接收者选择、接收和处理的过程，其中蕴含了两种模式：发送者主导的传递（transmission）模式和接收者主导的处理（processing）模式。我们将新闻接触与处理的结果称为学习。在本文中，我们对于媒体呈现的效果研究的前提是学习传递模式，是假设信息具有某些长期效果，会被应用到对口后新闻的寻求和处理行为之中。一般而言，新闻的任何显著性“效果”都属于学习。

从图 7-1 中可知，新闻学习的传递模式有 6 个步骤，依次是新闻的发布、接收、处理、理解、记忆和学习。而在这些过程当中，新闻的内容、表达形式、信息明确程度、信源的属性、接收者的特征、接收时的环境等因素都会对学习的效果产生影响。现有传播效果研究对新闻的发布这一因素在流程中的表现和作用进行了阐释。

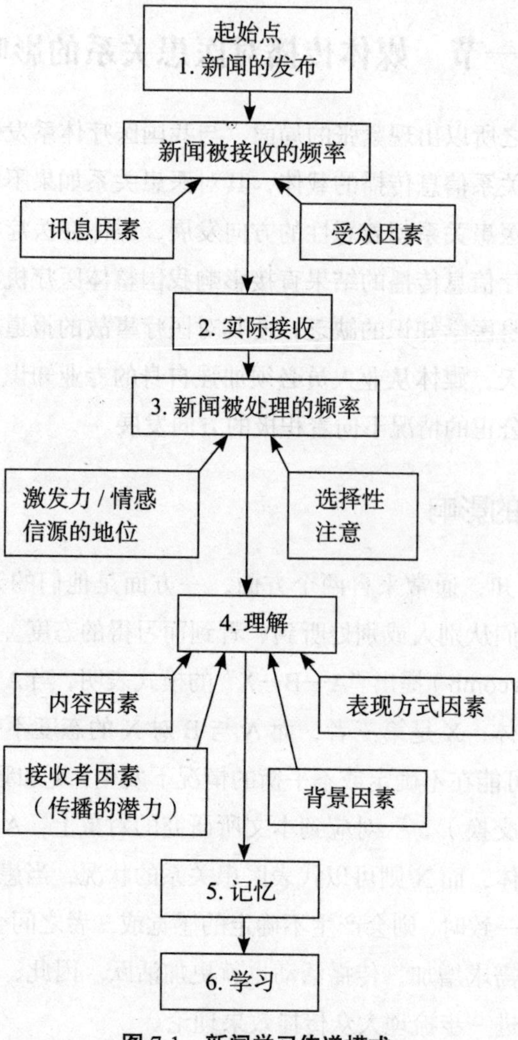

图 7-1　新闻学习传递模式

（二）大众传播效果依赖理论

梅尔文 ·L. 德弗勒（Melvin L. Defleur）和桑德拉 • 鲍尔 - 洛基奇（Sandra Ball-Rokeach）认为，在现代社会中，大众媒体是“社会、群体和个人在个体层面社会行为的维持、变化和冲突过程中至关重要的信息系统。”个人日益依赖大众媒体来了解和理解他们所处的社会正在发生的一切。而这种依赖性的类型和程度取决于该社会正在经历的变化、冲突或不稳定程度，以及大众媒体在该社会中的中心地位和重要性。

德弗勒和鲍尔 - 洛基奇关注大众媒体系统与社会系统之间的关系，而这对关系决定了大众媒体可能产生的效果的类型和强度。图 7-2 显示的是依赖模式中媒体、社会和受众的相互关系以及它们对效果的影响。

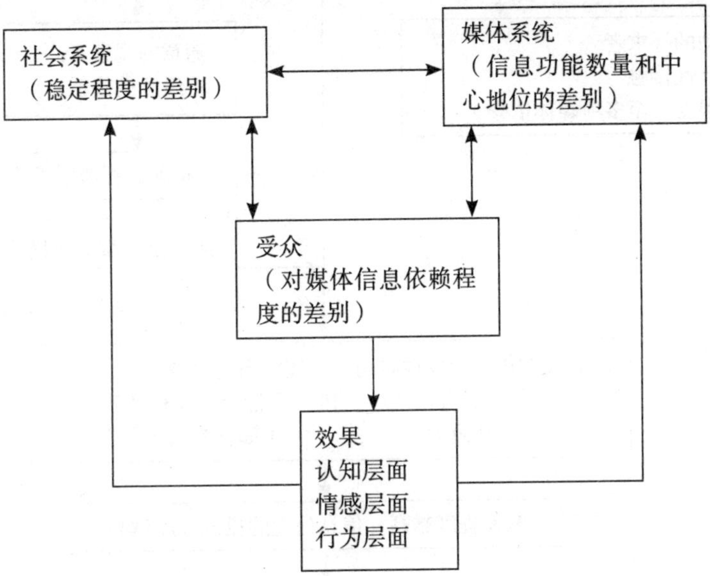

图 7-2 依赖模式

该模式认为，媒体系统在某些社会中拥有独立影响社会的能力，有时跟随或反映受众，有时也更可能扮演引导或控制的角色。这些影响因素可以从下面三个方面来分析。

（1）社会系统的稳定性会影响受众对信息系统的依赖程度，越是动荡、危机越大或者是不确定因素越多的社会，则越需要信息、导向和定义，重申旧的价值观或提倡新的价值观，而这些都刺激了信息的提供和接收。

（2）媒体越能够满足社会系统和受众的需求，在社会上就越处于中心位置，而受众也就越依赖它。如果信源的可信度低，比如来自民间或非权威网络，甚至是境外媒体的另类信息，那么受众的依赖程度则会大打折扣。

（3）受众对媒体的依赖程度、获取信息的渠道、所处的社会及文化结构，都会影响到对大众媒体的依赖效果。从图 7-3 中，我们可以看到受众对媒体系统的依赖是如何进行的，即媒体是如何影响个体受众的。

假设媒体系统依赖关系和特定媒体内容存在并确定，受众对于信息的需求有两种可能，一为主动寻求信息，选择性地选定媒体内容；二为随意性的接收，有可能产生动机被激活或退出的结果。当依赖程度越高时，认知和情感的激发程度也就越强烈，投入程度也就越高，有可能产生图中显示的效果。那么，受众被影响的程度也越高，媒体的影响力也越大。

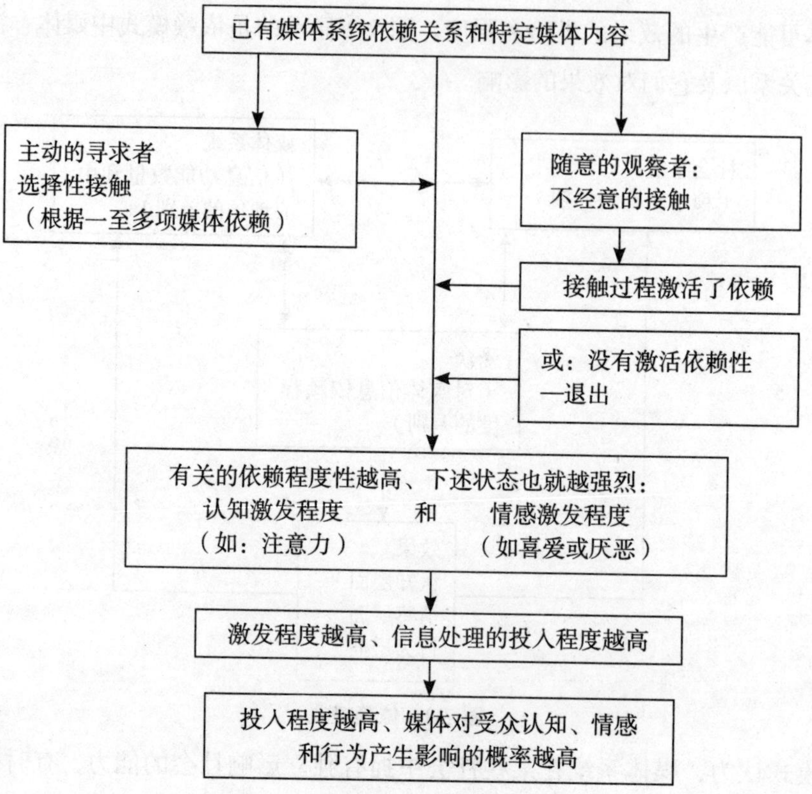

图 7-3　媒体系统依赖效果过程

二、新媒体医患关系传播的特点

（一）信息发布主体的多元化

2015 年 2 月 3 日，据中国互联网络信息中心（CNNIC）发布《第 34 次中国互联网络发展状况统计报告》显示：截至 2014 年 12 月，我国网民规模达 6.49 亿，其中，增速最快的手机网民总数达 5.57 亿，从 2013 年的 81 % 增至 2014 年的 85.8 %；微博客用户规模为 2.49 亿，其中，手机微博客用户数为 1.71 亿，与 2013 年年底相比下降了 7.1 %。随着以手机微博和互联网为代表的新媒体迅速兴起，人们进入“人人都是通讯社，人人都有麦克风”的自媒体时代，人们越来越容易成为网络信息的发布、评论和传播者。网络舆论主体不再局限于传统主流媒体和权威机构，任何人都可以制造舆论热点和话题，医患关系领域也不例外。一旦发生医疗事件，网民利用手机媒体以迅雷不及掩耳之势将消息上传网络，引起网民的极大关注和讨论，针对医疗纠纷的言论嘈杂和无序，增加了新媒体网络舆论引导和管控难度。

（二）信息内容的随意、零碎化

网络言论发布的虚拟化和匿名性，为人们宣泄内心情绪提供了最佳场所，也为故意发布虚假信息和煽动性言论提供了温床，使网络上的言语常常夸大其词、人云亦云地跟帖和回帖，很容易出现偏激、低俗倾向的言论。这种随意发布的舆论信息，足以引起大家的关注和讨论，且带来的破坏影响力是巨大的。随意发布诋毁医生形象的虚假信息，在新媒体环境下会时常发生，有时却愈演愈烈，对和谐医患关系造成极大的负面影响，负面影响一旦造成就难以恢复原有名誉。

（三）传播方式的迅速化

与传统媒体严格的“把关人”审核不同，新媒体的开放、互动性使人们随时随地都可以发布消息、观点。新媒体语境下舆论消息传播得快、消失得也快。现实中的某个事件、某段话、某个镜头、某张图都可能引起网民的广泛关注和激烈讨论，通过不断地转发、跟帖、回帖和评论，舆论扩散越来越大，产生“雪球效应”，进而带动传统媒体跟进、挖掘新的事实，推动舆论或话题向更多领域蔓延，在短时间内迅速传播，成为全民共同关注的焦点问题，形成强大的舆论声势，其影响是始料未及的，甚至上升到影响国家制度层面的高度。例如，卫生部、公安部联合颁发的《关于维护医院秩序的联合通告》，就是为缓和紧张的医患关系，维护医院正常的医疗工作秩序出台的文件。

三、不同类型媒体对医生形象的构建

不同媒体所代表的话语体系不同，而官方主流媒体与自媒体之间更是区别明显。自媒体作为在新媒体技术发展中衍生出的新型媒体形态，拥有着大量用户和受众群体，并且他们自身拥有着互联网这个便捷的媒体渠道，可以在不同的网络媒介平台中自由地传播信息，表达自己的观点和想法。不同媒体基于自身不同的媒介机构背景，必然会有不同的发声目的。传统主流媒体中，央媒要代表整体的主流舆论发声，要引导公众正确、积极的舆论方向，维持社会整体稳定，因此其新闻报道中的选择必然会更倾向于正面报道。而都市类媒体则不同于官方的性质，自其出现时便是更多代表公众的关注点。同时，自负盈亏的企业化管理下，需要赚取更多的关注来维持经营的情况下，在保证新闻基本原则的同时，还需要寻求更加吸引眼球的报道方式，来争取更多受众的关注以保障自身经济利益。同样的新闻，报道方法不一样，给受众的感觉也会不同。

（一）传统主流媒体：力求客观但“劝服”效果有限

传统本身就是一个相对性的概念，界定了不同时间段。媒体在不同时期具有不同的表现形式，相对于电视媒体，纸媒就是传统媒体，相对于互联网，电视媒体也成了传统媒体。同样的，主流的概念也是相对于约定俗成的或者受众心中非主流的媒体而言的。

大多数公众获取信息的来源就是新闻报道，而新闻报道在呈现在公众面前之前，经历了不同人的信息筛选，记者在医患事实中的部分真实的选择性报道，编辑在编排过程中依据自身新闻价值观对信息的审核与选择，将编辑自身认为的新闻的重要程度进行了不同的排版组合，到最后新闻发布，受众在不了解新闻事件全貌的情况下，对新闻信息的解码所获取的信息，与最开始医患之间发生的事件本身必然存在不可避免的误差。但这并不意味着新闻报道是违背了真实、客观的新闻原则，只是信息被动地被“层层筛选”后的结果。由此，在传统主流媒体的报道背后，所构建的医生形象不仅受到发布信息的新闻媒体本身的属性影响，还与选择该条报道的记者的选择角度有关。

从传统主流媒体传播信息的角度来看，媒体作为传播者本身的媒介特征就可能会影响着受众对传播内容的评价，但不一定会影响受众对传播结果的接受程度。不同媒体必然存在不同角度、不同方式的报道，如此就潜藏着不同传播者想要获得受众反应的主观传播意图，是媒体在传播过程中对受众的说服。尽管作为传统主流媒体在受众心中有着较高的可信度，但当受众在其认为可信度高的媒体中接收到了自己不认可的传播内容时，便会对其传播内容的态度处于“不平衡”状态，除非传播者能有新的传播内容来说服受众，否则受众将会改变对传播者的态度，同时改变对传播在传播时所扮演角色的认知。

对医疗界人士而言，多将医生形象的丑化、神化或医患关系的紧张归咎于媒体责任的原因是，一般来说，公众若不是医患事件的当事人或相关人士，并不一定能够亲身经历如医疗纠纷或医患冲突等类型的紧张的医患关系，也不一定会与有相关负面评价的医生直接接触。但公众却可以从媒体选择后的报道中感知这种构建后的医患关系中所表现出的医生形象。也就是说，除了亲身经历和人际传播，新闻媒体是公众感受医患关系及整个医疗环境中医生形象的重要渠道。专业新闻记者在采写新闻报道时，不可避免地会受到来自社会、当事人及政府等多方面的压力，很难完完整整地为公众呈现原原本本的事件经过，因此从这一角度来看，媒体建构的医生形象仅能代表作为社会观察者的新闻记者的“观点”，而并不能代表所构建出的形象就是医生自身的完整形象。

随着互联网媒体的兴起，传统主流媒体均依据自身不同的定位属性，选择了不同的新媒介平台来转型，以便适应新的传播需求。其中大多数传统主流媒体均在新浪微博平台中融合发展，依托于微博发布信息的及时性、内容分布的多样性及其渠道的广泛性、信息获取的可移动性，增加了信息传播力度。相比于互联网兴起前的传统媒体，与微博的融合更加大了传统主流媒体与受众之间的信息交互。

（二）微博自媒体：突破“圈层”的劝服效果鲜明

微博是相对于报纸、广播电视、门户网站等的一大新媒体平台。微博的出现不仅改变了公众信息接收的习惯，也对传统媒体产生了巨大冲击。后来随着微博的影响力越来越大，特别是一些即时事件，总能有在新闻第一现场的公众抢在传统专业媒体之前，首先在微博中发布消息。除此之外，随着微博功能的不断优化，以及微博用户人数的不断增加，微博已经不仅仅拥有最初快捷即时的优势，同时是公众表达自我观点，参与社会舆情讨论的公共平台。微博的出现，给了公众自由讨论的机会。由此，医生这一群体也在微博中找到了可以自我表达的途径。

于大部分微博用户来说，医生群体中的个体形象单独出现作为自媒体来直截了当地进行传播是更具说服力的，受众会认为该医生会为其传播的信息负责，同时一旦这些作为个体的医生自媒体是某一知名医院的医生或某一领域的特殊专家时，则会大大增加受众对其传播内容的信任程度，从而影响对医生形象的判断。另一方面，当医生群体中的某一个医生个体所要传播的内容经过媒体的转述、采写、摄制等过程后，受众对媒体甚至这一医生个体的传播内容的信任程度，远不如医生作为自媒体进行自我传播时的传播效果要好。如新冠肺炎疫情防控期间，张文宏医生的许多言论在被媒体公开转发、报道后，仍选择了以开通个人微博账号的形式，由自己以第一话语视角主动与公众进行“一对一”交流。

基于微博用户在微博中获取新闻及信息的情况下，微博中的受众大多受教育程度较高，因此，医生自媒体的两面说服对其的传播效果更好，能够获得比传统主流媒体一面说服更好的受众反应。医生群体与其他网络用户一样，在使用微博时首先是代表自己发表观点。医生在使用微博过程中拥有了微博粉丝并且有了专业领域的微博认证之后，粉丝会考虑到该个体医生是作为医生群体中的意见领袖而在公开社交平台中发声，因此在获取受众反应时能够获得更高的信任，从而在传播医生群体想要表达的内容时能获得更好的传播效果。所谓医生自媒体，即医护群体在微博中表达自我观点及态度的个人社交媒体平台，同样属于媒体之一，只不过与传统意义上的专业媒体有所区别。

传统媒体时代，医患矛盾的发生大多是由于信息不对称及缺乏对医生的信任所导致的，其中信息不对称的原因主要是医患之间在专业医学知识的沟通过程中存在“知识鸿沟”，患者一时间难以理解复杂的病学原理，从而与医生之间的沟通在专业领域出现了困难。患者难以理解专业的医学知识，就难以融入医生群体专业的医学领域中，造成医生在自己的圈层中与患者沟通，中间间隔着难以逾越的障碍，而患者在自己的圈层中对医生所传递的信息“听而生畏”。

四、媒体对医患关系的影响

（一）媒体在医患关系中并非主体

媒体对于医患关系的影响虽然存在，但并非主导。医患关系是一种涉及多维主体的复杂社会关系，国内学者将其主体分为政府部门、医务人员、医院管理者、患者、媒体。医患关系同时受这 5 方主体所影响，且彼此间具有一定的联系。但随着大众媒体特殊义务的不断增大，媒体很难和制度分离来看，而在更多情况下，其充当了政府的“传话筒”功能，将官方所期望的声音传播到公众耳朵中去。由此可见，媒体对公众施加的影响是一个多方合力的结果，但也有其独立的一面。如学者达克特（Duckett）等根据风险社会放大框架理论形成 SARA 模式（social attribution of risk amplification），该模式下，医疗风险通过社会作用放大或缩小。当多方群体利益诉求找不到平衡点时将激化医患矛盾，媒体作为其中一方利益群体，为谋求自身发展而使医患关系变得更为复杂和有风险。

在实践中，媒体为吸引公众眼球往往会在细节上加以夸张，一些争议词汇的运用足以产生影响。虽然绝大多数人容易将造成医患关系紧张的原因归结于政府在卫生资源方面投入较少，并认为现阶段社会医疗保障制度不完善，而媒体在此时是医患关系隐含风险的一个社会归因。研究显示，超过半数的被调查者认为相关媒体报道会影响患者对医护人员的信任。可见，媒体在医患关系中，承担着对真相的阐释和制度走向的监督，它或许不会成为影响医患关系的主导因素，但绝不容忽视。

（二）新兴媒体对医患关系的影响

大众媒体在叙述医患冲突及引发医患报道的受众恐惧方面起到极大的推动作用。媒体影响了公众对由医患矛盾引发的社会风险的认知。随着新兴媒体（网络、通信技术和数码产品等）的发展，媒体更趋于选择用负面新闻来制造轰动效应，力求达到高点击率的效果。在这一过程中，新闻行业难以恪守基本行业道德，片面新闻能够达到高点击率，且成本较低，而全面报道费时费力且难见成效。

在激烈的商业竞争下，新兴媒体对成本与发展的重视程度已经超过特有的高尚使命。传统媒体（电视、杂志、报纸等）承担着监督、制约政府的职责，并在一定程度上引导社会舆论，塑造公众价值观，而新兴媒体为缓解医患冲突带来了机遇，其为舆论监督医疗行业提供便利条件，使医患双方在传统媒体不能及时发挥作用时给予弥补。

新兴媒体以其自身特点改变了就医模式，为公众提供广泛的医疗资讯平台，但过度追求点击率与转发量也成为新兴媒体的通病。因此新兴媒体亟须在实现自身商业利益和促进公众利益之间找到平衡点，肩负起社会监督职能。

第二节　医患关系报道中的媒体偏见

一、对偏见的理解

所谓偏见（prejudice）是指对某一社会群体及其成员的一种不公正态度，是一种事先或预先就有的判断。根据知、情、意的因素态度论，既然偏见是一种态度，那么它也是由三部分构成，即情感、行为倾向、认知（或观念）。所以一个对某个特定群体有偏见的人，情感上不喜欢他们，其行为方式也将是歧视性的，同时也认为他们是野蛮和无知的。偏见是一种普遍、持久、有害的社会现象。尽管我们都知道它的不利后果，但是每个人都或多或少带有偏见。一般来说，偏见通常被说成对一个人或事情的提前判断，即在缺乏对某人或某事的直接经验时形成的对该人或该事的观点或价值的判断。

这些年来，社会心理学给偏见提出了许多不同的定义和概念。尽管定义多种多样，但是当代社会心理学家大多直接或间接赞同戈登·威拉德·奥尔波特（Gordon Willard Allport）在《偏见的本质》一书中对偏见的经典定义：偏见是基于一个有过错的和顽固的判断的一种厌恶或反感。它可以作为整体而指向一个群体，或者指向一个人，因为他是群体的成员。正如维克多·米尔纳（Victor Milner）所说，这个定义简明地抓住了主流社会心理学对偏见的几乎所有不同意义的五个主要特征：偏见是一种态度；它基于一个错误及顽固的判断；它是一个先入为主的概念；它是坚硬有弹性的；偏见是不好的。

偏见是一种消极的态度，去产生途径却只有两条：与他人的直接接触或者通过间接的资料。

二、偏见的类型

此处分类是为了解偏见的复杂表现提供直观印象，给后面分析和研究提供起点，而不是对所有媒介偏见内容的罗列或者这种较为粗线条的划分，也有助于理解后面所要论述到的媒介偏见的各种表现形态。

（一）“有意识的偏见”和“无意识的偏见”

这是对偏见者的自我认知而言的，“社会认知中的偏见包含着有意形式（外显偏见）和无意形式（内隐偏见），这两种形式的偏见之间还可能存在着联系。内隐社会认知中，内隐偏见被定义为社会群体和消极评价的自动认知联系。外显偏见是信息加工的有意控制过程；内隐偏见受刺激环境中线索的驱动，是对自发的不需要意志努力的知识内容的激活。”

偏见常常是深植的、无理性的，会导致误解甚至是破坏性的后果。显性偏见：一般直接表露在外的，很可能与环境的支持有关。有时候能造成直接的后果，而且这种偏见持有者的态度一般较为强硬，也会对自身的偏见持承认的态度。而无意识的偏见常常处在人们的意识之外，大多数处于隐藏的状态中，只有在特定的环境下才被发现。在日常生活中对自我偏见认知的人并不多，其实大多数人的偏见都存在于隐性层面上，心理专家学者们需要通过实验设计，才能获得更多的观测结果。

（二）“正面的偏见”与“负面的偏见”

这是对偏见进行感受层面上的划分，偏见可以分为具有正面的和负面的偏见。著名心理学家奥尔波特对正负偏见的划分是心理学早期研究中值得注意的，他看来“一些偏见可能是赞成性的，即‘喜欢性偏见’，而种族态度则引导大多数社会意识为反对，即‘憎恶性偏见’”，憎恶性偏见是“无充分证据即认为他人有问题”，或“偏见是对你不尊敬之事的蔑视”。研究歧视经济现象时，经济学家加里•S. 贝克尔（Gary S. Becker）提到了对这种区分，贝克尔表示同意，并与其区分歧视品味和族阀主义品味相比较，但对奥尔波特指出负面偏见是歧视行为背后的激励力量，以及“我们很少听到有关爱（正面）的偏见，因此此类偏见不会制造社会问题”的看法持不赞成态度。他认为错误的原因在于正面偏见或族阀主义的社会和经济意涵非常近似负面偏见或歧视之意涵。

对女性的报道就存在正负面偏见都有的情况，在以男性为主导的传播比如体育新闻报道中，表现为报道中的性别歧视。对女性的善意偏见主要表现在刻板印象中，是偏见主体对客体表现出带有褒义的观点，广告中女性的刻板印象最为显著，相关研究极为丰富。女性的形象是温良的，擅长操持家务，或者相夫教子，虽然表现的都是正面形象，但也是偏见，是对事物的非正常反映。如国外的学者就提出了对待女性不同的善意的偏见和敌意的偏见两种态度。受众一般对媒介的“负面偏见”表现最为不满，对正面偏见则在认识上面都比较模糊，对偏见的反弹没有那么强烈。

（三）其他分类方法

还有一些其他的分类方法，如“热偏见”和“冷偏见”的提法，比较有新意，是社会心理学家丹尼尔•卡内曼（Daniel Kahneman）和 A. 塔沃斯基（A. Tversky）提供的认知偏见独特观点。从社会心理学的范围角度去考虑，有“个体偏见”和“群体偏见”的分类。汉斯 - 格奥尔格•伽达默尔（Hans-Georg Gadamer）在阐释学意义上将偏见分为“合理的偏见”和“误人的成见”，他认为偏见有生产性的、积极的和肯定的作用，也可能具有障碍性的、消极的和否定的作用。所谓合理的偏见更适合说明刻板印象对人们生活中的正面帮助作用，因为人的时间和精力不允许对大多数事情花费很多经验去了解，只能根据经验形成一定的印象或看法。正是伽达默尔的区分，让人们对偏见的认识有更多功能化的意义。

三、何谓媒体偏见

在英文中，媒体偏见是指记者、编辑及其他新闻出品人的偏见，主要体现在新闻事件的选择和报道方式上。媒体偏见无处不在，即便媒体人自己无法察觉或不愿承认。当偏见成为习惯就变成了直觉，成为一种不加思辨的反射习性。严格地说，所有的信息都是程度不同的偏见，所以，“拒绝偏见”就是拒绝所有信息。那些高喊“拒绝偏见”的人自以为能够绝缘于偏见，其实这就是一种根深蒂固的偏见。社会上既存的意识和偏见已经成为国际博弈的武器。某些西方媒体或明或暗地鼓吹“中国威胁论”，迎合并强化了西方对中国的偏见。不断升级的偏见又反过来影响公众认知乃至政府决策，“遏制”与“反遏制”的斗争便愈演愈烈。这便是“冲突的螺旋”。

四、媒体偏见产生的背景

每个社会和文化的发展阶段，都会以其独特的世界观深刻影响着该阶段下人们的生产、生活及思维方式。在现代社会，立足于文化产业的新闻媒体以其迅速的传播速度和短暂的更新周期，在一定程度上成为反映社会、个体文化及世界观的载体。随着数字网络的飞速发展，新闻来源日趋广泛、精细而复杂，使得从事新闻报道的媒体更具客观性与真实性。但社会主流媒体的新闻报道仍存在着媒体人自我中心思维与社会中心思维的意识习惯，在这个充斥着各种观点的网络时代，这种意识习惯就会产生我们所说的新闻报道中的媒体偏见。媒体偏见无处不在，但要注意的是，这种存有偏见的报道不是虚构的，也不是媒体及媒体人刻意谋划的。它的出现和存在仅仅与媒体从业人员所处的社会群体环境和自身思维方式息息相关，是社会和媒体发展到一定阶段的产物，在现阶段是不可避免的

五、媒体偏见产生的原因

为了能够更加便于为受众所接受，新闻报道一般会遵循一定的共性特点。于是偏见的产生具有了集中性的体现。因此可以通过这些共性特点来探究媒体偏见产生的原因。当前社会上主流媒体含有偏见的新闻报道有以下四大共性特点：

其一，以偏概全，认为从媒体人或受众角度看到的新闻事件就是新闻的全部；其二，以点概面，只采用对自己观点有利的论据，而不考虑其他相悖观点；其三，新闻报道的落脚点经常受到政治立场及社会环境的影响；其四，迎合大众猎奇口味，往往没有实质性的内容和社会意义。

针对以上的共性特点进行分解、整合，媒体偏见产生的原因基本可以总结陈述为以下几点。

（1）媒体（人）对新奇和轰动效应的偏爱

新闻媒体（人）为迎合大众的猎奇心理通常愿意报道那些新奇、怪诞、具有轰动效应的事件，而存在于我们日常生活中的平凡事件不论其产生影响的巨大性或暗含内容的重要性如何，都会被媒体（人）抛之弃之。新闻本身来源于生活，重大的社会问题往往产生在日复一日的事件发展中，而这类事件的代表往往因为不具有新奇的特性而被媒体（人）忽视。

（2）市场经济决定的媒体商业化

对于新闻媒体的运作而言，社会中的各个信息要素并不都是同等重要的。也就是说新闻媒体（人）可以从大量的新闻事件中有选择性地进行报道，因此媒体报道的信息具有一定的片面性。同时由于新闻媒体的收入来源于广告商，媒体之间存在着竞争和利润的争夺，为了确保利益链条的完整及商业化的运作能够正常进行，媒体（人）通常会避免报道可能对广告商或广告商代表的利益产生不利的负面新闻，从而保住相互之间的利益关系。积极的报道对于维持一个积极的公众形象至关重要，因此在权威媒体与利益集团之间存在一种共生关系。

（3）社会中心思维模式下的固定文化形象

几乎所有的媒体都是根据自我预设宣传理念和国家主流方针政策、基本路线所提倡的正确观念来进行新闻报道的。一方面国家政府通过法律准许媒体成立并调控媒体，另一方面新闻媒体是政府的宣传工具，持有国家的观点来报道新闻。新闻媒体人自身是社会群体和文化中心的一员，他们与其目标传播受众具有同样的世界观，对于国家的历史和社会意识形态有着与生俱来的责任感和保护原则。

由于每一种文化下的个体思维方式本质上都是社会中心的，新闻媒体别无选择，只能在既定的以社会中心为框架的环境中进行工作，反映社会的规范和禁忌，因为不能跳出条框的束缚，所以偏见的产生更具有普遍性。主流新闻媒体通常偏向于自身国家或自身国家的“盟友”，而对敌对国家存有偏见。在报道其盟国的新闻事件时多是赞许支持的态度，并凸显其正确的做法，对负面消息轻描淡写；而在报道其“敌国”时多是报道负面事件及消极影响，对突出的正面事件则可能只字不提。大多数人都深陷于单一世界观的窠臼中，在他们的思维里对本国家的新闻报道有着天生的偏向性。

（4）自我中心思维对新闻事件报道的束缚

人们通常会认为与他们看法观点一致的报道是客观的，不一致的就是存有偏见的。如果新闻编辑将主流观点稍微转向自由方向，那么就只有自由思维倾向的受众才会认为这些信息是客观的；反之，如果将主流观点稍微转向保守方向，那么就会有保守派受众会接受认可。正是因为新闻媒体（人）发表自由或是保守的言论取决于受众的自我中心思维模式，在这一情形下新闻媒体会极力迎合大部分受众的观点来取得信任，而不是客观报道呈现新闻事实。新闻媒体会报道其他媒体关注的内容，当某一媒体对某事件进行大篇幅的报道时，其他媒体也会亦步亦趋对这一事件进行报道，新闻媒体此时成为一个有领头者的固定群体。伴随着这种羊群效应，与之而来的是这种自我中心思维的扩大，进而使得偏见的产生更加明显。

六、媒体偏见受到新闻媒体报道的影响

对媒体偏见展开分析，其来源包括媒体所有者价值观及偏好的反映，以及受众的认知及娱乐需求等，新闻媒体为迎合受众的需求，赢得受众的好感，就会从受众偏好及社会观点出发，而做出偏见化的报道。除此之外，媒体偏见的来源还包括媒体报道的一系列供给行为等，如记者与编辑等媒体成员会认为新闻媒体肩负着为公众服务的责任，同时也出于影响公众与职业责任等个人的偏好，会为了实践自身的偏好而牺牲公正。针对媒体偏见的具体来源及控制力量等，波茨（Bovitz）与德鲁克曼（Druckman）等人建立了媒体组织科层模型来展开研究。结果发现，媒体偏见的来源主要为新闻媒体阶层的意识形态与取向，倘若公共舆论未受到这些价值取向的影响，那么编辑只能接受记者基于自身意识形态而做出的报道，或是为了迎合所在媒体机构所有者的意识取向，就必须偏见化某一篇新闻报道。

斯特龙伯格（Stromberg）建立了有关规模报酬递增的一个模型，经研究发现，相比于低收入群体，广告激励更重视高收入群体，并向他们提供了更多信息，而这些激励的存在，不仅会导致媒体偏见的产生，同时也会对公共政策造成影响。另外，巴伦（Baron）对媒体主动提供的新闻报道偏见展开分析，发现其产生了以下效果：在个体行为决策方面，媒体偏见间接使得企业及利益集团采取了对自身最为有利的披露信

息的方式。巴伦经过进一步的研究发现，相比于垄断，竞争会导致更多媒体偏见的出现。但是，施莱费尔（Shleifer）等人在假定需求为媒体报道的来源之后，得出“相比于竞争本身，读者的异质性更会对媒体偏见产生影响”的结论。

倘若对于某一话题，广大受众有着相近或共同的信念，那么即便是完全竞争的新闻媒体，也无法提供出更为精确的报道，究其原因，主要是竞争使得低价格向受众偏见方面发生了倾斜。然而对于候选人政见性议题这类分歧比较明显的话题，新闻媒体就会朝着自己受众的方向倾斜，并对市场进行分割。这样一来，相比于一元化的偏见，多元化报道偏见出现后，为确保信息的准确性，就需要博览众家。这一现象也进一步说明相比于竞争本身，读者异质性更能对新闻报道的准确性产生影响。

七、媒体对医患关系报道存在的偏见

媒体作为社会公器，其责任是客观公正地再现新闻事实，不带有偏见，但媒体偏见的存在已是不争的事实，从西方媒体对女性、种族等群体的偏见，到对中国的妖魔化，再到对同性恋者、农民工等弱势群体的偏见，不难发现偏见报道在不同时期都有其不同形式的存在。下面将对医患关系报道中媒体偏见的具体表现形式展开论述。

（一）呈现大量医患冲突

媒体作为社会的“瞭望哨”，对环境和人的认知都具有很强的建构力。随着互联网时代的变革，纸媒与新媒体已经逐渐融合，新闻客户端、官方微博、官方微信公众号等新媒体传播手段使纸质新闻实现了颠覆性传播。在手机上网用户已经突破11亿的今天，接触大众传媒已经成为现代人重要生活内容的一部分。人们每天被海量的信息所包围，而这个时候媒体对环境和认知所产生的作用也更加明显。在竞争白热化的今天，越来越多的媒体热衷于自我炒作，在传播过程中通过制作耸人听闻的标题、偏激的观点来吸引受众，只因为受众对“那些抽象的、专业的、平淡的故事没有太多耐心”。而医患关系、医患冲突这一能够快速吸引大众、引起社会反响的话题逐渐成为媒体关注的重点。在医患关系报道中，大量的医患冲突、医患纠纷新闻被媒体呈现出来。

在医患关系报道中，媒体对恶性医患纠纷事件的大篇幅报道，很容易将医患关系的紧张状态长期刻板化。医患矛盾产生的根源是医疗体制的不完善，但媒体的负面报道和偏见态度将矛盾发生的主要原因指向医方或患方的过失，最终也会导致事态发展愈演愈烈。

（二）消息来源存在失衡

消息来源的平衡是判断新闻报道客观性的重要标准。“新闻报道中的背景、事件事实、涉及观点等各种材料的来源，最直接地反映着媒体立场的公正性和话语权的指向性”。通过相关医患纠纷报道统计分析发现，医方和患方是媒体获取消息来源的主要途径。而权威性较高的官方和专家意见则相对较少。虽然大多数的医患纠纷事件报道中消息来源涉及了医患双方，但也无法避免记者在消息来源的选取上存在偏向。

在医患纠纷事件的报道中，医生和患者作为消息来源，虽然能够较为全面地反映事件本身，但双方也很容易受自身偏见或利益的影响，不能完全真实地再现当时情况。与此同时，记者在与消息来源互动的过程中，也很容易受其影响，一旦记者与消息来源其中一方产生情感共鸣，便很容易把自身立场带到新闻当中，进而通过材料的选择性引述将观点传达给受众，影响社会舆论。

（三）报道中对医患形象的“刻板化”

心理学家和社会学家认为，刻板印象是人们头脑中形成的对某一事物不易改变的印象。如中国社会长期存在的“男主外，女主内”的性别刻板印象，以及“北方人豪爽，南方人精明”的地域刻板印象。刻板印象一旦形成，便很难改变。学者蔡念中曾提出媒体具有“增强一致性，刻板印象长期化”的负面功能。刻板印象的产生与多种因素有关，其中包括媒体对特定群体长时间的标签化、符号化描述。在现实生活中，人们由于受时间、空间、金钱等条件的限制，往往很难亲身去接近和了解某个特定的个体或群体，因此这时会借助媒介产品中相关的描述形成自我头脑中的观点和认识。

媒体出于广告利益的考虑，为了获得发行量 / 流量，而热衷于报道吸引受众眼球的冲突性事件，将医生塑造为对患者冷淡、乱收医药费、诊断不用心的形象，而患者在媒体的报道中也表现得不信任医生、暴躁易怒。这种刻板印象如果继续发展很容易产生偏见，不但影响医患双方对彼此的评价，导致双方无法正常沟通与认同，最终也会影响受众对社会整体医疗环境和医患关系的评价。

沃尔特 • 李普曼（Walter Lippmann）在对大众传播活动的论述中提出了“拟态环境”这一概念，强调了大众媒介具有将现实环境拟态化的功能，但这种信息环境并不是现实环境镜子式的反映，人们根据媒体提供的带有偏见性的信息对现实环境进行判断无疑也是带有偏向性的。医患关系与每个人都息息相关，从日常感冒发烧到病痛手术，人们都会与医生发生关系，而媒体作为人们了解外部环境的重要渠道，如果不能客观公正平衡地报道事实，而是带有明显的偏向性、一味地制造冲突，最终只会加深医患矛盾。

第三节 医患关系报道中的媒体偏见应对策略

一、关于媒体报道

传播学者李普曼对媒体报道框架的解释是：媒体的报道中一般含有某个特定的报道框架，媒体用这个报道框架选择、定义、评论各种信息。受众在接受媒体报道的同时，也接受了报道中的框架，并按框架形成自己对某个事物的认识。这就是媒体框架理论。具体到新闻报道中，新闻框架包含以下两个方面：一是对新闻材料的选择，即新闻的来源；二是对新闻材料的建构，主要指报道对象的选择、报道内容的表现及报道数量、版面位置和主题基调等。

大众传播媒体在对具有新闻价值的事实进行取舍的前提下，对某些观点和信息加以突出。同时，它又排除其他的尤其是相反的观点。“长此以往，大众传播媒体对受众的认知力和注意力的分配结构产生相当的影响。”。臧国仁则进一步将媒体框架划分为高层次结构、中层次结构和低层次结构三类。高层次结构即宏观层面，是对某主题实践的定性或对新闻话语的主题推导；中层次结构主要是新闻报道的话语结构分析；而低层次结构包括字、词、修辞、句法等用以表现框架的语言符号手段与策略。综上所述，媒体通过具体的媒体语言手段、媒体的话语选择和议程设置构建出媒体框架，呈现社会事件的新闻表达，对受众的相关认知产生影响。

二、医疗危机媒体报道的发展阶段

我国的医疗报道随着医疗卫生体制变革而发展变化，因而我国医疗报道的发展特点带有深刻的医疗卫生体制发展的烙印。根据崔静、陶晶的观点，我国医疗危机的媒体报道可以分成五个阶段。

第一个阶段是 1987 年之前，这一阶段的医疗报道处于理想化时期。因为 1987 年之前我国实行的医改措施是新中国公益性的医疗卫生体制，配合这一医疗体制的实施，这一阶段的媒体报道多以正面宣传和引导为主。

第二个阶段始于 1987 年止于 2000 年。在这一阶段，可能鉴于对医疗改革这一新事物的保护，媒体对医疗改革的报道多限于正面引导或代办的纯客观反映，对医疗改革中出现的问题多避而不谈。

2000 年我国的医疗危机报道进入第三个阶段——爆发阶段。这一阶段的医疗行业公共卫生事件的发生引起了医疗危机报道话题的暂时转移，随着公共危机事件的平息，“看病难、看病贵”问题不断尖锐化，医疗危机在暗流涌动中不断升级。

第四个阶段是医疗危机报道“理智转型”时期，始于2005年止于2008年。2005年卫计委开始在全国范围内开展以提高医疗质量和规范医院管理为主题的医院管理年活动，媒体报道将一部分注意力转移到医院管理年活动的实施和成效等内容上，有关医疗纠纷事件的报道也开始转向理性。

而2008年至今，我国医疗危机报道则进入了第五个阶段——建设型危机报道探索发展时期。在政府、主流媒体的疏通和引导下，新闻媒体也在不断调整有关医疗危机的报道方向，探索一条从专业化角度出发，建设性报道医疗危机的途径，使报道诉求更加多元化，能够兼顾更为宽广的社会利益。

三、应对医患关系报道中的媒体偏见的策略

（一）充分发挥传媒的正面引导作用

当今时代是一个媒体、网络发达的时代。传媒对人们思想和行为的影响日益凸显，在社会的进步和发展中扮演着越来越重要的角色，这也是“构建和谐医患关系的重要舆论阵地和社会支持”。这种支持主要通过行使其监督职权来实现。

首先，媒体监督应该是惩恶与扬善的统一，一方面既要对医药领域一切有违法律、法规、道德风尚的不良言论和行为给予揭露和批判，维护社会的正义；另一方面，又要对医药领域的真、善、美行为给予大力赞颂和褒扬，弘扬社会正气，引导社会文明。

其次，媒体监督应该是客观、公正、全面、准确的，而不是带有主观色彩和选择性的。只有这样，媒体监督才能避免陷入片面和错误的泥坑。然而，观察近年来媒体对医药领域尤其是对医务人员的监督作用与报道倾向，恰恰是既没有做到惩恶与扬善的统一，又带有极大的主观性和选择性。突出表现在两个方面：

一是只报道医患纠纷和医疗事故，不报道或少报道治病救人、救死扶伤；二是只报道责任在医方的医患纠纷，不报道或少报道责任在患者一方的医患纠纷。很明显，媒体因此传递给公众的信息，是与实际情形不相符的。

鉴于媒体对当前医患关系紧张和对立的局面负有一定的责任，在建立和谐医患关系已迫在眉睫的今天，为了给医疗卫生事业发展提供一个良好社会环境，为了公众真正长远的利益，为了社会的和谐与进步，有社会责任感的媒体和媒体人应该积极抵制那种靠追求刺激、吸引眼球、制造轰动效应而带来利益的诱惑，坚决抛弃那种主观性、选择性、片面性的报道方式，坚持党和政府历来倡导的以正面宣传为主的方针，不仅要在急、难、险、重的重要关头大力宣传广大医务工作者的先进事迹，而且也要在日常工作中努力宣传医务人员的默默奉献和艰苦付出；不仅要在大灾大难时期大力呈现医务工作者和人民群众患难与共的感人场面，也要在平凡的日子里

努力展示医患双方相互理解、相互尊重、关系和谐的温馨景象。要通过媒体的努力，重塑医务人员在公众中的形象，从正面引导社会公众对医务人员做出客观、公正的认识，彻底消除医患双方近乎天然地把对方视为“敌手”而相互警惕、防范的错误心理。只有这种天然敌对的心理因素得到消除，和谐医患关系的建立才会有最可靠的保证。

（二）树立健康传播理念，健全医院发言人制度

健康是生命个体实现人生价值的基础，是享受美好生活的前提，也是社会持续、稳定发展的前提条件。从医院层面来说，为了减少医患纠纷事件的失范报道，医院也要担起社会责任，树立良好的健康传播理念，健全新闻发言人制度。

1. 树立健康传播理念，提高医院危机公关能力

多数疾病的控制，并不仅仅在于高科技的医疗手段和大量的医疗投入，病情预防知识的传播也是十分重要的。近年来，各种医疗卫生突发性事件越来越多，如果人民群众能在第一时间掌握正确有效的信息，那么对于医方的怀疑指责就会大幅度减少，这就要求医院要正视媒体的积极作用，主动与媒体联系合作，共同处理公共危机事件。作为医方，“只报喜不报忧”的传统思维是酝酿舆论危机的根源，医方要从根本上打破这种传统思维，培养出一批专业合格的宣传人员、新媒体运营人员，提高危机意识，树立健康传播观念，提高医院危机公关能力。

医患纠纷事件的实质是对话语权的使用和争夺，突发性公共卫生事件或医患纠纷事件具有高风险性、高关注性、高扩散性和专业性，如果处置不当，极易诱发公众恐慌，伴随着网络的日益普及，自媒体发声的渠道和机会达到了前所未有高度，打破“沉默的螺旋”，使得话题的讨论不再是精英的专利，任何人都可以通过微博、微信、论坛等参与话题讨论，并使舆论迅速发酵。医院树立健康传播理念，提高危机公关能力，有利于保障公众的知情权，对公众进行健康教育，也有利于抑制和消除谣言，调节公共关系。而作为医患纠纷事件的当事人，医方要善于利于自我发声的机会来引导社会舆论，提高危机公关能力，从而对自身的形象塑造和医患危机的化解起到积极的作用。

2. 改善医媒关系，健全医院新闻发言人制度

1983 年 4 月 23 日，中国记者协会首次向中外记者介绍国务院各部委和人民团体的新闻发言人，并正式宣布我国建立新闻发言人制度。我国新闻发言人制度的发展给政府信息公开、民众的知情权提供了保障。长时间来，多家医院建立了自己的新闻发言人制度，但是真正发挥其作用的还在少数。医院健全医方新闻发言人制度，发挥了两种作用，信息公开和信息控制。医院组织在很长一段时间内面对媒体的采访和患者

的疑问经常是沉默、拖延或者是互相推诿，这是放弃了自己首先发声的机会，同时让谣言有机可乘。

医方的发言人是在医方和社会公众建立起了一架透明、友善的桥梁，对于医院危机事件的处理提供了渠道，能在一定程度上减少医患纠纷事件发生的频率，对促进医患关系、医媒关系和谐具有重要意义。医院健全新闻发言人制度，可成立专门的医院新闻发言人小组，围绕医院中心工作开展工作，代表医院向新闻媒体及社会公众发布院务信息，通过介绍政策、通报情况、说明立场和回答新闻媒体记者提问等方式，实现医院与公众之间顺畅高效的沟通，为医院工作营造一个良好的舆论环境。

（三）规制媒体对医患关系的报道

1. 明确失实责任

媒体在报道新闻时具有一定的言论自由，媒体工作者可以根据其所看到的、听到的客观情况对整个事件做出叙述与评论，从而形成一篇报道。客观、真实的新闻报道，才能让民众得到真实可靠的信息，也会彰显媒体的公信力。当出现失实报道导致医院或个别医生的权利受损时，则媒体应当受到惩罚裁制。在实践中，应该确定一个具体界限来说明何为侵权。

媒体侵权行为是指媒体在报道新闻的过程中，由于故意或是重大过失造成对他人人格权侵害的行为。只有在报道内容严重失实，并非轻微失实时，才认定媒体侵权。因为，媒体作为舆论的监督机构，在某些情况下不能进行深入调查整件事情的发生经过与事实真相，这就导致报道中难免会出现新闻内容与事实不符的情况。

如果过分追究报道真实性，有些新闻工作者便可能会不择手段去接近真相，在这个过程中，也将导致他人的合法权利被侵犯。若规定报道的基本内容属实，只传播了客观事实，并没有故意损害他人合法权益内容的，就不应认定为侵犯他人权利。

许多学者认为，媒体的侵权行为主要体现在媒体工作者利用报道影响力，做出失实报道甚至是违法行为，导致他人合法权益受到侵害的行为。医院属于事业单位法人，法人属于法律上拟制的人，也具有人格权，根据我国现行的立法与司法实践的做法，也不难看出法人可以具有人格权。对于医院来说，媒体的侵权方式主要是侵犯其名誉权。主要包括以下几种，一是报道内容失实带来的名誉权的侵害。二是媒体工作者偏离客观真实、不恰当的主观评论或者直接侵犯其权利的报道。三是为吸引大众眼球而转载一些不符合真实情况的新闻报道。

就目前来看，我国在解决媒体侵权的问题上主要依据的仍是《民法总则》的有关内容。由于没有针对新闻媒体侵权时应依据的专门法律法规，在实践中便只能依靠司法机关及学者参照一般主体侵权的法律规定来解决问题。例如：通过要求行为人停止侵害、恢复他人名誉等方式来保护受害人的合法权益。综合各种观点，媒体对医院失实报道造成侵权时应适用过错推定原则，即举证责任属于过错方 —— 媒体一方，这样作为受到损害一方的医方更占优势。过错推定原则体现了法的价值中的一般价值，也体现新闻自由及社会价值，因媒体属于相对较大的一个群体，故过错推定原则使举证责任的分配变得更加公平。

2. 设立准入门槛

规范媒体报道应该建立媒体的准入规则，以政府为主导，全社会配合，为建立和谐的医患关系共同努力。媒体在报道中应遵守法律、道德底线，与医生充分沟通后，不偏袒任何一方地进行报道。媒体工作者在进行报道时会面临两种判断，一是对事实的评判，二是对新闻社会价值的判断。事实判断要求媒体工作者遵守客观全面的报道准则，而价值判断则要求媒体工作者能够对事实讯息整合、分析，并能够通过这两个方面的判断提供指导意见，这两种判断能力即为新闻记者专业素养的体现。

此外，媒体工作者还应当增强其医疗卫生的相关知识，在报道医疗问题时能够先产生一个基本的判断，然后再通过具体调查取证，多方了解事实等一系列过程后，最终得出一个公正合理真实的报道。

媒体工作者在进行报道时，报道应当符合客观事实和医疗知识，准确、全面地报道，让大众能够理性地看待医患纠纷问题。因此，提高媒体从业者的医学专业素养，既是媒体传播的需求，也是保障他人权益的前提。同时，媒体在报道时的准入时间也应有规制。媒体只是事件报道的媒介，并不是结论的定义者，也不是审判者。媒体介入时应该怀有公平公正的心态，充分了解事件的来龙去脉，不妄加评论。

媒体介入医患纠纷的时间应该被确定，不该在医患争吵激烈的时候介入，因为媒体介入的时间往往会间接影响事件的进展。媒体想要抓住一手材料固然重要，但是为了和谐的医患关系，在事情解决得不是很完善之前，媒体还是不要介入，以免激化矛盾，造成不必要的麻烦。

3. 完善事后审查机制

除了明确失实报道的责任与控制媒体介入的标准，媒体进行报道后的审查也尤为重要。媒体报道新闻质量良莠不齐，为减少失实报道所引发的不良影响，政府在保证媒体人正常限度的言论自由情况下，应该做好监督工作。一旦发现涉及虚假信息的报道时，要立即采取措施最大限度地降低由此导致的负面影响。同时，也要提高媒体行业的自律意识，当媒体人发现自己所发布或转发的新闻是不真实、不客观的，就应及时删除，并对所造成的影响进行道歉或补偿。在此，还可借鉴经济学领域的“负面清单”制度。

设立媒体传播的负面清单。例如：对医疗问题方面的报道应严格控制报道的主体资格，报道有关医疗问题的媒体人应具备一定的医学知识，确保其在报道过程中能够客观真实地去评价整个事件。在规定负面清单时也要明确监督内容，避免人为、随意地对媒体舆论监督进行干预和限制，详细列明监督的“负面清单”。

4. 建立信息平台

对于一些报道失实案件，其中一个重要的原因就是媒体工作者对案件事实不够清楚明白，在没有专门有效的信息平台发布准确消息时，媒体工作者便会对一些事件基于他们自身看法或者表面现象做出判断。如何去解决这一问题，应进一步加强医院对新闻危机事件的管理能力和提高应对突发医患纠纷和公共卫生事件等舆论引导的能力。

当面对媒体密集采访报道时，医院应当有一个统一的对外发布信息的平台，代表院方发布权威信息。信息要真实可靠，不妄加推测，坦诚面对媒体，得到公众的信任与支持。面对由于自身原因造成的损害要敢于承认错误并积极承担责任，尽全力补救。医方应树立起一个负责任、有担当的社会形象。

第八章　强化政府责任，构建和谐的医患关系

第一节　医患关系与政府责任

现代化的政府及医院，培养的医务工作者比过去有了更多平等互换的观念。医生尊重患者的知情权，患者也重视自身的知情权。患者的权利意识不断上升，不再盲目服从，遇到问题时更多的患者会选择与医生交流沟通。医患关系从过去的隶属关系走向了平等民主。从法制方面来说，传统模式下的医患关系，是双方自发的关系，关系中的纽带是医务者的道德，也就是说医生是否尽心看病，全凭个人的医师道德感。患者对于医生是尊敬还是轻视，也是出于道德修养。双方的道德思想始终存在着个体的差异，从而一直影响着医患之间的关系。中国历来的医患关系，是一种互相信任、负责的基本状态，但是随着社会的发展和观念的变迁，医患双方单纯的道德自律，已经无法调节医患之间出现的矛盾和纠纷，于是法律进入了医患关系。需要通过司法渠道、人民调解、政府行政介入等形式进行解决，对于阻挠医院正常医疗秩序，威胁、伤害医护人员人身安全的违法违规行为，则需要公安部门介入。所以政府的职责在于，提供多渠道的医患矛盾纠纷解决渠道，维护医患双方的合法权益。

一、医患关系紧张：政府、医院管理、医生与患者关系的综合表现

医患关系紧张是由多种因素造成的，主要是政府、医院管理、医生与患者的相互作用。

（一）政府因素

一是医疗体制改革涉及医患关系的改革滞后。随着我国医疗卫生制度改革的深入，患者、医院、医生、政府存在着新旧利益矛盾和冲突，使得医患关系趋于紧张。二是社会保障制度不完善。现在医院大多是自负盈亏，社会保障制度不健全，就使得医患矛盾日益凸显。三是在医药生产、流通环节存在着监管不力、秩序混乱等情况，导致看病贵。政府采购初衷是好的，但是，一些不法药商通过给开药回扣、给器材提成等手段，使社会、患者对医院缺乏信任。现行的法律法规在解决医疗纠纷时显得苍白无力，表现出现行法律制度滞后。

（二）医院管理因素

医疗质量不高是造成医患关系紧张的主要原因之一。医疗服务质量多数表现为医务人员对工作不负责任，对患者不尽心，甚至没有尽力帮助患者解除痛苦，以致延误或加重病情；或者对患者缺乏同情心，搞过度医疗、开大处方等不正之风。另外，由于患者反映的问题得不到及时合理的解决、后勤服务差、就诊环境差、门诊就诊等待时间过长等问题，患者的需要得不到满足。在出现医疗事故时，医院管理方大多表现出推诿漠然的态度，加上患方行为过激，这就导致丧失了医疗纠纷控制和处理的最佳时机。

（三）医生与患者双方的因素

一是患者因素。民众的健康意识增强，以及患者对医疗过程参与意识增强，加上信息发达使患者更方便地了解到与疾病相关的讯息，使得患者因素更为复杂。目前，不仅要满足患者技术性医疗服务需求，还需要医生给予更多的人文关怀，以便满足病人的心理需求。二是医生方面。在市场经济条件下，医生和医院管理者对经济效益的热衷与追求是导致医患关系紧张重要因素。

目前，医院将成为自主经营的经济实体，出于自身利益和市场经济发展的需要，一般会注重追求经济效益，以人为本的服务理念在很多时候是缺失的。压力大、工作负担重带来的医务人员工作倦怠是一个重要的问题。更应注意的是长期以来医务人员队伍缺乏人文素质培养，造成一些医护人员在服务过程中存在着态度问题，医患之间潜在的危机随着沟通不畅而升级。

人们具有求知、好奇、表达、追求公正等天性，决定了医疗纠纷个案会受到舆论的关注。新闻媒体对医疗纠纷的报道有着正反两方面的作用。在当前，有些媒体报道中，医生和患者多数被人为划成对立的两方。特别是民众相对缺乏医学知识，对医疗工作高风险和局限性不理解，部分媒体片面地把医患关系矛盾焦点理解为商业流通中的消费行为关系，强调患方的弱势群体地位。媒体对医患冲突直接起着推波助澜的作用，使得医患关系更加紧张。

二、政府责任概述

（一）政府责任的含义

政府责任是指“国家行政机关依法对国家和社会公共事务进行管理时应承担的职责和所具有的功能”。“政府必须回应并积极满足民众的基本要求，必须承担行政、政治、法律、道德的责任”。政府责任是从政府职能演化而来的。政府之所以必须对公民承担起责任，是因为公民选举或者委托政府管理公共事务，并且承认政府的合法性，作为政府必须承担起这种代理义务，对委托人的信任承担责任；同时，作为公共权力的行使主体，政府在接受权力的同时需要注意权力的滥用和权力的无边界，必须对权力有所监督，保障民众权益。政府从一开始就是伴着责任产生的，可以说政府存在的意义就在于责任。

政府代表国家，担负起管理全国各项事务的责任。责任是政府的自然本质属性，也是衡量一个政府是否有作为的标准。在世界政治、经济飞速发展的新世纪，政府的责任范畴已与原初意义上的政府大不相同，无论从规模、活动范围还是组建形式来看都已大为扩展。作为国家机器的最重要组成部分，政府不仅从政治和经济两方面调节和影响着社会，还通过各种方式促进整个社会的发展。在此条件下分析政府的历史源头和现实意义，不仅有助于明晰政府责任的理论认识，更可为我国当前的政治经济体制改革提供必要的历史借鉴，具有深远的理论意义和现实意义。

（二）政府在医院管理中应当承担的责任

我国《宪法》第八十九条中对中华人民共和国国务院，即中央人民政府，作为最高国家权力机关的执行机关，作为国家行政机关的最高代表，在社会管理中应该承担的责任做出了规定，其中有“领导和管理教育、科学、文化、卫生、体育和计划生育工作。”但这种提法过于宽泛，只是规定了政府的领导和管理的权利，在实际操作中不容易约束和衡量。目前，我国没有专门的卫生法用以约束和规定政府在医院管理中应当承担的责任，只有以公共卫生、医院管理和医疗主体为主的单个法律法规构成的一个相对完整的卫生法体系。

医疗方面主要有《中华人民共和国执业医师法》《医疗机构管理条例》《医疗机构管理条例实施细则》《护士条例》《中华人民共和国母婴保健法》《中华人民共和国母婴保健法实施办法》《中华人民共和国义务献血法》等法律、法规和制度。医院方面的法律法规主要有《医疗机构管理条例》，用以规定国务院卫生行政部门和各级政府及相关企事业单位对相关医疗机构的监督和管理。同时，政府还对公共事务的治理有引导的作用，引导社会公众、社会资本和舆论媒体对医疗卫生事业多加投入和关注。

政府是社会成员通过社会契约，共同赋予管理社会事务权力的机构。政府有责任对国家的经济、政治、文化事业进行适当的管理。所以政府对医院进行管理，是社会契约精神的体现。医院作为医疗卫生领域的主要职能部门，直接影响整个社会的稳定发展。

首先，医院在人们生活质量、身体健康方面有着重要保障作用；其次，医院在维持社会平稳、巩固人民生活水平上有着特殊地位，只有公众最基本的医疗救助需要得到满足，社会才会安定团结；再次，政府进行医院管理，是我国社会主义本质的要求，政府是我国社会主义建设的倡导者，作为领导者，政府有责任对医院进行管理；最后，政府对医院进行管理，也是最高宪法精神的体现，政府有责任按照法律要求对医院进行管理。

综上，政府在社会发展的过程中担负着众多责任，主要包括：管控、保障、监督和引导。在这众多的责任中，如何权衡中心是一个很重要的问题。医院发展关系国计民生，在医院管理的过程中，政府必须做到不能失位、不能越位，完成好管控、保障、监督和引导的责任。

三、政府在医疗服务市场中的定位和职能

（一）政府在医疗服务市场中的定位

按照传统政府干预理论的观点，只要存在市场失灵，政府就应该对该市场进行干预，同时，政府干预一定可以消除市场失灵。但是这种理论的前提条件是“万能政府”的假设，即政府代表大多数人的利益；政府所做的决策更周全、更明智；政府的运作是高效率和低成本的；等等。但实际上，上述条件并不能够完全得到满足，当政府决策或集体行动所采取的手段不能改善经济效率或道德上可以接受的收入分配时，政府失灵便产生了。

西方福利国家及我国和苏联等社会主义国家的实践表明，虽然政府全面介入医疗服务领域是必要的，但是，完全由政府来提供医疗服务也会出现诸如医疗费用不合理支出增加、医疗服务提供机构效率低下等问题。也就是说，政府干预同样会造成“政府失灵”。所以，仅依靠市场或者政府提供医疗服务和医疗保险都会由于出现市场失灵或政府失灵而产生社会福利损失。

从世界范围的医疗服务改革趋势来看，各国政府在政策选择上，既不是单纯地依靠市场，也不是单纯依靠政府，而是选择了政府与市场机制结合的方式。目前根据我国医疗服务市场发育还不完善的实际情况，也是选择了政府主导与市场机制相结合的医疗市场体制模式。因此，界定政府与市场在医疗服务中的功能定位是非常重要的。

政府的基本定位应该是凡是市场能够做好的，都交由市场去做；市场失灵，而社会需要的，政府必须承担起责任；既引入市场机制来运作，以提高效率，又通过合理界定政府，使两者各就其位，各显其效，避免政府职能的“缺位”或“越位”，其中政府和市场的作用根据医疗服务产品种类的不同功能的强弱也不一样。

政府承担的一些任务也要基于市场在卫生领域的功能划分，“越位”。其中政府和市场具体情况见图 8-1。

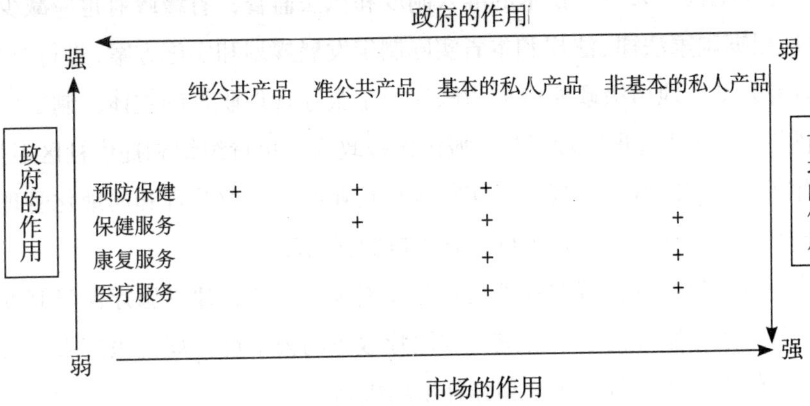

图 8-1　政府和市场在医疗卫生服务中的作用

由图 8-1 可见，对于预防、保健等公共产品和准公共产品，应当由政府主要负责提供，因为他们都具有很强的外部性，属于基本医疗服务的范畴，市场的调节机制相对弱一些；而大部分属于私人产品性质的医疗服务根据需求可分为基本医疗服务和非基本医疗服务，对于前者，政府的干预仍然必不可少，与市场共同起作用：对于后者，政府的调控作用就弱一些，而主要发挥市场配置资源的力量，这样，既能维护公民享受基本医疗服务的公平性又能兼顾医疗资源配置的高效率。

（二）转变政府在医疗服务市场中的职能

一般来说，政府是通过各职能部门来对市场进行管理和服务的，因此，政府责任体现在各级政府部门的职能当中，在医疗服务市场中则主要是体现在各级卫生行政部门的各项卫生职能上。而在市场经济条件下，卫生行政部门的职能转变是政府对医疗服务市场充分发挥作用的前提。因此转变卫生服务观念和体制，努力探索、明确和发挥政府在医疗卫生服务市场中的应有职能与作用，显得迫切而重要。

在市场经济条件下，政府各级卫生管理部要实现“三大职能”的转变，即从“办”卫生到“管”卫生，从经验管理到依法行政，从微观管理到宏观管理。在此基础上依照科学的行政理念，本着公平优先、效率兼顾的原则，以市场机制与政府作用有效结合为途径，实现从无限政府向有限政府、从无限行政向有限行政、从“权威”行政向服务行政的转变。然后才能做到依法行政，政事分开，准确运用法律的、经济的和行政的手段管理医疗卫生服务市场。

但需要注意的是，政府在卫生领域的宏观调控作用既要适应社会主义市场经济发展的需要，又要遵循医疗卫生事业发展的内在规律，要划分不同层次政府的责任，明确相应的职责，避免医疗机构的重复设置和管理交叉。如中央政府除举办若干承担特殊任务的医院外，不应直接举办太多的医院：中央政府主要拟定医疗卫生法律、法规、发展规划，建立机构、人员、技术的准入制度和执法监督；省级政府也应减少直接办医院的数量，根据国家法律、法规和本省实际制定发展规划和实施方案，进行组织管理，加大执法监督力度；地市级政府应成为医疗卫生服务管理职责的主体，制定区域内的医院设置规划，举办并管理医疗机构；城市区级政府应负责组织和提供社区卫生服务，这样，才有利于实施区域卫生规划、实行医疗行业的全行业管理和属地化管理，从而逐步建立起宏观调控有力、微观运行富有生机的新机制。

我国政府在医疗服务领域的管理目标是发展医疗事业，建立医疗保障制度，满足人民群众的基本医疗服务需求，促进基本医疗服务的公平性；规范医疗服务市场和医疗服务行为，促进公平竞争：纠正和弥补市场机制。

根据此目标，政府在医疗服务市场中的职能主要有：制定各项竞争规则功能、规划功能、准入功能、管制功能、经济政策调控功能、培育和发展行业组织功能、医疗保障筹资功能、发布医疗卫生有关信息功能等。其中，制定规则、规划功能、完善医疗保障、培育第三方行业组织是比较宏观的职能，对医疗服务市场具体的管制是微观的职能。

四、医患关系中的政府职责与协调原则

其一，适应新时代新目标新要求，需要进一步转变政府职能，构建起职责明确、依法行政的政府治理体系。政府在医疗卫生中的主要职责是作为基本需求的保障者、制度的供给者和市场的监督者，具体体现在以下几个方面：

第一，医疗公共卫生服务方面，政府作为权益保障者，通过有效权利手段，负责保障公民享有的医疗公共卫生服务；第二，在基本医疗服务和保障方面，政府要充当社会保险的管理和执行者，建立全民医疗保险体系和对弱势群体的医疗救助体系，改变过去政府卫生医疗投入过低、居民支出过高的状况，确保基本卫生医疗的公平性。同时，政府要担当规划者，构建健全的初级卫生医疗服务体系，提高卫生资源宏观配置效率；第三，政府要担当监管者，干预医疗服务中的市场失灵。

其二，政府在构建和谐医患关系中需要一定的协调原则。正如之前学者所述，医患关系存在着一个复杂的系统，医患关系绝非个体道德优劣的问题，它存在于政府调解医患关系之间的宏观制度背景内。因此，要有正确的协调原则，才能引导医疗体制改革走向成功，才能改善医患关系走向和谐。

主要原则有以下三点：

第一，公正原则。公正是人类社会发展中始终追求的，具有永恒价值的根本理念

和基本行为准则。在政府及医学道德领域也不例外，公正一直被看作个人的美德之一。然而，新型的服务型政府，实现造福于民的社会正义，就必须为医疗卫生行业制定相应的政策作为保障，加大对偏远地区的卫生投入，尽量避免区域间卫生发展差距过大，实现公正的原则。

第二，平衡原则。政府在社会及医疗卫生体制转型期间，对医患利益的平衡起着至关重要的作用。机制的优化、健全的法律制度都需要从政府方面入手。

第三，公益性回归原则。医疗卫生机构的公益性，是一个国家在医疗卫生政策方面为谋求大多数人的健康利益做的一种公正的选择。

随着我国医疗体制改革的不断深入，国家及人民对于公立医院的公益性回归，提出了较高的要求，但是优质医疗资源的有限性及地区需求的差异，本属于政府责任范畴的基本社会服务被推向社会，导致群众负担变重。因此，要公立医院回归公益性的同时，政府首先要投入更多的财政支持，才能将作为公共产品的医疗卫生服务顺利有效的开展。

第二节　医患关系构建中国外政府的做法借鉴

他山之石，可以攻玉。作为后发国家，我国在诸多领域可以借鉴其他国家，取其长避其短。我国的医患关系现状与国外差别很大，研究表明，造成差别的原因主要有卫生保障体制、利益分配机制、行业管理制度、患者期望与素质等。要缓解医患关系的矛盾，应当从不同层面着手，除了逐步解决制度层面的问题，在工作机制层面也应当借鉴国外成功的经验。

一、国外政府处理医患关系模式

国外政府处理医患关系的模式有很多种，比较典型的有英国的三级投诉制度、美国平衡医患利益的措施、日本的医患信任关系和德国庭外调解医患纠纷。

（一）英国的三级投诉制度

在英国，政府处理医患矛盾纠纷的机制是三级投诉为主、法院裁决为辅，三级投诉的部门从低到高依次是医疗机构、医疗主管部门和医疗巡视官。当患者对医疗机构的行为或者医疗过程不满意时，可向上述三个部门逐级提出投诉，医疗巡视官是最终裁决部门。而当病人在医疗过程中受到伤害要求赔偿时，就要求法院的介入，根据相关法律进行裁决。英国的三级投诉制度是建立在全民免费医疗和医疗责任保险的制度上的，免费医疗减少了患者对医疗机构的仇视心理。另外，英国政府还设计了一套保护医生的制度，就是当患者使用非法手段对医生实施威胁或者暴力的时候，医生有权终止对患者的医疗。

（二）美国着重平衡医患利益

美国政府在面对医患矛盾处理方面，主要以全面的法律规定针对医患双方的权利和义务来进行保护和约束，尤其是尊重患者的隐私权和知情权，希望建立双方相互信任、相互理解的对等关系，从源头上减少医患矛盾的发生。自1972年制定和实行了“患者权利宪章”，形成了较为规范的“患者权利保护人”制度，主要强调医方在诊疗过程中，必须向患方告知其真实的病情、成功治愈的概率及一切在治疗过程中和结束后可能产生的并发症或其他问题，以此来保证病患能够对自己的身体状况进行清晰完整的认识和了解，以便治疗初期就减少医患矛盾的产生。

美国法律规定，医生在整个治疗过程中必须具备四个要素：知情、信息、理解和认同，病患并不是处于一味进行各种表格填写的被动地位，而是作为与医生对等的合作对象在信任、理解的基础上共同完成治疗。当医疗事故发生时，美国政府规定当病人及其家属要求经济赔偿时，必须直接向法院提起诉讼而不得与医方进行直接交涉；诉讼过程中，由医方的保险公司代替其出面对指控方进行沟通，并根据结果进行相应的赔偿。2003年美国众议院通过决定，一般过错性的医疗过失损害赔偿金额以25万美元为限制，保证了医生的医疗质量和病患权利。

美国医疗体制虽然呈现市场化的特点，但是在市场化的过程中，加入了更多的政府干预内容和手段：政府以救助部分穷人的方式替代全民医疗卫生服务，通过救助模式一方面抑制了医疗服务的过度市场化，另一方面也防止了医疗费用的过度增长。美国政府对于医疗服务行业的竞争也有着相关规定，如当需要购买大型医疗器械或者开展重大的、新型的（诸如器官移植等）医疗服务项目时，所在医院必须提前向州或者联邦政府提交计划申请，待相关机构审核批准后方可运营执行。

同时，美国还设立卫生福利部作为唯一为市民提供医疗和卫生福利的政府部门，其主要职责包括：一是满足公众健康需求，主要在于为覆盖范围内的市民进行医疗服务和诸如扶贫医疗保险的福利帮助；二是保证医疗卫生质量，包括通过立法和建立相关的规章制度来不断提高医疗卫生服务的覆盖范围和环境，对药品治疗等项目进行成本控制；三是对特殊人群提供帮助，特殊人群主要是指精神或者生理残疾及生活困难的人群，美国卫生福利部将根据具体情况对其经行包括医疗救助、疾病预防等救助服务。

（三）日本重点建立医患信任关系

日本在医疗方面的改革采取的措施收到了非常良好的效果。首先，政府化解医患关系中的信任危机，为患者提供更加优质的服务。日本的医疗评估机构在1995年的建立，就是为了向患者证明政府职能部门对于医疗机构的监管是强而有力的。日本政府的医疗监督机构（含协会）对辖区内的医院进行五个方面的评估，并将评估结果发布到互联网。通过评估的医疗机构被颁发合格证书，保证向患者提供优质的医疗服务。这样的方法提高了医疗机构的信誉度，增强了患者对医院及医务人员的信心，又对医疗机构实行了长期有效的监管，一举两得。

除此之外，日本政府还在事故中总结经验教训，降低复发率。针对日本不断出现的重大医疗事故，政府部门建立了非常翔实的数据库，与医疗事故纠纷能够发生关系的行业均可共享该数据库的数据。根据医疗事故数据库的数据，医患双方、法律顾问及民间组织成立了研究如何降低医疗事故发生率、医疗事故发生后如何应对等一系列问题的医疗事故信息研究会。该研究会还负责追查事故原因及帮助医患双方通过法律手段调解纠纷，帮助医疗事故的解决进入正常轨道。

（四）德国庭外调解医患纠纷

德国在医疗制度上的特色有两个，一个是完备的社会保障体系，另一个就是庭外调解医患纠纷。在德国处理医患纠纷的方式比较温和，一般经过调解都能得到解决。德国政府设有医疗事故调解处，是政府专门为调解医疗事故纠纷设置的。在医患双方出现纠纷时，一般患者会主动找医疗机构进行询问，得不到满意答复时，便会交由医疗事故调解处进行调解。

（五）新加坡管办分离的医疗管理机制

一直到20世纪80年代，新加坡一直实行管办合一的医疗供给模式，即政府以向公民征税的方式来获取医疗卫生的费用，公立医疗机构依靠政府下发的财政拨款来向公民免费服务大部分的医疗服务。随着时间的推移，管办合一的医疗服务供给模式逐渐显现出了若干的弊端。1983年，新加坡政府公布了国家卫生计划，计划通过改革原有的一揽子医疗卫生费用，以公积金制度为主体的医疗保障制度替代原有的筹资模式，实行管办分离的体制模式来引导个人对医疗卫生服务责任的加强。具体包括以下几个方面。

一是权力下放给医院。新加坡政府通过将部分权力交还给院方，以此使医院对自身人员任用、管理等拥有更多的自主权。作为医疗卫生服务市场主体的公立医院能够拥有更多的权力来根据自身的需求和能力来进行改革和管理：一方面，改善医院的服务环境和服务质量，提高医疗设施技术的条件来尽力满足病患的需求，减少病患在治疗或等待治疗中耗费的时间成本；另一方面，制定相关的激励以保证工作人员的积极性和热情度，运用灵活的管理方式来增强医务工作者的质量水平，提高对于患者的回应，减少与患者之间的矛盾。

二是分离对于公立医院的所有权和管理权。1985年，新加坡政府以新加坡国立大学医院作为试点，开始进行对于公立医疗机构的重组计划。目的是以较低的成本来为患者提供高水平的治疗服务。这些改制后的医院仍然作为公立医院，政府对其拥有所有权而非经营权，打破了原有的公立医院隶属于新加坡卫生部的行政关系。

三是实行医疗资源的优化配置。新加坡政府于1999年开始，将公立卫生保健提供系统重组为国家卫生保健集团和新加坡卫生服务集团来负责新加坡居民的医疗服务提供，两大医疗集团在竞争的同时共享医疗资源，通过技术交流等方式来进行相互合作和协作；医院集团内部实行双向诊治模式，充分利用各级医疗资源，尤其是社区医院。医院集团的成立避免了由于重复建设而导致的医疗资源浪费，在提高了医疗服务质量的同时降低了医疗成本，保证医患利益优先。

四是对医疗机构实行监督。新加坡卫生部在实施了一系列重组的过程中进行了严格规定，包括重组后的医院实行收入封顶政策；对于患者自费和政府补助的医疗服务付费归属进行细划分；严格监督各个医院的药品使用情况和价格水平，尤其是针对治疗某些特殊类型疾病的药物。政府对医院的就诊人流量和病房使用情况实行监督，并以此来设定不同的补助率，从而对医院进行适当的财政拨付。

二、国外政府在处理医患关系中的职责体现

（一）充足财政投入做保障

国外的医疗制度与我国最大的不同就是很多国家实行全民免费医疗制度，我国目前是政府与社会双方参与的合作医疗制度。西方发达国家政府对医疗的投入在财政收入中占有很高的比重，财政预算向民生问题倾斜。另外，国外政府对医疗行业的财政投入还表现在对医疗机构的补贴，如英国，医疗机构有足够的资金用来维持机构运转，并且有充足资金支付医护人员高额薪金。患者和医疗机构的利益都有国家政府做保障，双方的利益之争就会减少，负面情绪也会减少，相应地，医患之间沟通就会增多。

（二）制定相关法律

完善立法是避免医患纠纷的措施之一，很多国外政府在确立医疗制度的同时都会制定相关法律作为其实施的保障。在医疗立法方面最为详细的就是俄罗斯，从医疗消费、刑事案件到司法鉴定，以“维护公民健康”作为基本原则，在许多部国家颁布的重要法律中都对患者的权益有明确的维护。医患双方一旦发生纠纷，就可以根据法律

向有关部门提出调解或诉讼，即使发生医疗事故也有章可循。细致周到的法律不仅保障了公民的利益，也规范了医疗机构的行为，增加了双方互信。

（三）设置医患纠纷调解部门

医患纠纷不能算是正常意义上的民事纠纷，医疗行业也是一个十分特殊的行业，因此如果把医患纠纷都交给法院裁决，不仅不能充分利用法院的资源，而且也很难做到令双方都满意的公正判断。许多国家重视医患纠纷调解部门的设置，如日本医师协会和德国的医疗事故调解处。这两个医患纠纷调解部门由退休的医生和律师组成，这些人员有丰富的医患纠纷调解经验，不仅可以减少对法院资源的占用，还可以发挥社会力量对医患纠纷的调解。英国的三级诉讼程序可以说是很值得推崇的，三级机构逐级提高，充分利用了社会组织的力量，又把法院作为最终级别的裁决，保障了调解的公正。

（四）设置医疗机构监督部门

政府设置专业的医疗机构监督部门可以规范医疗机构的行为，同时也会增加公众对医疗机构的信任度。日本政府为了增加医患之间的信任，设立了医疗评估机构，监督医疗机构行为，确保向患者提供优质服务。医疗机构监督部门的设置，可以真正发挥行业协会的作用，同时减轻政府社会管理的压力。政府作为社会的“守夜人”，做不到也不需要面面俱到，在医疗行业，政府更是因为缺乏专业医学知识而不能全面管理。因此，在医疗行业，政府的职责主要不在管理在引导和监督，而对医疗机构的监督就显得尤为重要。

第三节　构建和谐医患关系中政府责任强化策略

党的十七大报告将人人享有基本医疗卫生服务作为全面建设小康社会的一项奋斗目标，明确提出“健康是人全面发展的基础”，这个论断体现了党和国家坚持以人为本，全心全意为人民服务的宗旨，医疗成为六大民生问题之一。同时，政府也正在为解决上述问题而谋划良策、问计于民。正在为缓解医患关系的政府已提出以下几点有效政策方向。一是迎难而上，政府对扭转公立医院在运行机体上不适应公益性目标的现状是有责任的；二是有的放矢，政府有责任在解决医患关系不合的举措上做到有可行性；三是积极引导，政府有责任正确引导媒体正面报道医患关系之间的和睦感情。

一、强化政府对医疗卫生资源的投入、规划、监管责任

（一）强化政府对医疗卫生服务的直接投入责任

当前我国医疗基金的筹资构成中，政府资金所占的份额明显偏低。多年来政府财政投入力度不足，一方面对医疗保障制度的补贴比例也一直徘徊在较低水平，导致缺乏个人风险分担机制，需要个人直接支付大量的医疗费用；另一方面，导致医疗机构趋利性动机增强，为实现经济效益想方设法从患者身上谋取利益。这就造成医疗费用增长过快，居民医疗费用负担加重。我国政府已经逐渐认识并采取相关措施扭转这一现象，正视国家应对医疗卫生服务承担财政责任，为整个医疗卫生服务事业的发展提供了强劲的经济支撑。

在新一轮的医药卫生体制改革中，通过对公立医疗机构和公共卫生的投入并建立多层次的医疗保障，强化政府在基本医疗卫生制度中的责任，形成有别于国外以商业保险或者免费医疗为主的医疗模式。要建立和完善政府对医疗卫生事业的投入机制，正确划分中央和地方政府的卫生投入责任，逐步提高政府的投入占医疗卫生总费用的比例。同时加大政府对公共卫生、基本医疗保障、城乡基层医疗卫生机构以及公立医院的投入，建立相关经费保障机制，促进医疗机构改善就医环境、提高服务质量。

（二）切实履行对医疗卫生资源的规划、监管责任

我国医疗卫生资源布局规划中的结构性失衡很大程度上造成目前广大患者面临的“看病难”问题。改革开放以来，医疗资源过分集中在大城市、大医院，而基层医疗机构缺乏人力资本和诊疗设备上，且发展水平较低，难以赢得患者的信任。老百姓得了病往往要千里迢迢奔赴大城市大医院，使得这些大医院“患满为患”。这不仅导致农村和社区医疗机构无法起到分流患者的作用，也让以“高药价、高耗材”为特征的过度医疗愈演愈烈。为完善医疗卫生服务体系建设，首先要对医疗机构进行整体规划布局，明确各个级别医疗机构间的职能分工。在城市，建立城市医院与社区卫生服务站之间分工协作的工作机制；在农村，加快建立健全县、乡、村三级医疗卫生服务网络。其次，要通过人才交流轮岗等方式，提升基层医务工作者的业务能力，确保高质量的诊疗水平。通过健全社区卫生服务网络，引导需要一般诊疗的患者去基层医疗机构就诊，配合以社区首诊、双向转诊等分级医疗体系的完善，解决百姓看病难问题。还可以采取降低收费标准、提高报销比例等综合措施，缓解百姓看病贵的困境。当然，政府还应该注重对医疗服务质量的监督管理。

在奥尔索普（Allsop）和马尔卡希（Mulcahy）总结的政府管制医疗市场的 6 个关键目标中，针对质量监控的就涉及 3 个，分别是控制市场准入和退出、管理标准数量

和保证安全，足以说明政府在此方面所负有的重大责任。可以通过健全医疗卫生监督执法体系、规范管理制度和工作流程等加强对医疗卫生服务质量的监管。发挥信息优势，利用发放医院和医生行医执照、注册登记等方式，对于医疗服务质量不达标、不符合制度规范的医疗机构、医生建立退出机制，把好质量关。

二、加强医学科普教育

医学科普就是将医学科学知识通过言简意赅、通俗易懂的方式传播给大众，让民众理解，并自觉形成健康的生活方式。民众对医学科普知识的掌握，不仅有利保持健康，而且可以认识常见病的发病原因、预防措施、常见的治疗方法，有利于医患沟通，有利于医患纠纷的解决。为提高医学科普传播，拓展医学科普的受众人群，我们应从以下几个方面入手。

（一）医学科普文本的编辑需要具有“易读性”

医学科普是针对社会公众的，需要用通俗易懂的语言把医学专业名词解释清楚，让非医学专业人员易于阅读，能够吸引读者，这是医学科普传播的首要条件。同时医学科普文本还需要讲究巧妙的讲述方式和表达技巧，以更适应普通大众的心理。

（二）医学科普要注重实用性

在策划科普文本时，要结合当下多发病、易发病的问题进行编排，如目前H7N9型禽流感比较流行，那么政府卫生行政部门或者疾控中心或医学科研院所，应积极组织班子撰写此类的科普读物，介绍禽流感的相关知识，发病原因、传播途径、预防措施等，这就具有很强的实用性，让读者了解其想知道的。

（三）医学科普要及时反映医学的新成果

人类在和疾病抗争的过程中，不断深化疾病的认识，新技术、新疗法不断被发现，新设备不断被创造，并被广泛应用于临床治疗。作为科普的载体，应跟上新技术发展的步伐，详细介绍新技术的优劣，新疗法的优势与不足。避免公众对新设备产生“万能”的认识，从而避免临床上因此而产生的纠纷。

（四）注重医学科普内容的科学性

科学性是医学科普的核心与生命线，科普作品要把医学科学知识准确地表达出来，向读者传达非常准确的结论和概念，不能是错误的。医学科普不仅介绍医学研究最新成果，而且还普及医学保健知识，让公众了解医学发展的同时，获得医学知识，从而科学地指导公众的生活方式，养成健康的生活习惯，文明生活。

（五）积极开展医学科普宣传的降地

作为负责医学科普宣传的政府部门应结合时代的发展，在做好期刊、杂志、报纸、电视媒体传播医学知识的同时，充分利用新媒体便捷、传播速度快的特点，传播医学科学知识：还可以利用社会公益性活动开展大型的医学知识宣讲，开展大型疾病义诊咨询，传播科学的疾病诊治预防知识，提高医学知识的知晓率。

三、政府主导建立多主体联动式医患纠纷化解机制

（一）政府牵头成立健全的医事仲裁机构

在政府的牵头下建立有效的医事仲裁机构是有效建立医患双方沟通机制的组织建设，也是弥补双方沟通机制不足的重要基础。医事仲裁机构是有效化解医患纠纷的重要第三方平台，针对我国目前第三方医疗事故仲裁机构的短缺和医疗机构中伦理科室的欠缺，政府应当有效发挥牵头作用，成立健全的医疗事故仲裁机构，协助非政府的社会主体的参与作用，有效提高“善治”水平，发挥政府职能，提高对公共事业的管理水平。从操作方面来看，各级卫生监督管理单位与非营利组织应妥善加快医疗事故仲裁机构的建立，发挥相关仲裁机构对医患纠纷的仲裁力度，成为可以化解医患纠纷的必要途径，弥补医院组织机构建设和我国相关法律规定的不足，借鉴国外的发展经验，引进相关具有医疗经验的人才和具有调解经验的人员，在保障仲裁专业性的前提下，提高对医患纠纷的缓解力度。

（二）政府敦促医疗类 NGO 提高发展水平

NGO 组织是有效化解社会问题的民间非政府团体，可有效充当政府和民间的沟通平台，提高对社会问题的化解能力。

由于我国目前医疗类的NGO整体数量较少，政府应当牵头成立并发展NGO组织。从具体牵头平台来看，或是由卫生管理部门发挥牵头作用，或是由中华医学会等行业权威 NGO 牵头，最终均是旨在提高政府对非政府组织的鼓励作用，将非政府组织纳入医患纠纷的协同治理过程中。从 NGO 在医患纠纷过程性中发挥作用的角度出发，一方面使其成为建立合理医患沟通机制的桥梁，另一方面也是缓解医患纠纷并合理善后的组织保障。

在医患双方针对就诊问题产生龃龉的阶段，推进双方进行良性的沟通，彼此针对可能存在的问题进行合理讨论，安抚患者情绪，以专业化的沟通方式与医疗机构进行事实的陈述；在医患纠纷发生时，非政府组织通过介入医患之间，对双方的利益纠纷

进行归纳，对责任的界定和补偿范围进行初步的核算，推进双方沟通机制的建立；在双方沟通完毕并就赔偿与否与赔偿数额达成一致后，有效消除社会影响，保障患者和医疗机构的声誉，针对事件进行合理的总结分析，对解决路径进行有效归纳，是非政府组织合理发挥作用的必要步骤。

（三）政府敦促医院成立伦理科室

伦理科室是目前我国各级医院所欠缺的项目，也是各级医院不能妥善化解医疗纠纷的重要原因所在。伦理科室作为医疗机构内协调化解医患纠纷的重要中介部门，其存在可有效地提高医患纠纷的解决效率，并建立医疗机构与患者的合理良性沟通机制。目前政府应敦促我国公立医院推行伦理科室试点工作，加快其组建与运行，使其发挥有效缓冲医患纠纷的作用。除公共医疗卫生管理机构外，政府一般缺少其他途径直接参与到医患纠纷的化解过程中。所以，政府敦促医院成立伦理科室成为政府有效发挥对医院等事业单位监督水平的必要策略，这也是建立缓冲平台以提高政府对医患纠纷干预程度的做法。

四、发挥政府在医患关系中的监管职能

（一）深化医药卫生管理体制机制改革

2009年4月6日，我国卫计委正式出台《关于深化医药卫生体制改革的意见》（简称《意见》），文件中正式提出新医改的方案。从中不难看出政府对广大人民群众的健康问题十分重视,《意见》的提出对医患关系的和谐构建与百姓就医都有重要的意义。构建和谐医患关系的核心问题是逐步消除两者之间利益冲突。想要解决因“看病难、看病贵”而引起的医患关系纠纷，就必须从源头上找到突破口。既然我们认定医患矛盾需要主持公道的主体参与，那么最重要的主体就是政府。为此，政府应该做好以下几个方面的工作：

一要加大对公共卫生事业的投入力度，力争在城乡之间、发达地区与非发达地区之间合理配置医疗卫生资源。在发展城市医疗卫生水平的同时，加大基层卫生体系建设的扶持力度，要做到不同地区、不同人群无一例外地享受到政府公共医疗投入的利益。另外，还要考虑到各个地区存在的弱势群体，对他们要通过建立社会救助体系实现就医可能，这也需要政府提供财政支持。不求平均但求公平，只要能使公共医疗惠及全民，民众的心理平衡，医患关系自然会得到改善。

二要加强对医药生产、流通环节的监管。正如上述，既然虚高的药品价格并非生产企业独自所为，管理者必须对各个环节进行监督。首先要对涉药企业进行生产成本

的核实，从源头上遏制药价。对于涉及人类健康的一些基本药品要保证其价格合理、质量优良。同时，对药品流通环节要加以监督。包括不得通过变剂型、换包装、改名称申报新药等方式变相涨价。对于用药单位，主要指公立医院，当解决“以药养医”问题，减少人们就医花费。

三要鼓励营利性医疗机构在卫生事业中的发展，政府也应对于综合评定好，监督成绩突出的营利性医疗机构予以政策的鼓励与倾斜。目前在我国，政府与集体举办的非营利性医疗机构的数量几乎是营利性医疗机构的数量的4倍。所以，营利性机构数量的增加对缓解人民群众求医方面的困难有着实质性的缓解。

四要建立社会医疗责任保险机制，使医师脱离对患者的利益依附。实际上，患者之所以对医生有心理防范，源于行为主体与责任主体的分离，医生出现医疗事故是由医院负责赔偿的，患者总认为医生不会尽心治疗，而只是为了个人利益。医疗责任保险使医疗赔偿有了可靠保障，可以有效地增进医患相互信任的情感，有利于建立和谐的医患关系，重塑医务人员在百姓心目中的天使形象。

（二）建立覆盖全民的社会保障体系，逐步提高医疗保障水平

医疗保障体制的构建可以为社会成员的基本医疗提供有效保障，它能减少因经济因素而发生医疗矛盾和纠纷的频率，且有效地缓解城乡居民“看病贵”的难题。作为其主要职能之一，政府有义不容辞的责任，承担推动组织和建立基本社会医疗保障制度的责任，不仅要自己出资，而且要发动社会各界参与筹资活动，因为只有发动全社会的力量才能弥补政府无力负担的部分社保资金缺口。目前亟待解决的问题是建立城镇居民及农民工建立以大病统筹为主的医疗保障体系，尤其对于经济欠发达地区，政府应在政策和财力上给予重点扶持。建立国家基本药物制度，完善基层医疗卫生服务体系，方便群众就医。同时，还应该充分发挥中医药作用，从而降低医疗服务和药品价格，从根本上破解医患关系中的矛盾。

（三）加大政府投入力度，改变现有规则

针对当前我国医疗领域现实，政府已充分认识到解决问题应回归到医疗的公益性上去，强调医药卫生体制改革要坚持公共医疗卫生的公益性质。新医改已经明确了政府投入的方向，即政府主要对公立医院进行五项补偿，其中基本建设和大型设备购置是财政补偿的重头戏，直接关系医院的可持续发展的物质基础；而重点学科发展则关系到我国公共卫生的整体发展水平，也需要重点投入。对承担公共卫生任务、紧急任务的医疗机构及中医院等专科医院在投入政策上都可予以倾斜，进行补偿性投入。

对可以政府采用购买的形式购买医疗机构承担的基本医疗服务与公共卫生服务项目，按照救治人次，或者按照服务量来进行补偿，同时考虑工作效益，体现促进效率的原则，保障有限财政资金发挥应有的作用。同时财政补助以完成任务的多少作为补助标准。将门诊人次和住院人次共同作为衡量医院工作效率的两个重要指标，并以此确定补偿数目，将有助于公立医院提高服务效率。

政府对于医疗机构在运行中还应配合适当的激励机制，改革实行绩效工资，重新制定分配制度，保证医疗机构与卫生技术人员的积极性。

第九章　解决职业倦怠，构建和谐的医患关系

第一节　职业倦怠概述

职业倦怠一词最早出现于20世纪70年代，用以描述工作中的个体所体验到的一组负性症状，如长期的情感耗竭、身体疲劳、工作卷入降低，对待服务对象不人道的态度和降低的工作成就感等。

一、情绪劳动与职业倦怠

（一）情绪劳动的提出

情绪劳动是体力劳动和脑力劳动之外的第三种劳动，它是员工根据组织指定的情绪规则而进行的内部情绪调节和外在情绪表达的过程。自阿利·拉塞尔·霍克希尔德（Arlie Russell Hochschild）1979年提出情绪劳动这一概念以来，各国学者对情绪劳动进行了大量的研究，除了对情绪劳动概念、结构、理论及影响因素的研究，还对各种职业的情绪劳动进行了实证研究，其中关于服务员、教师、销售人员及护士等职业的情绪劳动研究比较多。

（二）医护人员的情绪劳动

霍克希尔德在《被管理的心》一书中列举了六类情绪劳动最频繁的职业：分别为专业性、技术性职业，经营管理者，销售人员，办事员，服务性工作职业，私人家庭工作者。医疗业既是具有专业性、技术性的职业，又是具有特殊性质的服务行业。情绪劳动作为医护人员工作中的必要组成部分，它的特点与其他的情绪工作（如销售人员）有所不同：医护人员每天接触的人多为处于痛苦、焦虑状态的病患及其家属，也不可避免地受到负面情绪的影响。在这种工作环境下，医护人员比一般职业体验到更多的消极情绪，如果医护人员将这种消极情绪表现出来的话，不仅对病人没有帮助，对自己也是无益的。李秀林、张剑等人在对不同体制医院护士情绪劳动的研究中认为，护士情绪劳动是护士基于工作的需要，为了表达出符合组织要求的情绪，进行情绪控制和调节的过程，情绪劳动有助于任务完成，并且能够提高组织绩效。

医护人员在工作中展现的情绪，不仅包括情绪的自然流露，还包括以伪装方式展现出的情绪。在情绪劳动策略方面，创始人霍克希尔德提出来三个维度：表面行为、

主动深度行为及被动深度行为；阿什福思（Ashforth）和汉弗莱（Humphrey）提出了四种策略：自主调节、表面扮演、深层扮演和失调扮演；葛朗台（Grandey）认为情绪劳动包括表面行为和深度行为两个维度；迪芬多夫（Diefendorff）提出表面表现、深层表现和自然表现（也叫真实情绪表达）是主要的情绪劳动策略。

有调查结果显示患者最看重的三项是医生的医术、态度和沟通能力，但目前沟通效果一般，因此服务态度会直接导致医患关系的紧张。现代医院的生存和发展，除了依赖医疗技术与医疗水平的不断提高，医护人员情绪劳动的作用也是不容忽视的。

（三）职业倦怠的发展

职业倦怠（occupational burnout），又称“工作衰竭”“工作枯竭”等，由于这一概念涉及组织、个体等多个方面的问题，自从1974年弗罗伊登伯格（Freudenberger）提出这一概念，对它定义的争论便从未停止。弗罗伊登伯格在提出这一概念时，主要从临床心理学的角度出发，他认为职业倦怠是由于个体在已经全身投入工作后，仍不能满足服务对象要求时所产生的病状；而从社会心理学的角度出发，伯克利大学的马斯勒（Maslach）认为职业倦怠是一种情绪耗竭、去人格化倾向和个人成就感的综合现象；彻尼斯（Cherniss）则认为组织因素对职业倦怠的发生起到了重要作用，他认为正是由于工作应激的持续存在，导致个体长时间处于应激状态无法脱离时所出现的症状；法伯（Farber）则提出自己的观点，认为职业倦怠是个体无效感的体现，它是由于在工作中付出与回报不匹配所导致的。

不同的研究者从不同的角度对职业倦怠的发生机制做了大量研究，其中，克里斯蒂娜·马斯拉奇（Christina•Maslach）和杰克逊（Jackson）提出的三维度理论，即“在以人为服务对象的职业领域中，个体的一种情绪耗竭（emotional exhaustion）、去人格化倾向（depersonalization or dehumanization），以及个人成就感低落（diminished personal accomplishment）的现象”，是目前被使用最广泛的理论。

在三维度理论中，情绪耗竭（emotional exhaustion）是指工作个体对待工作缺乏热情，并且持续表现为感情低落、没有精神，它在职业倦怠中症状最明显，是核心症状，反映了个体对压力的应激程度；去人格化倾向（depersonalization or dehumanization）则是职业倦怠中反应人际情境的维度，是指工作个体冷漠、疏离、消极、麻木不仁的服务态度；个人成就感低落（diminished personal accomplishment）表现为个体无法胜任工作或者低估自己的工作价值的感觉，对工作提不起兴趣，甚至认为现在的工作是对自己职业发展的阻碍，反映了个体的自我评价。虽然对于职业倦怠的定义及产生机制仍然存在较多的争议，但马斯拉奇的三维度理论为以后学者的研究提供了良好的理论基础。马斯拉奇编制的职业倦怠量表（Maslach burnout inventory-human services survey，简称MBI）在职业倦怠的评估中应用也最为广泛。

（四）医护人员情绪劳动、职业倦怠、医患关系的相关性

医护人员情绪劳动和职业倦怠及情绪衰竭、去人格化、个人成就感均有相关关系。表面表现与情绪衰竭、去人格化显著正相关，说明表面表现策略容易导致情绪衰竭、去人格化现象，因为表面表现策略是假装表现出合适的情绪，而心理并未获得调节，外部表现与内在感受存在冲突，从而引起情绪和心理失衡。深层表现与个人成就感正相关，说明医护人员在采取深层表现时，通过调节心理使情绪的外部表达与内在感受一致，心理平衡的状态下个人成就感油然而生，因此深层表现更容易使人获得个人成就感。自然表现与情绪衰竭显著负相关，说明采用自然表现时，医护人员情绪衰竭水平下降，这是因为自然表现不需要进行任何情绪努力。

医护人员的情绪劳动与医患关系存在显著的正相关关系，说明医护人员在采取情绪劳动策略时有助于形成良好的医患关系。表面表现与医患关系总分、医生主观经验、患者行为的客观问题、患者行为和医生主观经验相结合三维度均有显著正相关，这说明医护人员使用表面表现策略在处理医患关系时，表现出的合适情绪能够给予患者安慰和温暖，起到缓和医患冲突、促进医患关系走向和谐的作用。深层行为与患者行为和医生主观经验相结合有显著正相关关系，表明采取深层行为策略的医护人员在处理患者行为与医生主观经验相结合方面可以使医患关系变好。

医护人员职业倦怠与医患关系显著相关。情绪衰竭、去人格化两个维度与医患关系及医生主观经验、患者行为的客观问题、患者行为与医生主观经验相结合三个维度存在显著正相关。医护人员为医患关系所做的努力越大，其情绪衰竭、去人格化程度越高，而医护人员所感受到的医患关系越好。个人成就感与医患关系及医生主观经验、患者行为的客观问题、患者行为和医生主观经验相结合三个维度存在显著负相关，由于个人成就感与职业倦怠负相关，个人成就感越高，职业倦怠水平越低，说明在照顾医患关系上投入的劳动较少，因而医患关系在低职业倦怠水平上也相应较低。

二、职业倦怠发生的理论模型

（一）匹配—不匹配模型

该模型由马斯拉奇等提出。马斯拉奇等认为，职业倦怠并非职业或个人本身单方面原因所造成，而是取决于个人与职业之间的匹配程度。个人期待与职业要求之间的匹配程度越高，个体在职业活动中表现出的敬业精神就越强，也就越难于发生职业倦怠；反之，职业倦怠也就越易于发生。可以从工作量与工作负荷（workload）、自主性与控制感（control）、激励与薪酬（reward）、沟通与团队（community）、公平性（fairness）和价值观（values）6 个方面来对个人与工作情境的匹配度进行评定。

（二）资源保存理论

由贺福（Hobfoil）和施若姆（Shirom）提出，它从工作要求和资源的角度对职业倦怠加以解释。工作要求过高及工作资源缺乏容易导致倦怠。工作要求主要包括角色模糊、角色冲突、压力事件、过重的工作负担和紧张的工作气氛等，工作资源则包括时间、精力、能力、机会、各种社会支持等。他们认为，人们都在努力获取和保存有价值的资源，当失去这些有价值的资源，或资源不能取得预期的回报，以及资源不能满足需求时，就会产生工作倦怠。

（三）努力—回报模型

西格里斯特（Siegrist）从社会交换理论的角度提出努力—回报模型。该模型指出，当所做的努力超过所得的回报时就会产生压力，长此以往就可能引发职业枯竭。本研究中，回报（reward）包括工作益处、薪酬以及升职前景等。布里斯（Brissie）等也发现，教师的个人回报感越强，工作倦怠水平越低。

三、职业倦怠产生的原因

造成工作倦怠的原因，与其产生的特定环境相互关联，不同个体的职业倦怠症状和原因是不相同的，如果不能正确处理和对待这些原因和症状，它们就会相互牵制，彼此助长，形成一种恶性循环。下面就个人因素及组织因素分别探讨。

（一）个人因素

1. 过于理想化的期望

通常来说，容易处于职业倦怠的人，比较倾向于理想及完美主义，而且也具有高成就动机。经常为自己制定过高的目标，然后狂热地工作，以求达到目标。但往往由于目标过高，非自己能力所及，或是自我要求过高，不容易得到自我满意，所以常会给自己带来许多挫折感。

2. 过强的个人责任感

个人如果具有适当的责任感，将有助于其工作绩效的提高，但过高的责任感却会造成职业倦怠。

3. 躯体原因

非确定性的生理紧张症状，如头痛、恶心反胃、肌肉酸痛和长期过度的疲劳；由心理压力引起的疾病，如溃疡、胃肠疾病和心率失调等；由社会压力引起的反应，如心率和脉搏增加、高血压和胆固醇水平过高等，这些症状实际上是机体处于压力状态下发出的不祥信号。如果不能得到缓解，个体的生理和心理就有可能衰竭。职业倦息与工作压力有相当密切的关系，会造成工作压力的原因，都可能引发职业倦怠。

4. 行为原因

当个体感觉到紧张或压力时，往往会出现一些伴随行为，如过分地活跃，频繁地吸烟，过量地饮用咖啡、酒和药物等。而处于职业倦怠中的个体则往往倾向于将自己从工作环境中隔离开来，不愿加入组织中，他们的生产效率降低，缺勤率升高，这既是导致职业倦怠的原因又是其行为症状表现。

（二）工作环境因素

职业倦怠在组织因素方面主要体现在工作环境中，倦怠的个体倾向于将自己与同事隔离开来，包括在精神和心理上的疏远与隔离。那些对工作非常投入的人往往也是容易产生职业倦怠的人，因为恰恰是这种人极少参与组织，也就难以从组织中获得社会支持，而社会支持是预防职业倦怠的必要因素。这样一来，个体因缺少社会支持而导致疏离，疏离又使个体陷入更深的社会孤立中，如此相互促进，最终发展成为职业倦怠。

1. 缺乏酬赏

有时候工作环境不能给予个人酬赏。这有两种含义，一种是完全没有酬赏，个人没有得到任何增强物；另一种含义是，个人没有得到有价值的增强物。我们知道，任何一个事物，对于每个人的意义未必相同。比如说，甲乙两位中学老师，甲老师认为上课时学生踊跃发言是一种酬赏，乙老师却最不能忍受学生不静静听讲，在他眼中，学生安静听讲才是一种酬赏。如果甲老师教到静静听讲的班级，而乙老师教到喜欢发言的班级，对于这两个老师来说，环境都无法给予他们酬赏。

2. 缺乏控制

有些人无法掌握增强物的获得，而无法掌握的原因，可能是由于个人能力不足，以致无法使个人的绩效维持一定水准，而获得一定的增强；有时则是企业组织缺乏一定的考核制度，使个人的表现不一定受到增强；有时则是上级主管是个情绪化的人，使个人无法掌握酬赏。

3. 缺乏明确的职责划分

根据许多学者的研究发现，角色模糊及角色冲突是造成工作压力的主要原因，也是造成职业倦怠的重要原因。由于不明确而造成性格上的转变，便是职业倦怠的一种形成方式。

4. 缺乏支持

个人在达成工作的过程中无法得到企业组织的配合，有时，环境不仅无法提供有效的支持，反而阻碍个人的事实上，职业倦怠在年轻的、受过良好教育的、富有雄心抱负的人身上更容易出现，因此很多人认为期望和现实间的不和谐是职业倦怠产生的一个主要原因。另外，角色冲突和角色模糊，领导者风格，以及其他导致工作压力的因素，如缺乏反馈和决策权等都与职业倦怠的产生有关。在某一组织中，如果职业倦怠个体过多，就会降低组织的工作士气，使组织付出极大代价。

大量研究表明，职业倦怠不仅会给个体带来消极影响，如使个体感到压抑与疲劳、挫折与失败，丧失工作动机，而且也会对组织产生负面影响，如降低出勤率、过于频繁的人员更新及低生产率。

四、职业倦怠的测量

（一）MBI 的提出

马斯拉奇和杰克逊结合职业倦怠的三维度模型开发出了第一个职业倦怠量表，用来衡量从事服务行业的工作者的职业倦怠水平，包含三个分量表，分别对应职业倦怠的三个维度。其中用于测量情感枯竭维度的题项有 9 个，用于测量去个性化维度的题项有 5 个，用于测量成就感缺失维度的题项有 8 个，共计 22 个题项。需要注意的是，作者对题项中的“服务接受者（recipients）”进行了界定，专指那些接受服务、照顾以及治疗的对象。所有题项均采用表述个人主观感受和态度的形式编写，如“我被工作折磨得精疲力竭”“我并不关心我所服务、照顾或治疗的对象发生了什么”。

被调查者根据自身对这些感受的体验频次作答，采用李克特 7 分等级量表（Likert scale），从 0 分表示“从不”，到 6 分表示“每天都有”。情绪枯竭、去个性化和成就感缺失三个分量表的平均分数分别在 0 ～ 36、0 ～ 20 和 0 ～ 32 分。前两个分量表采取正向计分，成就感缺失分量表则采用反向记分。

当三个分量表的平均得分都为中等水平时意味着职业倦怠水平为中等，当情感枯竭和去个性化分量表的平均得分高而成就感缺失分量表平均得分低则代表职业倦怠水平很高，当情感枯竭和去个性化分量表的平均得分低而成就感缺失分量表平均得分高则代表职业倦怠水平很低。作为最具代表性的一个经典职业倦怠量表，MBI 被视作测量职业倦怠水平的“黄金准则”，广泛应用于绝大多数有关职业倦怠问题的研究中。

（二）MBI 的“自我完善”

1. 适用对象的广泛化

随着职业倦怠研究的不断深入，其内涵逐渐打破了传统的服务业（助人）边界，更加广泛的职业群体，如公务员、程序员、军人等也逐步被纳入职业倦怠研究中，而这类研究的结果却表明 MBI 的因子结构在这些群体中并未得到有效的支持。为应对这一问题，马斯拉奇、杰克逊和莱特（Leiter）三位学者于 1996 年对 MBI 量表进行了修订，推出了普遍适用于几乎所有职业的职业倦怠普查量表（Maslach burnout inventory-general survey，简称 MBI-GS）。MBI-GS 延续了 MBI 的基本结构，同样由三个分量表构成，分别对应职业倦怠的三个维度。

不同的是，MBI-GS 的题项减少为 16 个，其中情感枯竭所对应的题项不再严格局限于对传统服务人员的描述，更加强调该维度的通用性。此外，MBI 中的去个性化分量表由玩世不恭分量表代替，与去个性化所代表的个体对周围的事物表现出冷漠不关心的态度不同，玩世不恭意味着个体将自身和所从事的工作完全分离，对整个工作表现出极强的不在乎和厌恶，缺乏对工作的使命感。这种玩世不恭的概念既不直接涉及工作中的个人关系，也不完全排除这一因素的参照作用，主要由那些代表个体想要摆脱工作和缺乏热情的题项构成。

MBI-GS 量表的记分方式也做了一些调整，由李克特 7 分等级量表改为使用 6 分等级，从 0 分表示“从不”到 5 分表示“每天都有”。后续的一系列实证研究结果表明 MBI-GS 在多种职业及跨文化研究中都具有很好的信效度水平。

2. 适用对象的具体化

MBI-GS 的提出极大地推动了职业倦怠研究在不同职业群体间的展开。与此同时，越来越多的研究也相继聚焦于一些典型的职业群体，如教师、医护人员和学生等。受此影响，如何从适用对象的具体化入手，为这些职业群体“量身打造”其专属的测量工具成为 MBI“自我完善”的另一项议题。

早在 1996 年，马斯拉奇就发现众多的研究特别关注了教师群体的职业倦怠问题，针对这一日益增长的研究需求，马斯拉奇和杰克逊开发了职业倦怠教育工作者调查量表（Maslach burnout inventory-educators survey，简称 MBI-ES），专门用于测量教育工作者的职业倦怠水平，同样包括情绪衰竭、去个性化和成就感缺失三个分量表。MBI-ES 和 MBI 的结构、题项个数及记分方式基本一致，但由于教师的主要服务对象为学生，因此题项中的“服务接受者”被特别定义为学生，以保证被调查者对问题的准确理解。随后，戈尔德（Gold）等通过实证研究进一步验证了 MBI-ES 的信效度水平。

继教师之后，大学生这一特殊群体的倦怠问题成为众多研究关注的焦点，萧费利（Schaufeli）和塔里斯（Taris）（2005）认为大学生也会产生倦怠问题，并且很可能会对学习产生厌倦的态度。后续的一系列研究证实了这一点，但这些研究大多使用略微调整后的 MBI-GS 测量学生的倦怠程度，如用“导师”取代原始题项中的“服务接受者”，或是用“学习”代替“工作”，随意地修改题项的含义可能会使量表发生巨大变化，从而无法准确测量学生的倦怠水平。因此，为了进一步促进并规范对大学生这一特殊群体的职业倦怠研究，莱特和马斯拉奇发布了对MBI量表的第四次更新，提出了针对大学生职业倦怠水平测量的量表，简称MBI-GS（S）。

由于距离发布此次更新的时间较短，因此关于MBI-GS（S）能够获取到的信息非常有限，从仅有的资料来看，MBI-GS（S）仍然保留了以往职业倦怠量表的三个维度结构，但在含义上结合了学生的具体特征。情绪衰竭分量表反映大学生由于学习而疲惫不堪的情绪状态；去个性化分量表用于测量学生对自己学业“漠不关心”的程度；效能感分量表则用于测量学生如何评价自己的学习能力及在学业上取得的成就；该量表共包含16个题项，采用李克特7分等级量表。

除此之外，作为职业倦怠研究的重要群体之一，医护人员的职业倦怠研究同样一直以来备受关注。所以，此次更新还提出了专门用于医疗工作者的职业倦怠医务人员人力服务调查量表（Maslach burnout inventory-human services survey for medical personnel，简称MBI-HSSMP），与MBI-GS（S）的改动类似，在保留三维度结构的基础上，将题项中的服务接受者替换为病人，更改后的题项更加符合医护人员的工作特征，如“我并不在意我的病人发生了什么”。情感枯竭维度包括9个题项，去个性化包括5个题项，效能感则包括8个题项，采用李克特7分等级量表。对于最新提出的MBI-GS（S）和MBI-MP，其信效度还需在未来的研究中进一步验证。

第二节　医护人员职业倦怠的主要表现

由于医护人员的工作关系到人的生命，要承担重大的责任和风险、高负荷的工作和过多的情感付出，且其工作时间较长，工作内容单一，因此，医护人员是倦怠研究最早也是最密切关注的人群之一。已有研究发现医护人员是职业倦怠的高发群体，且医护人员职业倦怠对医疗质量、自身的职业发展和生活都有消极的影响。医生的职业倦怠较为普遍，且严重程度堪忧，不同医院、不同职业类型的医护人员的职业倦怠程度有所不同，且已影响到其工作能力状态。医护人员职业倦怠不仅关系到其自身的健康，而且关系到患者的生命及医患关系，会导致病人对医护人员的信任度下降、依从性降低，进而使患者的疾病加重，对于提高医疗质量、自身的职业发展和生活状况都有消极的影响，不利于社会的和谐稳定发展。因此，重视医护人员的职业倦怠现象并予以有效的干预，对于提高医护人员的身心健康及医院效率，确保医疗安全等具有重要意义。

一、职业倦怠的影响因素

职业倦怠成因纷繁复杂，在此次调查研究中，首先根据原有数据进行梳理，形成初步访谈提纲，而后根据大量访谈结果重新拟定和修改调查量表，使其囊括职业倦怠的多种可能成因，并进行分类统计，得出以下结果，并结合调查结果进行深度分析，调查结果详见表9-1。

表9-1 职业倦怠成因所占比例　　单位/%

原因	所占比例
薪资水平低	77
医疗改革与医院体制压力	12
缺乏激励机制	31.5
缺乏社会资源与社会支持	21.3
组织管理缺乏公平公正	20.5
自我应对方式不合理	20
内向型性格	14
来自患者的压力	36
角色模糊与角色冲突	18
其他	4

社会文化价值观和社会—文化—历史倦怠观认为，职业倦怠不属于某个人或个体的特征，而是社会属性整体反应在个体身上的一种极其复杂的心理特性。社会—文化—历史倦怠观认为，职业倦怠不仅使个体逐渐疏远社会，阻碍团体归属感与支持系统的形成，而且也容易使个体对团体事务无动于衷、漠不关心。不单单西方社会强调个人的独立性和自我价值，在全球化背景下，人们越来越倾向于强调物质成就，从而忽视工作中的压力和孤独感，忽略了广泛建立社会支持网络，最终导致密切关注他人的社会环境难以成为社会普遍现象。

田毅鹏教授提出了社会原子化的观点，在其文章中是这样阐述“原子化”概念的，“原子化主要是指在单位制度变迁过程中社会联结状态发生变化的过程，主要表现为个人之间联系的弱化、个人与公共世界的疏离及由此而衍生出来的个人与国家距离变远、道德规范失灵等一些基本的社会联结被破坏的现象。”一般来说，社会原子化有以下三方面表现：

其一，人际疏离、社会纽带松弛、初级社会群体逐渐瓦解。随着现代化和社会转型的进程，人们开始从各种原属的共同体中“脱离”出来，作为一个独立的个体存在，人与人之间开始彼此疏远，走向原子化，取而代之的是形成利己主义的小圈子。

其二，个人疏离公共世界。基本的、真实的社会联结基础是成熟的文明社会的根基，其中最为重要的应是介于国家与个人之间的，我们所熟悉的社会初级群体及其相应的组织团体。而原子化社会则使个人直面国家，导致社会内部松散、凌乱、组织能力较差，在维护自身利益和个人权益时，变成了个体直接面对政府和社会，缺少缓冲和保护带。这种现象的弊端在于，弱势群体的利益诉求上传受阻，政府的惠民政策下达有碍。

其三，规范失效，社会和道德标准下降。社会一旦走向原子化，各种社会制约因素便很难起到原有的约束作用。同时，当各种人与人之间联结的纽带丧失后，人们便很容易沾染上唯利是图、自私自利的恶习，导致社会风气每况愈下，人心不古。如今，在公共场合，选择相互交流、相互交谈和相互分享的人越来越少，取而代之的是越来越多“低头族”的出现，即便是在同学、同事或家庭的聚会上，也经常出现人们都各自沉浸在自己的“虚拟”世界中从而忽略现实生活中亲人和朋友的怪象，人与人之间保持着“发丝”般的联系，一不小心就断了。不仅如此，人们对团体事务和他人愈加地漠不关心。因此，可以这样说，医护人员职业倦怠不过是一个缩影，尤其是在如今社会发展、人口增多、人们渴望实现理想却面临资源日益减少等情况下，人们对工作状况的不满和挫折感势必会日益增长，职业倦怠感问题越来越突出。

在整个社会转型的背景下，社会转型付出了巨大代价，最明显的是民众的社会历史价值观发生了巨大的转变：

首先，社会的快速转型和变迁对人们的心理适应能力提出了巨大的挑战。变化着的社会结构和利益格局、信息量的扩大与爆炸都加快的社会节奏，对人们原有的生活、行为和思维方式产生着较大影响。在职场中，工作节奏不断加快、技能更新愈加频繁、竞争日益加剧等因素在工作中长期积累着，一旦这些因素带来的压力超过个体的应对水平，必然会导致个体出现疲惫不堪、情绪衰竭和职业效能降低等表现。

其次，文化价值观的变迁使人们的精神世界陷入困惑与迷失。我国改革开放之前，社会的价值观以一元、整体、理想的精神价值观为主要特征，现在我国社会主流价值观发生了一定的变化，形成了一种一元与多元、整体与个体、理想与世俗、精神与物质等价值观共存和互动的现象。在这样的社会背景下，人们可能面临着价值观上的选择困境，不再像以往那样一心追求理想和集体利益。医护人员逐渐减弱对工作的热情和兴趣，并降低对自己工作的意义和价值评价，产生职业倦怠现象。

二、医护人员职业倦怠的特点

医护人员的职业倦怠在不同职务上没有显著差异，但是护士的情绪衰竭和去人格化程度明显高于其他医护人员。由护士在情绪劳动方面的表现可以看出，长时间与高互动已经使护士的情绪劳动强度更高，从情绪劳动对职业倦怠的预测作用可以得出，护士的职业倦怠程度也会更高，突出表现在情绪衰竭和去人格化方面。

不同年龄阶段的医护人员在职业倦怠的个人成就感维度存在显著差异，年轻的医护人员和年老的医护人员个人成就感高于中年医护人员，这一表现可以联系医护人员的工作时间长短来分析。

不同婚姻状况的医护人员职业倦怠情况也不同，在个人成就感维度，已婚者和未婚者有显著差异。在精力分配机制下，已婚的医护人员需要比未婚者在家庭和工作投入更多时间和精力，当注意力分散时已婚者在工作中更难获得成就感，而未婚者的个人成就感较已婚者更明显。

在不同学历上，本科学历的医护人员情绪衰竭程度最高，与其他学历的医护人员均有显著差异，中专和大专学历的医护人员个人成就感反而比高学历者更高。

不同工龄的医护人员在职业倦怠三个维度上都存在显著差异，尤其是工作 1 年内的医护人员与其他工龄的医护人员差异显著。由于工作 1 年内的医护人员绝大多数年轻、精力充沛，刚进入本行业，在情绪衰竭、去人格化方面感受不深，且个人成就感高，因此他们在职业倦怠方面得分普遍低于工作时间长的医护人员。

三、医护人员职业倦怠的压力源

（一）职业压力

医护人员是一个特殊职业群体，需要经常与不同的患者及其家属打交道，经常面对重症抢救、生离死别、技术更新，职业的性质决定了日常工作量大且烦琐，工作生活时间相对缺乏规律，经常处于一种不良的工作环境中；加之临床上病人病情变化复杂，不确定因素多，要求医护人员认真观察，详细记录，迅速做出反应。这种特殊的工作性质和高强度的职业压力，通常使医护人员产生职业倦怠。已有研究表明，医护人员的工作压力与职业倦怠存在相关；医生职业倦怠的产生与医疗事故、工作负荷呈正相关。

（二）医患关系

医患关系本质上是兄弟式的、没有阶级差别的同志式关系，但是由于个体的职业道德、自身素质不同，在具体的工作中，医患关系也遇到了不少新矛盾和新问题。医生作为一种职业，服务对象是患者，医生拥有专业知识与技能，有诊治权和干涉权，对求医患者有权利施行诊断和治疗，并且可以在特殊情况下限制患者自主权利，医生也有义务全心全意治愈患者病症。

患者也享有平等的医疗权、疾病的认知权、知情同意权、要求隐私权，同时还有遵守医院纪律制度，配合医生治疗的义务。但是，由于医院是一个复杂多变的环境，也是一个充满焦虑、存在沟通障碍的场所，医生终日要面对的是饱受疾病折磨、心理状态不同、文化层次不同的病人，同时还要面对病人及其家属的愤怒、恐惧、悲伤等情绪变化，那么就难免会出现医患关系的紧张局面。研究表明，医患关系压力与医生职业倦怠存在相关，紧张的医患关系容易导致医护人员的职业倦怠。

（三）生活压力

产生职业倦怠的医护人员在个人的生活上也会表现出种种不适，感受到巨大的压力。职业倦怠者更容易引起家庭矛盾，表现出多种因压力造成的症状，他们往往否认自身的问题，耻于承认自身已出现的行为、态度和心理失衡状态，讳疾忌医，不能主动寻求帮助和社会支持。

职业倦怠可以导致医护人员出现医疗差错，后者反过来又会加重倦怠症状，从而形成一种恶性循环，由此对医护人员本身及其家庭和患者造成伤害，其代价是巨大的。有研究表明，在年龄方面，年轻人较容易产生职业倦怠；在性别方面，女性医生比男性医生更容易产生职业倦怠；在婚姻家庭状况方面，单身者比已婚者易产生职业倦怠，而离异者又比单身者易产生职业倦怠。

（四）报酬问题

H. J. 弗洛登伯纳（H. J. Freudenberner）在探讨倦怠的心理机制时，曾提出“付出—回报”不对称理论。他将倦怠定义为“一种迫不得已的生存方式调整的结果，即在现实不能吻合所期待的‘付出—回报’逻辑时导致的一种心理疲劳和挫折状态”。在我国，医疗费用虽然逐年上涨，但是这部分费用主要体现在药品和医疗器械的使用上面，相比较而言，医护人员承担的风险和报酬是不相匹配的，其劳动价值在服务收入中未得到合理的体现，从而产生职业倦怠。

四、医生职业倦怠的状况分析

（一）工龄差异分析

为了考察工龄对职业倦怠的影响，按照被试实际情况把工龄分为1～5年、6～20年和20年以上三段，分别有40人、31人和14人。调查结果见表9-2，单因素方差分析发现工龄在服务忧虑、人格解体两个维度上差异均存在显著性差异。

表9-2 不同工龄医生的职业倦怠的状况（$M \pm SD$）

维度	1～5年（n=40）	6～20年（n=31）	20年以上（n=14）	F
情感耗竭	16.78 ± 4.99	15.87 ± 5.74	20.07 ± 8.49	2.46
低成就感	24.88 ± 5.27	24.62 ± 7.04	23.28 ± 4.69	3.69
服务忧虑	13.32 ± 3.64	14.32 ± 4.23	16.57 ± 3.78	3.25*
人格解体	13.90 ± 3.95	15.16 ± 4.37	17.28 ± 5.21	0.38*
总分	68.85 ± 11.76	69.97 ± 13.85	77.21 ± 17.46	0.138

注：*P<0.05；**P<0.01；***P<0.001，下同。

（二）职称差异分析

由于职业倦怠涉及成就感维度，而职称在一定程度上反映医生的成就感，所以职称可能与职业倦怠感有相关。以职称为自变量作单因素方差分析，结果见表 9-3。由表 9-3 可以看出，职称只在低成就感这一维度上有显著差异，进一步进行多重比较发现，主任医师与其他职称医师有显著差异。

表 9-3　不同职称医生的职业倦怠的状况（$M \pm SD$）

维度	住院医生	主治医生	副主任医生	主任医生	F
情感耗竭	16.71 ± 5.06	17.26 ± 5.97	17.08 ± 6.86	18.00 ± 12.59	0.092
低成就感	25.24 ± 489	23.61 ± 7.17	22.25 ± 4.96	18.00 ± 5.83	3.033*
服务忧虑	13.64 ± 3.88	15.39 ± 5.03	14.50 ± 3.58	13.20 ± 5.85	1.094
人格解体	14.49 ± 3.76	15.48 ± 5.30	14.51 ± 4.42	17.20 ± 6.34	0.730
总分	70.09 ± 11.65	71.74 ± 14.97	72.33 ± 12.01	66.40 ± 28.29	0.285

（三）性别差异分析

以前的研究发现性别影响职业倦怠，做男女独立样本的 t 检验，结果见表 9-4。由表 9-4 可见，男性在人格解体这一维度上显著高于女性。

表 9-4　不同性别医生的职业倦怠的状况（$M \pm SD$）

维度	男（n=55）	女（n=30）	t
情感耗竭	17.62 ± 6.55	15.83 ± 4.89	1.306
低成就感	24.04 ± 6.47	25.40 ± 4.48	-1.139
服务忧虑	14.60 ± 4.15	13.503.70	1.212
人格解体	15.64 ± 4.29	13.60 ± 4.49	2.058*
总分	71.89 ± 14.88	68.33 ± 11.23	1.240

（四）科室差异分析

工作性质和工作内容可能是影响医生职业倦怠的因素。将科室分为内、外及其他 3 类。以科室为自变量作单因素方差分析，结果见表 9-5。不同科室的医生在情感衰竭、服务忧虑和人格解体三个维度及总分上都有显著差异。经多重比较发现，在人格解体与情感衰竭两个维度上都是外科与其他科室的医生显著高于内科医生，同时外科医生的服务忧虑程度显著高于所有其他科室的医生，并且外科医生的职业倦怠总分显著高于内科的医生。

表 9-5　不同科室医生的职业倦怠的状况（$M \pm SD$）

维度	内科（n=34）	外科（n-25）	其他（n=26）	F
情感耗竭	14.53 ± 4.41	19.16 ± 5.50	18.12 ± 7.35	5.318**
低成就感	24.29 ± 6.65	24.32 ± 5.78	25.00 ± 4.94	0.124
服务忧虑	13.56 ± 3.29	16.04 ± 3.88	13.31 ± 4.52	3.974*
人格解体	13.06 ± 3.40	17.08 ± 4.74	15.27 ± 4.47	6.856**
总分	65.44 ± 11.69	76.60 ± 14.08	71.69 ± 13.79	5.367**

五、护士职业倦怠状况分析

近年来，随着人们生活意识的不断增强，心理学的迅速发展，职业倦怠现象已开始受到人们的广泛重视。众所周知，护士工作量大，工作烦琐，长期承受着巨大的工作压力，是职业倦怠的高危人群，也是造成护士离职及医院人才流失的主要因素。下面结合相关调查，来对护士职业倦怠的状况进行分析。

（一）护士的心理健康评定结果

调查显示，护士的SCL-90各个项目评分皆高于常规，差异经比较，$P<0.05$，见表9-6。

表9-6　护士的SCL-90各项目评分与常模比较

项目	护士	常模	*P*
躯体化	2.62 ± 0.36	1.37 ± 0.48	<0.05
强迫症状	2.77 ± 0.53	1.62 ± 0.58	<0.01
人际关系敏感	2.87 ± 0.65	1.65 ± 0.51	<0.01
抑郁	2.70 ± 0.50	1.50 ± 0.59	<0.05
焦虑	2.78 ± 0.37	1.39 ± 0.43	<0.05
敌对	2.80 ± 0.54	1.46 ± 0.55	<0.01
恐怖	1.76 ± 0.63	1.23 ± 0.41	<0.05
偏执	1.77 ± 0.64	1.43 ± 0.57	<0.05
精神病性	2.78 ± 0.55	1.29 ± 0.42	<0.01
总分	134.70 ± 40.46	129.96 ± 38.76	<0.05

（二）护士的职业倦怠评定结果

调查显示，30名护士中发生情感衰竭、人格化及成就感低落等职业倦怠表现的有40％、53.33％及56.67％，详见表9-7。

表9-7　护士的MBI-GSB总得分与各维度得分（n=30）

项目	平均分	低度（％）	中度（％）	高度（％）	合计
情感衰竭	21.76 ± 9.84	7（23.33）	3（10）	2（6.67）	12（40）
人格化	7.63 ± 6.36	10（33.33）	4（13.33）	2（6.67）	16（53.33）
成就感低落	16.46 ± 11.75	10（33.33）	5（16.67）	2（6.67）	17（56.67）

（三）护士心理健康状况、职业倦怠和离职倾向的相关性

见表9-8。

表9-8　护士心理健康状况、职业倦怠和离职倾向的相关性

项目	心理健康水平	职业倦怠	离职倾向
心理健康水平	-	0. 748*	0. 283*
	0. 748*		0. 436*
离职倾向	0. 283*	0. 436	

注：$^*P < 0.01$。

由此可以得出以下结论：

首先，临床护士心理健康水平偏低。护士在躯体化、强迫症状、抑郁、敌对、焦虑、偏执、恐怖、精神病这 8 个因子得分显著高于全国常模，表明临床护士心理健康水平偏低。差异表现最明显的因子为躯体化、强迫症状、敌对，其次为抑郁、焦虑。主要原因可能与护理岗位属性、工作应激源有关。临床护理工作是高强度的工作，长期“三班倒”、长时间站立、搬运重物等工作属性，易引发护士躯体化症状；高风险的职业暴露、护患关系紧张等工作应激源，易诱发护士焦虑、敌对等心理问题，危害临床护士心理健康。

其次，临床护士心理健康水平越低，职业倦怠感越强。临床护士 SCL-90 得分与职业倦怠得分呈正相关，表明临床护士心理健康水平越低，越容易出现职业倦怠。有研究表明：在众多不同职业倦怠人群中，医务人员是高发人群。临床护理专业性强、工作量大、涉及层面广；而工作中，临床护士与患者接触时间最长，在患者从入院到出院所需的各项处理中，约 90 % 由护士独立执行或配合完成，临床护士需要面对来自各方面的应激源。高应激性工作影响临床护士心理健康水平，容易导致其身心疲劳，加剧情绪淡漠和耗竭，引发职业倦怠感，从而影响护理服务质量。

再次，临床护士职业倦怠感越强，离职意愿越强烈。职业倦怠得分与离职倾向得分，SCL-90 得分与离职倾向得分均呈正相关，表明临床护士心理健康水平越低，越容易出现职业倦怠；职业倦怠感越强，离职意愿越强烈。对临床护士离职倾向调查，发现 70.30 % 的临床护士离职意愿达到中高等强度，离职意愿较强烈。

有文献表明，个体离职意愿与倦怠密切相关。说明由应激源引起的低水平心理健康状况直接影响临床护士职业倦怠感，使其产生离职倾向。表面上看，虽然医院的临床护士离职率不高，临床护士即使有了离职的意愿，迫于就业压力和专业性强等原因，往往选择将就目前的工作。这些临床护士工作状态不稳定，工作积极性低，自我满意度低，有很强的负性情绪。负性情绪对临床护士心理健康造成危害，加剧职业倦怠感，强化离职意愿，最终导致一线临床护士离职，打乱临床护理工作的正常运行，影响医院护理管理工作。

总之，综合医院临床护士心理健康水平较低，易引发职业倦怠感和离职意愿，最终导致临床护士流失。重视临床护士减压教育，引导临床护士采取积极的方式减压，有利于促进临床护士身心健康，降低职业倦怠感。

第三节　应对职业倦怠的主要策略

在每个人的职业生涯中，所面临的同一性危机就是职业倦怠。当前，由于医务人员需要接触大量的病员和家属和同时从事医疗工作的独特性和重要性，一方面要求他们要具有较强的医疗业务能力，同时也要求他们具备较强的人际关系处理能力。加之长期过高的工作负荷和工作风险，可明显增加医务人员的工作压力和降低医务人员的心理健康水平，成为职业倦怠的易发群体，职业的特殊性使医师更容易出现职业倦怠等精神问题。

身为医生往往容易追求完美，希望自己做的手术最成功，自己治疗的病人能够尽快康复。一旦病人预后不良，出现事故或差错，就容易自责，并因此经常有挫败感；加上医生在工作过程中，过度地接触伤痛、残疾、死亡，会使人产生麻木感，进而也容易对生活丧失积极的取向。

要降低职业倦怠症，一方面要靠自己的努力，更重要的是医院调整相关的激励政策、制度及对职工的工作安排。只有两个方面有效地结合起来，才有可能真正治疗医护人员的职业倦怠。

一、职业倦怠的危害

（一）影响身心健康

职业倦怠会让人长期处于一种亚健康状态，最终会导致一系列身心疾患的产生。职业倦怠能导致生理上产生虚弱感，表现为失眠、食欲不振、极易疲劳，甚至会出现记忆力减退、精神恍惚等症状。职业倦怠还能影响情绪，导致沮丧感及无助感的产生，严重危害身心健康。这些不良症状如果不能及时消除，反过来又会加重职业倦怠，形成一种恶性循环，致使身心出现更大的疾患。

（二）降低工作效率

出现职业倦怠的人丧失了对工作的兴趣，缺乏工作激情和活力，极不情愿去上班。这种状态会导致他们在工作中心不在焉，降低工作效率，并可能出现各种差错。当工作效率下降并出现差错以后，企业对他们会丧失耐心，随即就会出现调岗、降职，甚至失业等情况。

（三）破坏组织氛围

职业倦怠具有传染的特征，当职业倦怠在一个公司或者一个工作单位当中产生一种传染性效应的时候，就会影响大家的工作士气，降低凝聚力，进而使整体的工作质量下降，严重的甚至会危及公司的声誉和生存。

（四）导致人际冲突加剧

职业倦怠极易影响个体的情绪，如果这种消极情绪弥漫到周围的环境中，就会危及人际关系。它对人际关系的影响不仅表现在与领导、同事和客户关系上，而且还会蔓延到家庭当中。所以很多职业倦怠的人的家庭氛围也不是很好，极易发生家庭冲突。

（五）丧失职业增值的机会

处于职业倦怠状态的人，一般会陷于渴望成就与害怕改变的冲突之中。尽管他们已经对现状感到厌恶，但还是惧怕改变自己。多年养成的工作生活习惯已经定型，程式化的思维和工作方法已经固定，工作的辛苦和劳累，缺乏创新的刺激，已经使他们的大脑越来越懒惰，他们不愿去想、不敢去想已经在危害着他们身心健康的种种因素。一方面缺乏成就感需要改变，另一方面又惧怕改变，二者的冲突自然给本来就繁重的工作增加了不少危险。而这样的冲突状态一般很难得到有效改变，更多的人会原地踌躇，犹豫不决。这样的状态对工作带来的最直接的负面影响就是丧失职业增值的机会，在以后的工作中很难有更好的发展。

（六）生活压力凸显

社会中的每个人都扮演着不同的社会角色：公司职员、慈爱的父母和孝顺的儿女等。这就需要上班一族在工作、家庭和个人空间之间不断平衡。他们往往既想工作有所成就，又想顾及家庭的幸福，结果却是殚精竭虑，失去了生活的乐趣。时间和精力的分配问题常常导致人们工作压力增大，陷入职业倦怠的危险之中。如果这时候遭遇职业发展受阻，各种问题可能会呈链状关联，生活冲突升级将不可避免。

二、职业倦怠与应对方式

研究表明，职业倦怠对个人的身心健康、工作能力、个人所处的集体均会产生较大的负面影响。作为向患者提供医疗卫生服务的医务工作，是压力较大的职业之一，研究发现医护人员是职业倦怠的高发群体，在呼吁患者权益的同时，也应该关注医疗服务提供者。探讨应对方式与职业倦怠的相关性，对于预防和干预职业倦怠，保障医疗服务质量和改善医患矛盾有着重要的现实意义。

（一）应对及应对方式的概念

关于应对（coping）的概念最早是由霍拉汉（Holahan）提出的，他认为应对是指寻求对现实进行保护的任何努力。乔夫（Joff）和巴斯特（Bast）认为，应对是个体对现实环境有意识的、灵活的、有目的的调整行为。比林斯（Billings）与穆斯（Moos）则认为应对是个体对环境或内在需求及其冲突所做出的恒定的认知和行为努力。而拉扎勒斯（Lazraus）和福尔克曼（Folkman）则把应对定义为当个体认识到自己所处的环境已经对自身带来威胁、并超出自己所拥有的资源和能力范围时，个体为处理好这种处境的内、外部需求而采取的认知和行为上的努力。马西尼（Matheny）等对“应对”下过较为完善的定义：应对包括任何预防、减弱、消除应激源的努力，无论健康还是不健康的、有意识或无意识的，这种努力也可能是以最少的痛苦方式去忍受应激带来的影响。

目前，研究者普遍认为，个体在面对应激事件时所做出认知的、行为的努力以达到改变事件情境或者调节个体情绪的目的，这种策略被称为应对。现代应激理论认为，各种内外应激源通过个体认知评价、应对活动和社会支持等中介因素的作用过程，最终影响个体身心健康。而应对方式（coping style）则是个体在应对应激事件时所采取的策略，是应激事件与心身反应之间的重要中介变量，对于保护身心健康起着重要作用。不同的应对方式可降低或增加应激反应水平，从而影响应激事件和情绪障碍之间的关系，因此对于相同的应激事件采用不同的应对方式，对个体的心理损伤程度也不相同。采用积极的成熟的应对方式能缓解压力带来的不良影响，具有调节应激事件对个体自身所造成的心理影响，缓解心理压力，保护身心健康的作用。而消极应对方式则会促使心理疾病的发生。

（二）应对方式的分类

应对方式又称应对风格，是指个体在面对不同的应激源时所采取的具体的应对方法、手段或策略。它具有不同的分类和维度，如主动应对和被动应对，积极应对和消极应对，情绪指向应对和问题指向应对等。根据不同的应对方式的理论观点，应对方式大致分为以下几类。

1. 积极应对方式和消极应对方式

这是基于应对方式的特质理论而提出的分类，这种理论认为应对是个体面对应激情境时其人格特质的体现，强调个体的应对方式带有个性倾向性、相对稳定的和习惯化了的特质性的成分，认为可以通过可量化的人格特质来预测个体的应对方式和应对行为。特质论者根据应对方式的适应效果，将其划分为积极与消极两种类型，积极应对方式主要包括能尽快地适应或忘掉困难，主动把消极因素转化为积极因素、幽默等，而消极应对方式则是指采取逃避、依靠别人、等待等应对方式。

2. 问题指向型应对方式和情绪指向型应对方式

安东诺沃基（Antonovoky）根据应对的针对性把应对分为问题指向型应对方式和情绪指向型应对方式。问题指向型应对方式以解决问题，直接消除或缓解应激源为特征，包括规划、加强努力、积极地重新评估、寻求社会支持和抑制竞争活动等；而情绪指向型应对方式则以帮助个体缓解情绪波动，恢复情绪平衡为特征，主要包括幻想、心理脱离接触、寻求社会支持等。有研究表明，情绪指向型应对方式更消极被动，其目的只是去改变个体对某种情况的情感上的看法，而问题指向型应对方式则更加积极主动，它往往涉及用以改变个人或其与环境关系的以达到改善某种情况有目的的、直接的行动（如信息收集、制定目标和解决问题）。

3. 成熟型应对方式和不成熟型应对方式

我国学者肖计划在总结前人研究的基础上，于 1995 年编制了《应对方式问卷》，把应对方式分为解决问题、自责、求助、幻想、退避和合理化 6 种，其中，成熟型应对方式是指个体在面对应激事件或环境时，常能采取解决问题和求助等成熟的应对方式，而较少使用退避、自责和幻想等不成熟的应对方式，在生活中表现出一种成熟稳定的人格特征和行为方式；不成熟型应对方式则是指个体在生活中则常以退避、自责和幻想等应对方式来应付困难和挫折，而较少使用解决问题、求助等成熟的应对方式，表现出一种神经症性的人格特征，其情绪和行为均缺乏稳定性；混合型应对方式指个体较常使用合理化应对方式，混合型应对方式集成熟与不成熟的应对方式于一体，在应对行为上表现出一种矛盾的心态和两面性的人格特点。

4. 接近—面对型应对和逃避型应对

在体育心理学和普通心理学对应对方式的研究中，有观点认为应把应对方式分为接近—面对型应对（如警觉、注意、积极主动、参与、积极应对）和逃避型应对（如不警觉、消极被动、脱敏 / 抑制、脱离接触、回避）。接近—面对的应对方式一般是指行为（即采取行动）和认知（即心理策略和自我交谈）试图解决由威胁或其引起的认知和情绪的内在解释所产生的压力。另一方面，逃避的应对方式是指远离与威胁、有关的线索的行为活动，也可以分为行为和认知两类。根据以往的定性的和心理测量学的研究，以及相关的文献述评，应对方式会被分为行为接近、认知接近、行为逃避、认知逃避四类来进行研究。

5. 预防应对和斗争应对

马西尼小组对应对方式进行了较为全面系统的分类，他们认为应对首先可根据其斗争或预防的本质来看待，因此应对方式可分为预防应对和斗争应对。预防应对是指个体通过调整认知结构或不断抵抗应激后果来防止应激源出现所做出的努力，而斗争应对则产生于应激源引起反应时企图减轻或击败存在的应激源所做出的努力。其中预防应对和斗争应对分别包括4种应对策略。预防应对包括通过生活的调整躲避应激源、调整要求水平、改变产生应激的行为方式及扩展应对资源4种策略；而斗争应对则包括监督应激、集中资源、攻击应激、容忍应激源4种策略。

三、掌握应对职业倦怠的方法

职业倦怠既然会带来这么多的危害，那么我们在工作中就要避免它的产生。而要有效地放慢工作的脚步，适当地调整自己，学会科学地工作、健康地工作。

（一）国家和社会要建立有效的法规政策和积极的价值导向

1. 建立公平合理的社会分配制度和保障体系

国家和政府相关部门要建立公平合理的社会分配制度和社会保障体系，保证医护人员的利益落到实处。首先，国家和政府要加强劳动法制化建设，完善职业保障制度。在分配制度上要体现程序公平和分配公平。政府行政部门要制定相关法律法规来确保社会分配制度的内部公平和外部公平，国家应出台相关政策来确保各个企业内部相似或同级岗位之间的薪酬分配和社会保障福利保持公平。同时，国家和政府应保证各个企业与国家其他行业或同一地区之间企业与其他行业部门的收入分配和社会保障福利大体保持一致，这样才能保证医护人员心理上的平衡和满足，才能有效地防止医护人员的职业倦怠。与此同时，政府应建立规范的企业劳动用工法律和具有前瞻性的企业工作制度和标准，并强化执法力度，促进社会公正和劳动关系的和谐。政府应当引导和监督企业管理者履行劳动用工制度，充当员工和企业的仲裁者和中间人，为员工利益着想，促进医护人员工作积极性的提升，有效地缓解和预防医护人员的职业倦怠感。

2. 树立正确良好的社会价值导向

价值导向指的是“社会和国家以其发展目标和利益对公民个人和集体价值取向进行有目的的引导。”是在整个社会中占主导地位、起主导作用的价值观。因此，若要缓解医护人员的职业倦怠感，就必须从社会价值导向入手，在整个社会中营造积极健康氛围，通过一定的制度安排、政策引导、舆论传媒导向等方式，树立尊重劳动的职业价值导向，从而影响医护人员和整个社会公民的职业价值观，调动人们的工作积极性。

医护人员虽然工作在平凡的基层岗位上，但是，作为社会的普通工作者，也需要社会的认可和尊重，这就需要一个尊重劳动的社会氛围，社会对医护人员作用和贡献的认同，对他们来说也是一种动力，对缓解医护人员的职业倦怠感也有一定的促进作用。因此，社会应当倡导甘于奉献的价值观念，并用这种积极的观念影响人、鼓舞人，使医护人员在这种价值导向的影响下甘于平凡和无私奉献，调动员工的工作热情，缓解职业倦怠感。综上所述，医护人员职业倦怠感的预防和缓解需要员工自身、企业以及社会的相互配合。

医护人员要树立科学的职业信念，提高自身的职业道德修养和工作能力；企业则应该制定合理的规章制度，建立和谐的工作氛围，尊重每一位普通的医护人员，真正做到和员工荣辱与共；而国家和社会要建立正确的职业价值导向，切实把每一项为医护人员制定的优惠政策和福利制度都真正落到实处，这样，医护人员的职业倦怠感终会得到有效的缓解和预防。

（二）优化人力资源配置，缓解医务人员职业倦怠

周工作时长对医务人员的情感衰竭维度影响显著，医务人员工作时间过长的最直接原因就是缺人，如果医疗资源尤其是医疗人力资源足够丰富，那么许多职业倦怠问题也就会相应地得到解决。因此，解决当前医疗卫生人才短缺问题迫在眉睫。政府要加大卫生费用的投入，人才引进和基础建设，为更加合理有效地引进优质医疗资源提供经济基础，为医护人员的基本工作环境和待遇等问题提供强有力的保障。教育部门、高校、医院继续加强合作，重视卫生人才的培养工作，尤其是年轻医学人才的培养，为后期的人才输送奠定基础。医院相关管理部门则要加快人才引进的步伐，建立良好的组织氛围，通过更加合理的人员结构配置和氛围营造来减轻医务人员的工作负担，从而缓解职业倦怠。

（三）重塑医师职业精神，改善医务人员人格解体问题

医师职业精神的欠缺将直接降低医生提供医疗服务的服务水平和服务质量，原因就在于职业精神从根本上影响了医务人员对待患者的方式。医师职业精神的缺乏，最直接的表现就是医务人员对于病人服务态度不佳及难以满足病人的需求，这将影响医务人员的人格解体维度。此外，从医务人员长期发展的角度来看，现阶段医师职业精神的缺失使得患者开始逐渐丧失对医务人员的信任，这将更多的消耗医务人员在沟通上与患者的情感消耗，从而加重职业倦怠。可见，医师职业精神的重塑有利于人格解体维度的改善。

首先，卫生管理部门和医院要加强医德医风建设，医德医风建设是医疗卫生行风建设的重点，强化医德医风教育可以从源头上加强医疗卫生职业精神的构建，改善医务人员工作的内在驱动力；同时，要多组织进行职业精神相关方面的培训，注重医师职业精神理念的灌输；医务人员本人则要树立良好的职业精神加强个性修养，摆脱趋利行为、理解自己工作所产生的社会价值，除了要不断磨炼自己的专业技术水平，还要注重人性化服务水平等仁爱方面的提升，做到对患者负责、以患者为中心，更多地为患者进行着想，在对付病患这个共同敌人的同时，能够享受到工作的乐趣，提升职

业获益水平，减少倦怠的发生；患者则要主动学习医学健康知识，努力配合医务人员的治疗，加强对医务人员的信任水平，积极构建和医务人员的良好关系，满足医务人员心理上的期望，减少因外在因素而引发的职业倦怠。

（四）调整激励策略，激发医务人员学习和工作积极性

调查发现，医务人员对其所从事专业的兴趣不足导致了其对工作的积极性不高，因此医院可以通过调整医院的激励策略提升医务人员的工作积极性，从而缓解医务人员的职业倦怠。卫生管理部门和医院要多组织医务人员进行培训和外出交流，通过学习的方式磨炼自身的技术水平、开阔眼界和思维，提升医务人员不断追求自身进步的期望；医院则要结合各自经营特点，从医务人员的视角出发优化医院的就诊流程，增强医务人员对医院管理的认可。此外，通过对医务人员的访谈还发现，医生希望医院可以开放多点执业的权限，改革绩效考核方案，注重规划医务人员的职业生涯、强化安保策略等。

以上这些策略可以缓解因心理负担过重而产生的倦怠感、玩忽职守加重等问题；各科室则要更加合理地利用科室人才，充分发挥科室的技术优势，提升业务能力和核心的技术竞争力，让医务人员建立对自身科室的信心。同时，提高医生的诊疗服务费用，目的不只是增加医务人员的经济收入，还有体现医务人员工作价值。此外，医务人员要摆脱逐利心理，注重自身角色的定位，认清工作价值，在为更多人提供医疗服务中享受快乐，提升工作积极性，缓解自身职业倦怠。

（五）重视“保健”因素的改善，提升医务人员幸福度

“保健”因素的改善可以大大提升医务人员的幸福度。因此，可以通过改善医务人员的“保健”因素来缓解医务人员的职业倦怠。医务人员的“保健”因素涉及多个方面，主要包括工作环境、医患关系、法律对医务人员的保护和社会舆论等，这些因素都会影响到医务人员的职业倦怠。

为了改善“保健”因素，政法部门要进一步完善医疗纠纷的调解机制，建立相关的救助制度，并持续对“医闹”采取高压措施，引导各方都能通过法律途径化解矛盾，从“保健”因素上消除医务人员的不满意；卫生管理部门和医院要多组织相关的健康普及讲座，给公众普及健康知识，提升患者的预设性信任水平；医院要提升自身的软实力，努力营造良好的就医氛围和文化气息，保证“保健”因素的满意，在硬实力达标的同时通过弥补软实力来提升医务人员的幸福感受；同时，可以和保险公司合作，积极推广医疗责任险和医疗意外险，减轻医务人员在行医过程中的心理压力的同时也能让患者受益。患者则要积极提升自身的健康素养，加强对医务人员的信任水平，在就诊时能多谅解医生、理解医生的巨大工作量，多从医生的角度考虑问题。

（六）注重医务人员的健康水平，减少职业倦怠发生率

健康因素是影响医务人员职业倦怠的一个重要因素，这里的健康主要包括医务人员的身体健康和心理健康两个方面。身体健康和职业倦怠存在显著的相关，这种关联不会受到经济地位和工作性质改变的影响。身体是革命的本钱，医务人员也是如此，健康状况会对医务人员的工作状态产生直接的影响，良好的健康状况更有利于优质医疗服务的供给。

心理健康也会对医务人员的职业倦怠产生直接的影响，主要表现在情感耗竭维度和人格解体维度。已有多项研究均已表明，医务人员的心理健康状况会对其所提供医疗服务的服务质量产生显著的影响。可见，改善医务人员的健康水平可以有效改善医务人员的职业倦怠现状。医院层面要关注医务人员健康，工会需要承担更多医务人员健康促进工作，比如定期组织体检、职工健康宣教、运动项目培训，疏通医务人员与医院工会的沟通渠道，便于及时反映危害健康的相关情况，及时进行干预。

行业协会发挥维护医务人员健康权利的作用，加强监督，号召医务人员关注自身健康。同时，还要注重医务人员心理问题，医务人员往往不愿承认和面对自身存在的心理问题，不能主动寻求帮助和社会支持。因此，对医务人员开展相应的心理健康教育和心理咨询服务对缓解职业倦怠有效，尤其需要对离异、未婚及年轻医务人员等重点人群进行针对性的心理健康辅导。此外，加强患者沟通技巧培训，完善医务人员心理健康建设制度。面对大环境下的医患矛盾增多，职业期待与现实之间的落差，医务人员缺乏职业安全感，容易产生各种心理问题，进而对患者产生负面情绪，引发职业倦怠。

（七）强化家人与医务人员的沟通交流，舒缓医护人员的工作压力

对于医务人员来说，既面临高强度工作的压力，同时又面临照顾家庭老人、孩子的重担，因此，家庭成员通过多种渠道和方式缓解医务人员的身心压力，对支持医务人员工作的开展以及缓解工作和身心压力都是非常重要的。家庭成员来说是医务人员最重要的关心群体，家庭成员与医务人员之间要建立一种相互联系、相互理解和排解压力的和谐关系。当医务人员在工作和生活中出现压力较大或工作不顺心时，家庭成员要积极主动伸出援手，认真倾听医务人员的内心想法，通过家庭提供强大的支持和帮助，进而有效缓解医务人员的高压情绪。家人往往是医务人员倾注时间、精力和情感最多的群体，因此，家人要能够多从医务人员的角度思考问题，要通过精神抚慰、倾听、压力分担等方式，多方面缓解医务人员的工作压力和家庭压力，进而有效缓解医务人员的职业倦怠。

第十章　加强医患沟通，构建和谐人际关系

第一节　医患沟通的重要性

古希腊学家希波克拉底曾经说过：“了解什么样的人得病，比了解一个人得了什么病更重要。”这句话体现了医患沟通的精髓，在医患关系中，医生要做的不仅是了解病，更要了解人。目前医患沟通中的一个重要内容就是知情同意权，最早提出是在《纽伦堡法典》，1946 年颁布关于人体试验的伦理准则，要求参与人体实验者要有知情同意权，这一观点在 1964 年在芬兰首都赫尔辛基召开的第 18 届世界医学大会上通过的《赫尔辛基宣言》中正式提出。同时也指出治疗和预防疾病时必须考虑到患者、环境及社会，这一模式符合世界卫生组织（WHO）对健康的定义，得到了医学界的认可。从此医学模式也就有了一个新型的转变，从生物医学模式转变为：生物—心理—社会医学模式。随着新型医院的发展，人们渴望医学人文精神回归，所以新模式下的医患沟通比以往任何时候更显得重要，医患沟通越来越受到人们的重视。1989 年 3 月世界医学教育联合会（World Federal of Medical Education，简称 WFME）在《福冈宣言》中指出：“医生在临床实践中要学会交流和人际关系的技能。如果医生和患者之间在思想上不能达成一致也应该看作与技术不够一样，是无能的表现。”进一步明确了医患沟通在医学中的重要地位。

一、医患沟通与人际沟通

（一）“沟通”的含义

沟通是指人们在社会交往中运用语言及非语言系统，相互传递信息和交流情感的行为和过程。从“沟通”的英文单词“communication”来看，它既可翻译为“沟通”，也可译为“交流”“交际”“交往”“通信”“传达”“传播”等。虽然这些词语的含义在中文里有所差别，但其基本语意都涉及“信息交流或交换”及“与他人分享共同信息”。因而从沟通的内涵来分析，其核心应是信息的传递，但信息的外延包含的意义广泛，如主要的要素是：事实、意愿、观点、情感及价值观。因此，人际沟通不是简单的传递信息，它是沟通双方的一种积极参与的行为，其沟通的结果是使双方之间原来的关系发生变化。比如，与对方经历一次真正的沟通之后，会感觉自己的行为和心理状态有所变化，这便是所谓“纯粹”的信息交流过程所没有的。有的学者便将

沟通比喻为人与人之间交往的一座“桥梁”，它是一个人获得他人的思想、感情、见解、价值观的一种途径。

曾仕强教授在他主编的《人际关系与沟通》一书中说，“沟通”不是片面的平面交流，而是双向或多向沟通，必须经由“说明”，透过“情感”，建立“关系”来进行“企图”这四种进程，最终达到相融、和谐，收到最佳的效果。他对整个沟通过程作了直观的描述，如图 10-1 所示，人际沟通应具备一些必要的条件，如信息的发送者、用以传递的信息、具体的信息渠道、信息的接收者。可以说，沟通实质是一个双向互动的过程，不仅是发送者将信息传递给接收者，同时也是接收者将所理解的信息反馈给发送者，是一个反复循环的过程。目前，人际关系学领域对人际沟通主要划分为以下几种类型：语言沟通和非语言沟通，单向沟通和双向沟通，正式沟通和非正式沟通，浅层沟通和深层沟通，上行沟通、下行沟通和平行沟通等。从人际沟通来看，它应是当今社会组织沟通乃至管理沟通的基础。

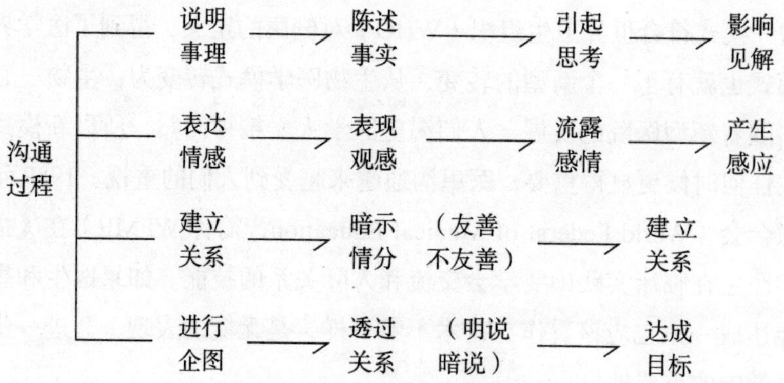

图 10-1　沟通过程图

（二）医患沟通内涵解读

国内有学者认为：医患沟通主要指的是医护人员与患者及其家属之间通过面对面的接触对患者的实际需求进行了解、对患者的心理状态准确把握、有针对性地提供告知、说明与解释的工作。这一定义的切入点就是直接沟通。这一定义准确地揭示了医患沟通的性质、内容与主客体双方与地位，是当前我们需要普遍遵守的沟通理念。但是医患之间除了医疗服务过程中直接、面对面的联系，还存在诊前诊后的间接、非面对面的联系；“医”应该是医院整体，除了工作人员，还包括医疗服务涉及的所有软硬件；“患”也不仅仅指就诊病人，按《辞海》的解释，“顾客”是指商店或服务行业称来买东西的人或服务对象。

医疗行业同样属于服务行业范畴，因此，对医院来说，其顾客就是病人。但又不仅指传统意义上的病人，还包括病人家属、亲戚、朋友、同事、邻居等。由此，从这个角度来看，上述医患沟通概念应属于狭义的范畴。随着当今社会的不断发展与医疗体制改革的不断深入，我国的医疗市场也不断地发展着，医院的竞争空前地激烈。整个社会人群在一定时期、一定地区都是稳定的，医院潜在的服务对象是有限的。

医院怎样才能在竞争中获得更多的服务对象，换句话说，就是医院怎样对社会人群产生吸引力、怎样让人们选择我们的医院就医、如何通过服务进一步转化为满意度。这是一个比较复杂、动态调整、持续改进的过程：医院应秉承一切为患者的服务理念，不断努力，并不断调整丰富内涵；患者通过接受医院的服务，获得了最大限度的身心满足感，充分感受到了医院的诚意。这个过程就是广义的医患沟通：目的是建构和谐的医患关系，一切以满足患者的需求为抓手，建立良好的沟通模式，双方建立情感交融、互信互尊良好关系的过程，最终实现双赢。

（三）人际沟通概念及构成要素

1. 概念

人际沟通是指人们运用语言或非语言符号系统，进行信息交流沟通的过程。

2. 构成要素

一个完整的人际沟通过程由以下 6 个基本要素构成。

（1）信息发出者是指将信息编码及传递的人。

（2）信息接收者：指接收信息并将信息解码的人。

（3）信息内容是指信息发出者希望传达的思想、观点、态度和意见。包括语言和非语言所表达的全部内容。

（4）沟通途径是指信息从一个人传递到另一个人所通过的渠道。沟通的途径是通过视觉、听觉和触觉传递和接收信息的，是传递信息的手段。

（5）反馈也称反映，是信息由接收者返回到信息发出者的过程。及时而有效的反馈是极为重要的。

（6）环境是指沟通时所处的场所。沟通的环境应满足沟通的双方对物理的及情绪的舒适和安全的要求。

（四）医患沟通与人际沟通的共性

人际沟通即人与人之间的信息交流，是人们交往的一种最重要的基本形式，是交往的前提条件，是社会结构的动态有机部分。在医院里，医生与患者、护士与患者和医生与护士间的沟通是特定的相互交流形式，这种特定的互相作用的沟通形式称作医患沟通。二者同为人与人之间的信息之间的交流，有如下的一些。

1. 影响对方

无论是人际沟通还是医患沟通，凡沟通双方都应有沟通的愿望，都必须具备沟通的信息。在沟通中，双方在信息交换的同时必然影响对方，效果未必马上出现但总会出现。例如，医护人员在询问患者病情的时候，当时双方的影响并不明显，后来医护人员根据患者的病情重新调整治疗方案，这时双方的相互影响就十分明显可见了。

2. 有一定目的

人际沟通与医患沟通都有一定的目的。医患沟通始终围绕着患者的健康，其目的很明显，是早日使患者恢复健康。人际沟通的目的虽不会都很明显，但都存在一定的目的。

3. 有相同的途径

人际沟通与医患沟通有相同的途径。

（1）语言沟通

是信息交流的一个重要方式，主要是指以口头语言交往方式即交谈或称晤谈。交谈前准确地表达和传递信息，是医患间最主要的交往方式；医生询问病情，了解病变，进行治疗及健康指导，一般都是通过交谈来实现的。

（2）非语言沟通

人际交往多数是在非语言形式上发生的。心理学把非语言交往分成四个系统：

①视—动觉系统（面部表情、手势、身体运动）；

②超语言—额外语言（音质、语调、速度、咳嗽、哭笑）；

③时空维度（准时、迟到、朝向与距离）；

④视觉交往（目光接触）、非语言沟通，包括面部表情、体态表情、目光接触、朝向与距离、手势语、副语言等。

4. 有制约的因素

人际沟通与医患沟通都存在许多的影响制约的因素。现实中有许多因素影响制约着我们日常的沟通行为，包括情境因素、沟通双方的生理因素、心理因素、社会因素（身份地位及其之间的关系、是否有他人在场、都是些什么人），还有时间空间的及当时的境况。

二、医患关系与医患沟通

（一）医患沟通的研究重点

医患沟通的研究重点是医患双方如何实现有效沟通，包括沟通的规律、沟通的形式、沟通的原则、沟通的方法、沟通的艺术、沟通的效率、沟通的作用等内容。由于现代医患关系牵涉到庞大的群体，关系日益复杂，医疗纠纷一旦发生就会受到社会的广泛关注。现代医患关系的很多问题都体现在没有理想的医患沟通上，而有效的医患沟通可以拉近医患之间的感情距离，建立良好的信任与合作关系。可以说，医患沟通是从沟通方面深入研究医患关系的，对于维持良好的医患关系，保障医务人员和患者权利有重要的作用。

（二）良好的医患沟通是构建和谐医患关系的前提

医患沟通是满足医患关系、医疗目的，以及优化医疗服务过程的必要手段。医患关系是为了解决求医和施治而建立起来的。在广义的医患关系下，当患者踏入医院门槛的那一瞬间，便与医院开始了交流，医患沟通由此而生。医生需要了解患者才能提出有效的治疗方案，患者需要了解医生才能知道施治的意图和如何配合医生的治疗。可以说，没有医患沟通就不可能实现医疗服务过程。

医患之间只有通过沟通才能进行认知、感情和意志的交流，才能把对方需要的信息准确地传递给对方，才能消除可能产生的误解和矛盾，才能更加关注和理解对方。沟通是主体间互相理解的重要手段，充分的沟通和理解是构建双方互相满意关系的基础，是构建和谐医患关系的基础。

三、医患双方在沟通中的角色和需求

由于医患双方在医疗服务中所处的地位不同，承担的社会角色不同，他们在医患沟通中所发挥的作用也是存在差别的。

（一）医生在医患沟通中起主导作用

医患双方而言，医生一般主导着医患关系的构建和发展，在沟通中处于主导地位。患者迫切需要医生有效的施治，而医生也力图在医疗服务过程中充分显示出自己的技术水平和对患者职业性质的关爱，两者要求是一致的，这种一致是以医生主动施治为前提的。

医生为了实现并主导医患的沟通，就必须全面了解患者的情况，与患者建立主动沟通。为此，医生面对患者，要有同情心和自信心，让患者充分体会到医生的人道关怀，并对医生的医技产生信任感，使自己充满对抗疾病的决心和毅力。医生应当了解患者的性格特征、思维方式、认知结构、知识水平、价值观念、生活经历、对疾病的看法，以及由疾病引起的认知、情感、意志变化等，只有在个体化的原则下充分把握患者的个性，适当地主导沟通，才能发挥医疗服务过程中的主导作用。

为了最大限度地消除患者的恐惧和焦虑，医生在与患者交流时不宜太过严肃，应该加强人性化交流，多点幽默感，这就要求医生具有深厚的人文关怀和丰富的文化知识。可见，医生不仅应是一个精通医学知识的医学家，更应该是一个头脑冷静而又饱含热情的哲学家。

（二）患者在医患沟通中的需求

当人患病时，一般处于生理或心理的某种缺陷状态，希望获得应有的帮助。大多数去过医院的人都知道，患者必须经过医院规定的一系列流程才能获得医疗服务。从门诊大厅导医人员处获得咨询，到排队挂号，再到按号候诊，如果每一个环节的医务工作人员都能够耐心细致地对待患者，就会使患者获得很大的心理安慰，在和医生接触之前处于良好的心理状态，这就为医生与患者之间建立融洽的医患关系构建了良好的基础。

四、现代诊疗技术实施中的医患沟通

现代医学的诊治过程中，各种先进的诊疗技术成为不可或缺的辅助工具。患者在就诊中，常常会拿着一沓化验单在医院四处奔走。然而，机器永远不可能取代医生的地位，因为冷冰冰的机器不会开口说话，不会给患者带来任何形式上的安慰。所以医生应该最高效率地利用各种辅助诊疗技术，让诊疗方案遵循最优化原则，以最小的代价获得最好的效果；另一方面，医技人员应该遵守医德，充满爱心，让人与人之间的沟通实现最大化。医技人员仅在某个特定的领域了解病情，对诊疗有一定的局限性，他们与患者之间的医患关系是以临床医生为中心媒介发生的。所以，由于医技工作的间接性，辅助科室的医务人员也应该主动积极地询问患者病情，加强与临床医生的交流、密切合作，减少误诊和漏诊。

五、医患沟通的意义

在当今的社会背景下，医疗市场竞争越演越烈，医务工作者应加强与患者的沟通，充分尊重患者的知情同意权，这样能使患者在诊疗过程中积极支持、配合医生的工作，使一些不必要的医患纠纷降到最低，促进社会的和谐发展。

（一）实现治疗活动的最佳效果

医患沟通双方的良好沟通，有利于医生对患者病情的准确了解，确定最佳的治疗方案。现代医疗手段繁多，治疗方法多样，而每个病人的具体情况千差万别，每个人的要求也不相同，对于医生来说也无权按照自己的想法来替病人抉择。因此，只有医务人员在与病人良好沟通之上，才能切身实地地从病人的角度来思考和判断，从而确定最适合每个具体病人的治疗方案。

医患沟通双方的良好沟通，还有利于患者对病情和有关医疗基本知识的了解以配合治疗。病人作为医患沟通的主体，有着自己思维和行动的相对自由，而医疗活动要有病人一致的配合才能取得相应的疗效。如果病人不能配合完成治疗，则会严重影响治疗活动的效果。因而医患沟通对医疗效果会产生非常重要的影响，从而影响沟通价值的实现。

（二）对基本人权，即生命权和健康权的尊重和关怀

健康是伴随一个人生命全过程的最重要的资本。有健康才有生命，才有个人的一切。医学是生命科学，以病人为服务对象，医患沟通的人文社会价值表现为对病人的生命权、健康权的尊重和关怀。生命权、健康权是公民的基本权利。其中，健康权又包含医疗权。对于医疗权的界定，有学者认为医疗权是指病人作为社会成员或国家公民具有的最基本的健康权利，“即基本的、合理的诊治、护理和获取健康的权利”。可以看出公民的健康权、医疗权在我国是非常受重视的。

政府通过多次医疗卫生体制改革，尽可能使医疗保障制度符合公益性、公正性，从而更好地实现对公民医疗权的维护。基于保护患者的生命健康权，医疗行为只有取得患者的真正同意，才能使医疗行为正当化。知情同意是临床医师在为患者做出诊断和治疗方案后，必须向患者提供包括诊断结论、治疗决策、病情预后及治疗费用等方面真实、充分的信息，使患者或其家属在充分了解信息后自主地做出选择。可见，医患沟通中重要的知情同意权的行使就是对患者基本人权的尊重的一个非常重要的体现。

医患沟通双方在医疗活动中围绕患者的健康问题进行的不断深化的信息交流，所交流的信息既有同疾病诊治直接有关的内容，又可能还包括医患双方的思想、情感、愿望和要求等方面的表达。这样的心理过程和交往过程正是作为对基本人权的尊重和关爱的人文社会价值的体现。

（三）构建和谐社会的重要保障

由于医患关系体现着人的基本权利，因而在整个社会生活中具有较大的影响，所以医患沟通的人文价值还体现为构建和谐社会的重要保障。构建社会主义和谐社会是新时期的重大任务，所要建设的和谐社会是民主法治、公平正义、诚信友爱、充满活力、安定有序、人与自然和谐相处的社会。

第二节　医患沟通的基本理念与主要类型

一、医患沟通的基本理念

（一）理解与尊重的理念

1. 理解

医患关系是一种医患双方共同参与的关系，同样要求医患双方能加强沟通，充分理解对方，多设身处地地考虑对方的立场，势必能减少医患矛盾。从矛盾论的观点分析，医患关系又是一种对立统一的关系，双方在许多问题的认识上有其对立统一的一面。特别是在疾病的认识上，由于患者会在直接体验的基础上产生各种的痛苦与不适，这就要求医务人员在进行专业分析和评估时多增加一些同情心，用共情的思维去理解患者的痛苦与不适，以唤起患者的感情和认识上的共鸣，促进双方的互相理解，也有利于医患沟通及医疗工作的进一步开展。

2. 尊重

医患关系的特殊性要求双方要充分地信任与合作，尊重是建立信任和合作关系的基础。罗杰斯指出，患者是想得到帮助的，为了得到医生的帮助，他们需要知道医护人员是否理解并尊重他们的想法和感受，在双方相互了解和接纳的基础上，他们才会充分表达自己的思想、情感和要求。可见，尊重患者可以给患者创造一个安全、温暖的环境，有利于医患关系的建立和患者病情的充分表露。对患者的尊重体现在以下几个方面：尊重意味着完整地接纳一个人；尊重意味着双方的平等；尊重意味着对待他人礼貌加敬重；尊重意味着对对方发自内心的信任；尊重意味着帮助对方保守秘密

（二）诚信与公正的理念

1. 诚信

诚信是一个道德范畴，“一诺千金”“言必信、行必果”等经典词句为我们诠释了诚信的内涵。在医患沟通中，要做到诚信可以从以下几方面入手。

（1）戒欺

戒欺意为不自欺，亦不欺人。医疗工作是一项科学和严谨的工作，因此，医患沟通也有其科学性和严谨性。在医患沟通中首先做到不自欺，要敢于认识自身的优点和不足。在如今信息爆炸的社会，医务人员不是百科全书，不可能事事俱知，在医患沟通中要勇于承认自己不知道的方面。不欺人是指在医患沟通中要做到对患者充分地信息公开，不欺骗，不隐瞒，不靠欺人为自身谋求私利。

（2）过而能改

《左传》中说："人谁无过？过而能改，善莫大焉。"医疗工作中，尽管我们一直在追求"无过错"的终极目标，但这只是一种理想的境界，实际工作中不可能达到，误诊误治同样是一个世界性的问题。面对过错，应该做的是勇于承认、及时改正，避免把过错进一步激化为纠纷或冲突。承认错误并不可怕，有错及时知错、认错、改错也是消除矛盾的一种有效手段。

（3）诚信守诺

医疗工作中，医务人员在没有充分把握时不要轻易许诺，更不要轻易做出与双方经济利益相关的承诺。做出承诺后，也一定要认真对待，对自己承诺负责、守诺、践诺，不要失信于患者。

2. 公正

公正意为公平正直，社会学对"公正"的理解为分配公平、程序公正和互动公正的结合。公正是医学伦理学的原则之一，要求医护人员对待患者要一视同仁，避免偏见和歧视。公正还要求要对患者仁爱，这也是休谟关于公正起源和前提的理论要义。

（三）求同与存异的理念

求同和存异是一对矛盾的共同体，求同并不否认差异，而是以承认差异为前提。医患沟通中"求同"更多的是从宏观的角度去考虑的，即把所有患者视为一个统一的群体，寻找其共同点和利益的一致性，以利于国家、地方的医疗卫生主管部门针对性地制定相应的法律法规及规章制度，保障患者群体的切身利益。存异也是在求同的基础上存异，它更多的是针对医疗工作的具体方面而言。即在肯定患者群体共性的同时，注意不同患者的个体差异性。在医疗活动中针对患者疾病的个体差异进行针对性施治；在医患沟通中重视患者的个体差异，针对患者不同情况进行有区别的沟通，尊重不同种族、国家、民族、群体患者的信仰、文化、生活习惯方面的差异，保障每个患者个体的切身利益。

（四）以德与依法的理念

以德沟通的理念是指要在医学伦理道德的指引下进行，同时要遵循中华民族的传统美德。道德是一种"精神力量"，在人类的发展和社会的进步中起到了不可忽视的推动作用。同样医务人员的医德品质，也是由他的一连串的医学行为构成的。所以医务人员在医患沟通过程中不仅"吾善养吾浩然之气"，还要"诚于中而形于外"，把自身的医德理论转化为实际的行为。

依法沟通是指沟通的过程、内容等方面要依据我国现行的法律法规进行。我国已从政令、法律法规等层面对医患沟通中的医患双方的权利和义务进行了规定，确保了医患沟通的有法可依。法律法规对医患沟通方面强调最多的是知情同意权，

二、医患沟通的新观念

（一）以人为中心 —— 医院的新宗旨

为了真正实现生物—心理—社会医学模式，应该更新“以患者为中心”的医院宗旨，确立医院以“以人为中心，一切为了人的生命安全和健康”的全新宗旨。在理解这个新的医院宗旨方面应注意以下 5 个方面。

1. 医学的目的要求

医院维护所有人的生命与健康，而不仅仅是患者的生命与健康。如果医务工作者只关心患者，工作的重点就是治愈疾病，就容易忽视正常人的疾病预防和健康维护，容易忽略对正常人群（潜在的患者）的关爱，只见“病”不见“人”的思维方式和工作模式难以让患者和社会真正满意，难以真正实现医患沟通。

2. 新的健康概念要求

医院关注所有人的所有健康因素。显然，医院和医务工作者不仅要关心人的身体病患，还要关心人的心理、社会、环境、技术（医疗）等影响人身心健康的各种因素，以自身特有的职业优势条件，去解决或帮助政府和社会解决各种复杂的损害健康的因素。

3. 患者的概念

进医院看医者的人不一定都是患者。所以，我们不能把他们无根据地认定为患者。对前来就诊的人（包括正常人）及他们的亲友，要用耐心的交流和温馨的服务体现出医者的仁爱之心。

4. 患者的愿望

没有人内心希望自己被确定为患者。人被医者认定“有病”是迫不得已的，人人都向往身心的健康及所伴随的快乐。因此，医院和医务人员面对前来就诊的人应始终坚持一个理念：为人的健康而工作。围绕这个理念，医院和医务人员在语言、行为、环境等方面要尽量创造出轻疾病、重健康的背景，减轻疾病给人带来的强大心理压力。

5. 医者的培养

以人为工作对象的医务人员是更需要提高综合素质的人。医务人员承担着艰巨繁重的维护人民健康的责任。因此，医务人员需要相当高的综合素质和能力，需要医院高度重视对他们的关心和培养。同时，医院又是个特殊的单位，兼有企业和事业的性质，医院需要有以人为本的文化建设，医院的文化内涵不应是“患者文化”，而是“人

的文化”。所以，医院的核心理念应面向所有人，应体现出：爱护人、救助人、服务人、尊重人、关心人、理解人、依靠人、凝聚人、培养人。

（二）医患一体——医务人员的觉醒

医患沟通，首先要实现医患双方真正地理解。怎样才能达到这样的境界呢？医务人员首先要建立“医患一体”的思想认识。所谓医患一体，即人人皆患者，人人皆医者。

1. 人人皆患者

任何一个健康的人，随时都可能被各种致病或伤害因素所击中而成为患者。现代关于健康的定义更是科学地说明了影响健康的复杂因素。每个人都“患”有不同程度的“亲人疾患综合征”，即当亲人患上重病后，几乎人人都会表现出一定的身心不良反应，如焦虑、恐惧、判断力低、情感失控、失眠、食欲减退、疲劳等。

2. 人人皆医者

从医学心理看，心理因素既能致病又能治病。现代医学已证明，健康的心理是维护人体免疫力的基础。从社会角度看，千百年来传统医学模式中医者的绝对权威，在现代社会正逐渐被削弱，患者的自主维权意识和行动已渗入医疗实践的全过程。政府和社会也开始动用政策、法律和舆论的力量来降低医者的权威。而医者也开始局部地自觉还权于患者，给患者更多的选择权和决定权。医者的诊疗方案需要患者的“批准”和支持才能全面有效地实施，疗效如何，取决于患者支持的程度。

（三）沟通共享——医疗体系的“神经和血液系统”

医患沟通就如医疗体系中的神经系统和血液系统一样重要。一方面在发挥着信息收集、分析、综合、传导、传递、反馈并以优化的信息来领导、管理整个机体的功效；另一方面在发挥着机体内部物质和能量的产生、更新、流通、交换、储存等功能。它表明，只有沟通，才能共享。

1. 医疗体系的构成与运行规律

医疗体系的构成要素包括医务人员、医疗机构、患者及家属、伦理和价值观、医学科学与技术、药品、医疗设施和设备、经费、政府管理部门、相关政策法规与制度规范、相关市场机构、媒体等。这是一个庞大的、多变的活动体系，每一个要素都有自己的活动规则，这些规则有的部分相合，有的互不相容，有的则对立排斥，形成了极为复杂的矛盾群体。

2. 沟通共享是医疗体系高效运行的动力

医疗体系就如人体，是个整体运行的有机体，各要素是互相支撑、互相合作的，谁也离不开谁，它们是矛盾的统一体。当这些要素子系统互不相容、互相牵制、低效运行时，说明它们缺乏沟通，信息、物质和能量不能有效传递、交换、更新及融合。

（四）共担医疗风险——医患合作的基础

医学有很多未知的东西，人的身体和心理没有任何两个人是完全相同的；人的疾病又随时在变化之中，医务人员自己的状态也在变化之中。所以，医疗不成功的可能性随时存在，医疗的风险大即在于此，它不以人的意志为转移。为了人民群众的健康，为了医学事业的发展，仅靠医务工作者的“孤军奋战”已是不现实的，医务人员和患者及全社会应共同承担起人类抵御疾病、维护健康的社会重担，共同分担医学的高风险。放权和还权，是医务工作者当今的正确抉择。

三、医患沟通的类型

（一）医患风险沟通

医患沟通的重要性不言而喻。所谓“风险沟通”是指缺乏信任、顾虑多，也是敏感和有争议的问题进行有效沟通的基础。由此可见，医护人员与病人之间的沟通在某种程度上也可以被认为是一种“风险沟通”。美国风险沟通专家的博士维罗尼卡（Veronica）提出的四个风险沟通理论：信息必须是可信的、要有说服力、简洁明了、用积极的态度。她还强调了四个成功因素：要有良好的沟通态度、无私奉献的精神、要有相当高的能力和水平、要有开放性的思维和博大的胸怀。

对于医护人员来说，并不是每个人都有相当高的能力和水平，但有良好的沟通态度、无私奉献的精神、有开放性的思维和博大的胸怀还是完全可以做到的。然而实际上，临床上医患沟通不成功都与医护人员在出诊或接待病人时准备不充分，传达给病人的信息模糊不清和结论模棱两可有关，才致使病人误解而投诉的。总之，从风险沟通这个角度来讲，在医患沟通过程中，通过医护人员自身的努力，是完全可以达到相互之间理想的沟通。

（二）医患无缝沟通

所谓无缝沟通，是指医生和患者之间沟通没有距离感产生。这种沟通很容易使双方在心灵上达到一种默契，产生一种共鸣。进行医患沟通的原因就是彼此之间有隔阂，但是其目的却是抚平这个缝隙和隔阂。在无缝沟通中，倾听比表达更重要。在医患沟通时，病人往往不能真正理解医生所说的，医生往往也没有能真正理解病人的要求。这种情况往往就会产生一些不必要的冲突。

在医患沟通的过程中，倾听者要学会找“切入点”。“切入点”就是双方内心深处的一种共鸣，一个恰当的“切入点”是实现无缝沟通的关键钥匙。对医患沟通来说，用真情打动真心是非常重要的。医患之间的沟通是双方达成共识的过程，而无缝沟通则成为它的前提，整个过程始终伴随左右。要用真心对患者，才能真正赢得患者的信任，为进一步的合作创造有利的条件。尤其是在与病人沟通方面，要明白“以病人为中心”的真谛，在不违反医疗原则的同时，要学会多站在对方的角度考虑问题，满足对方的需求，最后实现“双赢”的目标。

（三）医患循环沟通

所谓循环沟通，指双方的每一次沟通，各种信息在双方之间来回形成的结果，不是一个单一的往返，而是循环的、不断的沟通。循环沟通有如下特点。

首先，无论采取什么样的沟通方式，一次有效的沟通必定包含着多次双方之间的信息往返，即多个沟通循环。这样，要完成一次沟通，沟通双方必须适时地对对方发出的信息有所反应，否则沟通就有随时中断的可能。也就是说，当一方发出信息时，另一方对收到的信息经过处理后，要向信息发出者反馈信息，让对方知道自己已收到信息，同时还要向对方表明态度（肯定、否定或不予评价）；对方收到你的信息后，再根据你的态度，再次发出相应的信息——双方就这样反复发出和接收信息，并最终完成沟通。

其次，循环沟通包括多个沟通循环，即多次信息交流一次有效的沟通必定是循环沟通，即包括多次信息循环。沟通的双方不但扮演着发出者，也扮演着接收者，并且双方在沟通过程中不断地转换角色，直至沟通完成。

最后，循环沟通可以是语言、非语言或混合性沟通循环沟通的方式可以是语言、非语言或两者交替使用。主要的沟通方式是语言；其次是一些非语言，还有两者同时采用的情况。这些方式可以接收信号，也可以发出信号，多数情况下还同时兼接收和发出信号的双重功能。不难看出，语言和非语言信号在医患沟通中是非常重要的沟通手段。

（四）医患直接沟通和间接沟通

首先，直接沟通是指医生和患者之间没有任何中介物的沟通，也包含语言沟通和非语言沟通。非语言沟通实际上是从患者看见医护人员的那一刻就开始的，而语言沟通则是从患者和医生的第一句话开始的。医护人员的一切活动，都是在向病人表现自己的人格、学识和修养。这些活动很可能将医护人员一些不好的、非本质的东西展示给病人，使病人对医护人员形成错误的印象，影响病人对医护人员的信心，在病人和医护人员之间就不可能实现有效沟通。

其次，间接沟通主要是指患者通过互联网、医院宣传及其医生的介绍，以及亲朋好友的推荐等途径对医师进行了解，虽说看起来像是单向沟通，但考虑到医师在这之前所做的工作，还是可以把这个过程当作一个双向沟通的过程。通常情况下，患者了解医生最常见的途径是在医院门口的专家介绍和诊室门口的病人选医生宣传栏。因此，在医院门口的专家介绍和诊室门口的病人选医生宣传栏中有关医生专业背景和特长介绍相当重要，医护人员在填写相关内容时应当仔细斟酌，不要写一些过头话，也不必自谦，实事求是就可以了。

第三节　医患沟通障碍

实施高质量的医疗服务离不开良好的医患关系，而顺畅的医患沟通是建立良好医患关系的最根本的途径。然而，现实中的医患沟通过程极为复杂，其中涉及众多要素及不同要素之间的交互作用，如心理要素、生理要素、物理要素和经济要素。每一个因素都可能导致医患沟通障碍的出现，从而引发一系列不良后果。因此，如何使医生和患者进行更好的沟通，如何避免沟通障碍等问题，不仅受到了社会的重视，同样受到了学界广泛而持久的关注。

一、医患沟通现状

（一）事先沟通不充分

有的医生对患者的诊断、治疗及治疗方案措施、事后不良影响等提前告知不够、交代不清，忽视患者的知情权和选择权；有的疏于对医患之间小口角、小摩擦、小误会的及时沟通化解，使医患矛盾愈积愈多，以致酿成医患纠纷。

（二）平时沟通随意性大

有的医院的个别医生在与患者进行沟通时，没有完善的计划，表现为如下特点：想到时才沟通，想不到不沟通；愿意时沟通，不愿意时不沟通；不忙时沟通，忙起来不沟通；不出事不沟通，出了事才沟通。

（三）沟通欠具体、深入

有的医生用专业术语与患者交流，病例处方书写潦草模糊，患者听不懂、看不懂，常常引起理解歧义和误会；有的说话简单生硬，引起患者反感；有的介绍病情含糊不清，前后不一，使患者对治疗产生怀疑。

（四）事后沟通缺位

患者出院后，有的医生对患者后续用药、饮食、休息、保健等交代不够或不予交代，也不注意信息跟踪和随访，患者出现病情反复后，便抱怨、质疑治疗效果，双方因此发生纠纷。

（五）患者自身的不足

一些患者缺乏医学知识，对病情发生变化的复杂性、治疗过程的风险性以及医疗技术手段的局限性不清楚，一旦发生医疗意外，则一味追究医院及医生的责任，不能客观、理性对待；也有个别患者素质不高，动机不纯，寻衅滋事，拒交费用、人为制造事端。

二、医患沟通的障碍

在医疗实践中，影响医患沟通的因素极其复杂，但心理、语义及文化因素是医患沟通的主要障碍，分析和厘清这些障碍无疑对实现医患之间的有效沟通十分重要。

（一）认知障碍

患者在得病后往往有一种心理负担，担心自己的病情是否严重、是否可以彻底治愈及大概需要花费多长时间才能痊愈，而由于信息不对称等因素的影响，患者的这些问题只有通过与医生的沟通才能得到确切的答案。医生与患者的关系是一种特殊的医治关系，在医患沟通过程中，有些医生没有意识到医患沟通的重要性，认为自己的主要责任是对患者的病情进行医治，将主要精力放在对疾病的关注上，往往忽略了病人心理方面的需求，没有体恤到病人及家属的担心、焦虑情绪，让病人及家属缺乏被关注、关爱、尊重的感觉。

（二）情感障碍

如池田大作所说：“医学在本质上是需要理性指导的、冷静透彻的科学思维法，但同时，更重要的是需要温暖的人情。”但是“尽管医疗原本应以医生和患者的相互人格交流为基础，现在却已濒临崩溃”。这种医患沟通中的情感忽视或冷漠多表现在医方，其原因主要有两点：一是由于“医疗技术主义”的侵蚀，导致了医患关系的“物化”，医生在诊疗过程中，往往“只见病不见人”，很少考虑患者的社会、心理因素等，医生对患者的同情与关心和对生命的尊重和敬畏已被淹没在“物化”的冰河之中；二是由于医务人员确实工作太忙、压力过大，以致无暇沟通。在我国越是高层次的“三甲”医院，患者越多，医院门诊“三长两短”的现象越是普遍（“三长”即挂号、候诊、取药排队时间长；“两短”即看病时间短、医患之间的交流时间短）。

医生无暇与患者交流，医生在短短的数分钟完成病史询问、体格检查、开处方、病志记载等，许多患者是带着病痛的折磨来的，在漫长的挂号和候诊后，没有几句答复和检查，这也是患者失望和无奈的主要原因之一。因此，“医患沟通的障碍不是简单的主观的道德缺失问题，更重要的是在医学的教育和临床实践中‘情感能力’的培养。只有具备良好的情感能力才能在这种'移情理解的想象力'中保持'超然与介入'的平衡，以冷静而热情的心去为患者服务"，方能有效实现医患沟通，防范医患纠纷。

（三）语义障碍

在医患沟通中，由于主体双方对疾病和医疗行为的知识、信息的理解能力和水平不同，语言的使用同样不同。语言表达是否得当、准确和真实，不仅直接影响信息接收者对信息的理解，而且影响着接收者的心理。医生对患者传递的语言信息更是如此。如果医生使用的是专业医学语言或所谓"行话"，而非简单易懂的日常语言，就容易产生歧义，造成患者的误解，难以被患者接受，影响医患沟通。个别患者甚至把医生一句描述简单症状的话语，当成致命的大病，进而造成心理障碍，使医患交往发生困难。同时，由于患者知识层次、文化水平、心理情绪等因素的影响，医生有时也很难理解患者反映自己疾病感受的语言，尤其难以把握和辨析患者的"若无其事"或"夸大其词"及生活习惯用语或方言土语，以致影响了医患交往。

（四）文化障碍

文化是一个人群的成员赖以区别于另一人群成员的共同思维方式，文化包括价值体系，价值观是文化的基石。不同的群体有着不同的文化背景和文化差异。医与患两个群体同样如此。在医疗活动中，无论是医务人员还是患者，同样总是存在着思想观念、行为模式、心理特征、宗教信仰、风俗习惯等方面的文化特色或差异，"医生的解释和活动及病人的解释和活动都具有文化的特征"。美国的一位社会医学学者欧文·左拉（Irving Zola）的一项研究表明，"爱尔兰裔患者倾向于保守地叙述症状，而意大利裔患者倾向于夸张地叙述症状"。也就是说，不同文化背景的人具有不同的价值观念、思维定式和行为方式，即使在同一文化内，人的价值观也不尽相同。不了解对方的价值观，势必造成跨文化的"文化休克"（又称为"文化蔽荡"）和沟通障碍，以致交往失败。因此，有学者曾指出："医患关系同样表现为一种文化关系。"我国目前出现的医患关系问题，其实质就是医患之间的文化冲突。在医疗活动中，医务人员要十分注意自己的语言、举止和表情，并尊重病人的宗教信仰、风俗习惯，对不同文化层次、不同个性的病人，应因人而异，灵活运用不同的手势和语言艺术，亲切、准确、完全、巧妙地阐述自己的意见，通过缩小医患间的文化差距，建立和谐、舒畅的医患关系。

三、医患沟通障碍的原因分析

（一）医患双方维权意识的增强

随着法律意识的增强，医患双方的权利保护意识增强。出于对健康的重视，患者渴望能了解自身疾病情况、诊治方案、手术风险及治疗预后情况。因而对医务人员履行告知义务提出要求。在告知不到位的情况下，容易引起患者的不满，影响医患沟通。维权意识的增强是社会发展的必然结果，但由此带来患者对医疗机构和医务人员的防备，将加剧医患关系的紧张。如部分患者在医务人员交代病情、术前告知等情况下进行录音、摄像的情况逐渐增多。为了避免发生对自身不利的后果，医务人员可能采取少沟通的消极方式对待患者。

（二）医务人员的沟通技巧和人文精神欠缺

沟通能力和医疗技术一样，是医务人员必备的技能。然而在实际工作中，由于专业知识不足、法律知识缺乏，导致沟通能力不足的情况时有发生。医疗机构注重科研、技术能力的培养，缺少沟通能力训练，沟通技巧不足，不能满足患者的需求，从而导致医患沟通不足。好话一句三冬暖，恶语伤人六月寒。医学的服务对象是人，对患者最重要的是尊重、理解、同情。在诊疗活动中，部分医务人员欠缺人文精神，把治疗对象看成疾病本身，诊疗活动中缺少对患者不安、焦虑心理的关注，缺少对患者的人文关怀，也会导致沟通不足。

（三）患者对医务人员的不信任

英国古典经济学家亚当•斯密（Adam Smith）在指出人与人之间的信任是经济活动的道德基础。信任是诊疗活动的基础，是医患双方共同的内在需求，医方要实施诊断和治疗，患者要恢复疾病，都离不开互相信任。医患双方交际的过程，就是人与人之间的交流和沟通过程。在沟通中传递信息，交流情感，让患者理解医疗服务。通过沟通，患者可以更详细地了解疾病的诊断情况、治疗方案、预后情况，增进对医方的信任，并配合开展治疗工作。患者对医务人员的不信任，会造成沟通障碍，无法达到信息交流的效果，影响疾病的诊疗。

（四）医患双方的心理状态

医疗行业的特点是高难度、高强度和高风险。在医患关系中，医生要承担救死扶伤的职业任务，同时要承担因技术不足导致医疗失败的心理压力。医患矛盾的加剧增加患者的不信任，加之社会舆论的负面评价，该医务人员造成巨大的心理压力。医务人员在工作状态下的心理状态是紧张、压抑，处于被迫压制状态，随着时间的推移压力还将不断积累。对患者来说，陌生的医院环境会带来紧张感，以及担心、焦虑、孤独等消极情绪。在诊疗活动中，由于医患双方的负面情绪居多，容易引起冲突和对立。尤其是在发生医疗失败的情况下，患者容易把责任归结为医务人员的技术不足和责任心缺乏，进而引发医患矛盾。

（五）医务人员对沟通的重要性认识不够

由于医学的高度专业性，医务人员对医疗信息的了解和掌握远远超过患者，信息不对称在医患关系中表现明显。信息不对称使得医务人员在诊疗活动中处于主导地位，患者大多数情况下只能听从医务人员的诊疗安排。医务人员基于拥有的专业知识，把诊疗活动看成由自己独自完成的事情。在患者就诊过程中，普遍反映出候诊时间长达一至二个小时，而在诊室接诊、问诊的时间不超过十分钟。医务人员基本是简单问一两个问题，就开出各类化验单、检查单，对于患者提出的问题，也是敷衍回答，或者拒绝回答。医务人员更注重医疗技术对疾病诊疗的作用，相信自己的专业判断，不注重双方的沟通交流，不顾及患者的心理感受，忽略与患者的互动。

四、医患沟通出现障碍造成的不良后果

医患沟通障碍的形式和内容多种多样，表现在医院的医疗全过程中，涉及医院的所有人员，种类多，个案繁杂。从改善医患沟通的目的出发，进行以下几种分类应有现实意义。

（一）按程度与后果分类

1. 医患误解

由于医务人员与患者及家属信息沟通不畅，特别是部分医生和护士不会沟通，不会考虑如何去告诉患者及家属坏消息，因此让患者不满意，或者产生误解。如医护人员的态度不热情、处理问题不及时、治疗结果与患者及家属沟通少和医疗费用交代不清，使患者和家属不满意。

2. 医患分歧

由于医务人员与患者及家属某方面的信息沟通不畅，或对患者的医疗处理和服务有明显的欠缺，虽然未造成明显身体损害，但给患者及家属造成心理的刺激，使患者及家属较为不满，并容易在任何场合下反映出来，医务人员感受明显。如医护人员服务态度冷漠、训斥患者或家属、检查或治疗未征求患者及家属意见、侵犯隐私、交代病情不清、诊断或治疗的小失误造成多支出费用等。

3. 医患纠纷

由于医护人员与患者及家属某些方面的信息沟通不良，或对患者的医疗处理有明显的差错，给患者身体或心理上造成一定损害，且医护人员所在科室又不能正确处理；或因医患分歧没有认真处理反馈，引发事态复杂化等，使得患者及家属强烈不满，投诉到医院相关部门或卫生行政主管部门、法院等，如医疗事故和差错、医疗意外、医院内其他意外事件、严重的费用分歧等。

4. 医患冲突

由于医护人员与患者及家属在处理医患矛盾中有较大分歧、未能妥善解决，使患者及家属强烈不满，回避投诉途径，而采取非理性的方法寻求医院给予赔偿和处理当事人，如冲砸围堵医院等。

（二）按医疗过程分类

1. 误诊

指由于医生未遵守诊断学基本标准和要求，在询问病史、体格检查及实验室检查等诊断过程中，明显疏漏重要信息的获取，导致诊断不准确或错误。如某年轻女性下腹疼痛，医生漏问其停经史，导致宫外孕误诊。

2. 误治

由于医护人员未掌握患者病情变化等信息，实施不当或错误的治疗方案，使患者治疗无效，导致身心损害甚至因其死亡等。如医生未发现某患者出现菌群失调表现，而继续使用广谱抗生素，使患者发生严重的真菌感染。

3. 知情缺失

医护人员在诊疗过程中，未及时全面告知患者病情、治疗方案、风险程度、预后情况及医疗费用等，而实施医方制定的诊疗措施。不尊重患者及家属知情选择权的行为本身就会引发医患矛盾，如果由此造成患者出现不良后果，其医患分歧会明显增加。

4. 处理问题不到位

医院在给患者提供的各种服务过程中，由于服务不到位或存在种种安全隐患，给患者及家属带来不便等身心不良刺激甚至人身损害，如服务态度、冬天供暖、夏天供冷、电梯运行、院内通行、餐饮供应及环境卫生等环节上出现问题。

五、国内医患沟通研究现状

（一）研究层面多样

医患之间缺乏互信互动的直接表现是双方不能实现有效的沟通。而究其原因是双方对疾病存在不同的理解和认识，导致患者期望与医生给予之间出现矛盾。医患沟通是近年来医院所面临的一个重要问题。目前对医患沟通的研究主要是从社会学层面进行研究，但是认识论层面的研究是社会学层面研究的基础，是医患沟通研究的一个重要层面。有学者从认知的层面进行研究，认知的差异将对人们的行为造成一定的影响。医患双方由于医疗信息不对称，再加上彼此看问题的角度不同，对医患关系的理解和态度就存在了较大的差异，对医疗服务过程中出现的各种问题的处理方式也会出现矛盾和冲突。

（二）纠纷原因研究

许多医疗纠纷并非因医疗技术水平、医疗质量引起，而是由于医患双方缺乏有效的理解和沟通。双方都站在对方的立场去分析问题，有利于医疗、护理工作的开展，不仅能提高患者满意度，而且可提高医护人员的职业幸福感。通过对医患双方的心理与行为分析，尤其是患者就医后的矛盾状态以及医务人员工作时的困惑，剖析医患沟通中存在的问题，得出医患沟通的操作要点。这对于简化医疗沟通，提高沟通效率是有一定的积极作用的。

（三）医患关系研究

研究医患沟通有的学者先从医患关系着手。现代医患关系管理的变革阶段先后经历了医患关系平稳发展的时期（中华人民共和国成立到20世纪70年代初期）、“医”与“患”的简单式管理时期（20世纪70年代至90年代）、“医”与“患”的投诉管理时期（20世纪90年代中后期）、“医”与“患”的标准化管理，由此提出关于医患沟通的多学科理论。医患沟通虽然是医方和患方的交流，但它却受哲学、管理学、社会学、心理学、行为科学、法学等多学科的关注和影响，同时涉及医务人员的医德修养、病人的心理、就医行为及社会、经济、文化、宗教等许多因素。传统的医患关系认为医生代替患者做决定，同时要求患者服从医生的绝对权威。但是“医疗父权”在当前的诊疗活动中已经丧失了其存在的伦理基础。

（四）调研建立模型研究

有的学者通过查阅国内外文献及其他机构满意度调查问卷，在推进公立医院改革的背景下，坚持公立医院公益性质，并结合所在医疗机构患者的实际特点，形成了患者“医患沟通满意度”问卷。患者在就诊过程中往往更关注医护人员对自己的态度，希望得到医护人员的尊重和关心，期待医生能够在沟通中更加细致耐心，其关注度甚至超过了对医疗技术本身的要求。

（五）相关因素研究

资料显示，许多国家由于有健全的全民医疗保险体制，全民参加医疗保险，绝大部分的医疗费用都由保险公司来承担，不会由个人支付高额的医疗费，很少有医患间的冲突。也有相反的研究表明，医药费用问题影响的根本所在不是费用高而是其诚信问题。我国医疗服务市场的信息不对称问题仍然十分严重，并且在这种情况将继续存在的情况下，对于医患双方获取医疗信息及主观使用信息的行为不应只局限于个人或某个特定人群的行为，而应该认识到这是一种主观意识作用下的社会行为，深入的研究信息行为在医疗行业的特征及对医患关系的影响，对改善我国的医患关系具有重要意义。面对互联网对医患关系带来的诸多变化和影响，医务工作者必须积极适应这种变化和影响，不能一味安逸于过去传统的医患关系。

（六）其他研究

有的医疗机构在临床实践工作中实施自我表露，医护人员与患者双方自我表露的过程可以促进双方之间的沟通，在避免潜在冲突、增进医（护）患信任的基础上，能够深入地了解患者的生理、心理及社会问题，从而探寻解决问题的方法，以实现“以患者为中心”的个性化医疗服务，不仅有利于医疗护理工作的开展，同时还具有治疗及辅助治疗的重要作用，在一定程度上也有助于促进医护人员自身的身心健康。影响有效沟通既有其内在的机理因素，更有复杂的外在因素。体制缺陷、信任危机、媒体报道及医患关系物化等外在因素，都为医患双方实现有效沟通设置了层层障碍。

第四节　医患沟通促进手段

医患关系是因健康需求而形成的、以医者为主体的人群与以患者为主体的人群构成的一种特定的社会关系。近些年来，由于医疗过程中的风险和种种不确定因素，国内外许多医疗机构在处理大量医患纠纷的实践中得出的一条基本经验是：通过医患沟通的途径妥善解决纠纷，可避免矛盾激化。通过分析医患沟通障碍的主要影响因素，探讨解决医患沟通的有效途径，建立良好的医患关系，树立医患双赢的良好局面，促进我国医疗事业的蓬勃发展。

一、医患沟通的目的研究

医患沟通的目的是更好地为患者提供医疗服务，让患者焦虑而来，满意而归。

（一）患者向医者陈述病情

患者求医是因为感觉自身不舒服，自己的病情自己最清楚，让患者陈述自己全部的疾病信息，有助于了解其身体状况、所患疾病和其他要求。医生通过详细询问和倾听，结合自己的医学知识和经验，以便做出正确的诊断和治疗方案。

（二）医者向患者反馈信息

在患者陈述完病情之后，医生要利用自己掌握的医学知识和经验技能，向患者反馈解除其病痛的医学信息。通过信息沟通，让患者接受医务人员对其进行进一步诊断和治疗的安排。

（三）拉近医患者心理距离

良好的沟通可以拉近医生与患者之间的心理距离，密切医患关系，增进医患感情。患者会对医生和医院产生信赖，医患配合，可以使疾病诊断和治疗更加顺利有效。

（四）避免医患纠纷

医者要视患者为亲人，在问诊、检查、处方、护理的各个环节进行亲切沟通。特别是要把即将采取的医疗措施效果及风险、医疗行为的局限性和危险性等等及时告知患者或家属，以便患方做好应对风险的心理准备，能够正确理解和面对可能产生的任何不良结果，减少和避免医疗纠纷甚至“医闹”事件的发生。

二、医患沟通原则

医患沟通有利于医生对患者病情的了解，更有利于对病患的进一步诊治。医患沟通应遵循以下原则。

（一）换位原则

医院人员与患者及其家属沟通时，应该尽量站在患者的立场去考虑问题。想患者所想，急患者所急。应该避免只把自己认为重要或有必要的信息传达给患者及其家属。在沟通之前，不妨先站在患者一方的立场去思考。

（二）真诚原则

医护人员与患者进行沟通，一个重要的因素就是医护人员在沟通时所表现的态度。医护人员的谈吐、口才等沟通的技巧，直接关系着医护人员的理念是否能充分表达，而医护人员所表现出来的态度、是否真诚地关心患者，对于接受沟通的另一方更具有影响力。

（三）详尽原则

医护人员在与患者及其家属沟通时，要把医疗行为的效果、可能发生的并发症、医疗措施的局限性、疾病转归和可能出现的危险性等，详细地告诉患者及其家属。告知的内容要尽量详尽，把能告知的内容都要详细告知患者及其家属。

（四）医方主动原则

医护人员是医疗行为的主动实施者，是医患关系中的主角，积极的医疗行为会营造积极的医患关系，树立为患者服务的思想，摒弃“求我看病”“医院不愁没患者”的心理，实现由“恩赐者”向“服务者”的角色转换。

三、医患沟通技巧

加强医患沟通医疗活动必须由医生和患者双方共同完成，所以医患沟通至关重要。在医患关系中，存在信息不对称现象，由于患者缺乏医疗专业知识，而医生则具有信息优势，是医患关系的主导者，其行为直接决定医患关系的好坏和发展趋势。鉴于医疗行业专业性较强，患者往往缺乏专业医学知识，对自身的疾病缺乏全面的了解和认识。医院一方面要加强对患者的医学知识普及教育，帮助患者对自身罹患疾病形成正确的认识，既要引导患者积极配合治疗，又要指导患者正确预防疾病复发，以及疾病复发后的积极治疗。另一方面，要引导患者形成合理的期望值，受人力、技术、设备等各方面因素的制约，医疗服务难以完全满足患者的个性化需求，也难以保证所有疾病都能通过治疗获得满意的疗效。对此医院和政府医疗体系管理机构应该做好引导和解释工作，避免夸大其词，口号喊得过响。如果人为提高了患者的期望值，而实际做不到，便会导致患者的不满。要想获得良好的沟通效果，医疗服务的提供方需要进行多方面的努力，掌握一定的沟通技巧。

（一）学会倾听

在医患沟通中一项最为重要的技能就在于倾听能力，特别是询问病史时，患者的话极有可能是流水账似的叙述，许多信息与疾病发生、发展毫无关联，但是此时如果医务人员打断患者的叙述，极易失去重要信息，若言语不当还会引发不必要的医患纠纷。基于此，在医患沟通过程中需要重视倾听能力的培养，医务人员在与患者沟通过程中准确把握重要内容并掌握一定话语主导权，引导患者准确地说出自己想要了解的信息，确保医生在短时间内最大限度地获取有用信息。

（二）沟通态度

态度在一定程度深受各种因素的影响，如个人情感、行为倾向、思想等，医务人员的人文素养、道德情操可以通过服务态度的好坏体现出来。医务人员的“情感输出”是体现良好沟通态度的一个关键因素，情感有回报、态度同样有回报，若医务人员态度真诚、和蔼，则收到的回报就是患者对于医务人员的充分信任。为此，医患沟通的成败与效果如何，往往取决于医务人员的沟通愿望和态度。

（三）谈话艺术

由于医学知识是有限的、医疗活动具有不可知性、难以预测医疗结果，就医过程中患者在心灵上处于弱势、情感上处于低潮，因此在医患沟通中需要讲究谈话艺术、谈话方式与谈话技巧。具体交谈时需要密切留意以下几点：善解人意，对患者及其个人隐私给予充足的尊重，关爱生命；对患者的处境深表同情，对其内心感受给予充分地理解，重视情感，关于谈话方式与交谈内容结构需要进行个性化处理；对患者所处的生存状态给予充分的关注，在与患者交谈时采用通俗易懂的语言、和蔼可亲的态度，言语中流露出对患者生命的关怀；实际谈话中减少或者不用医学术语，尽可能地运用生活中的词汇，这对于提高交流质量和达到沟通的目的至关重要。

（四）体态语言与表情艺术

医务人员在与患者交流、沟通时，可以采用言谈配合体态语言的方式，包括一些比较微小的体态变化，如面部表情、外表、眼神、手势等，这些都会微妙地影响到患者的心理与情绪。医护人员在与患者沟通、交流时还需对自己的体态语言分寸进行准确的把握，真正做到自然而不失庄重、严谨又充满温情、愉悦而不夸张，同时对患者的心理、审美感受进行密切留意，确保整个交谈过程充满活力与感染力，如此才能提高医患沟通的有效性。

（五）沟通的实效性

在不同医疗活动时期，不同患者会表现出不同的心理活动、期望与情绪反应，为此在沟通时需严格按照疾病的轻重缓急来把握时间，根据整个医疗活动进程来把握沟通效果和时效性，以此才能将医务人员本身所具有的人文情感知情充分体现出来。沟通作为缓解医患关系的“润滑剂”，当在今医患矛盾日益突出、医疗纠纷日渐增多的环境下愈发重要，医患之间更需要进行有效的沟通，营造温馨、舒适的就医环境，从而才能构建良好的医患关系

（六）沟通过程中需要具有同理心

所谓同理心，就是要站在对方的角度上替对方设身处地考虑，这又叫作换位思考，即透过自己对自己的认知来更好地认识他人。如果在沟通过程中能够带着同理心，可以促使医务人员学会如何站在患者角度上来思考问题、顾及患者的身心感受，以此能够促使患者更加信任医护人员，沟通起来更加方便、有效。与此同时，患者在临床诊疗过程中难免会遇到许多困难，特别是那些严重伤残、绝症、对于生活质量要求比较高的患者，一旦发现自己很难达到预期要求且不能摆脱疾病痛苦，心理负担往往比较重，相应地还会造成许多不必要的矛盾。而医务人员往往是患者发泄心理压力的第一对象，这时医务人员必须做到沉重、冷静，及时针对患者所存在的心理问题加以疏导，并取得患者的理解、配合，主动拉近和患者之间的距离，减少不必要的误会，逐渐形成一种共识。

除此之外，医务人员需要注意自己的形象与礼仪。通常情况下，良好的沟通开始

于医务人员对患者的称呼，患者多比较尊敬、信任那些真诚、幽默、责任心强的医务人员。

四、医患沟通促进手段

（一）设立培养目标，加强医患沟通实践能力的培训

在临床见习与实习过程中，结合各专科的特点，建立完整、有序的医患诊疗流程与沟通流程，设立教学与带教目标，开展多种多样的医患沟通技能的培训，使学生达到沟通能力培养目标。有学者提出医学生医患沟通能力培养应达到以下目标：

①和患者及家属交流时能自然地展开和终止话题；②能充分获知与疾病相关的信息；③了解患者的所需所想；④简洁明了地解释疾病的诊断情况、治疗手段、重要检查的目的、结果及预后；⑤取得患者的信任和配合，有问题出现时能及时协调解决。通过典型案例分析、角色扮演等，使学生置身临床环境中，主动参与活动。重视实习过程中的医患沟通实践，在临床实习工作中，按照诊疗流程与沟通流程，注意沟通礼仪、语言表达、倾听技能、非语言行为、同理心与人文关怀等沟通方式和技巧的应用，热情、主动与患者多沟通、交流，取得患者的信赖和配合，达到医患沟通能力培养目标。

（二）采取先进的沟通模式

提高沟通技巧由于现代医学模式的改变，医患沟通模式相应地也应改变，采取互动性沟通，使医患沟通模式从单纯的单项沟通模式向双向平等沟通模式转换，以“沟通者”取代“发送者”和“接收者”，“沟通者”代表交流双方同时传送和接收信息，共同参与沟通过程。

靳兆恒等提出三级化医患沟通模式，对医患沟通的级别提出了较具体的目标。认为第一级沟通可被简单概括为表达清楚，即要求医师做到陈述准确、完整、恰当，且不产生漏洞和歧义；第二级沟通是在实现表达清楚的基础上，实现患者及其家属对医疗过程的理解和配合；第三级沟通是指医师能够用真正的关心和同情来安慰、鼓励患者，不仅把患者视为一个生命体，更视为一个有灵魂和情绪的人。在沟通过程中注意以诚相待，使用通俗易懂的语言，善于倾听与共情，巧用语言沟通，鼓励医学生在临床学习中，摆正位置，放下架子，不断磨炼，达到第三级沟通境界。

（三）换位思考

换位思考是当遇到对某个问题的看法与别人有分歧时，除了继续用自己的角度和立场思考，还要在心理上飞快进入对方的背景（包括文化传统、成长经历）和思维（包括情绪、逻辑、人生观等价值体系），去认知和理解对方为何会产生如此的看法，进

而体会他人的感受，察觉到对方真正的诉求。比如一位肿瘤患者，如果了解到患者是家庭里的唯一收入来源者，通过换位思考，体察到患者生存期越长，其家庭就越可能有收入的支撑。因此，医生一方面积极地使用医保目录内的维持用药，减少因生病带来的费用支出，另一方面由于你的理解和支持，真正地实现了“医术乃仁术”的深广内涵，医患关系才会真正实现和谐。

（四）提高医务人员专业技术素质

扎实的专业理论知识与过硬的操作技术是架起良好医患沟通的基石。作为管理者要引导广大医务人员，努力学习专业知识，培养其积极向上的工作作风，定期组织专业培训与技术考核，不断提高医务人员的专业素质，工作中严守操作规程，培养“慎独”精神，取得患者的信任，尊重患者权利，随着医学的发展可供选择的诊断、治疗方法增多，患者有权根据自己的病情和经济状况进行选择，医师要尊重患者的意见，认真向患者和家属解释病情、治疗方案，减少患者的猜疑和心理负担，增加医患双方的理解与信任。

（五）统筹协调各方共创和谐医患关系

症状是患者根据疾病对其日常生活的影响所呈现的主观体验。患者的症状在没有医生的探寻引导下，有时很难与医生交流这种体验。重视患者情感体验是进行临床医患沟通的第一步。

首先，医务工作人员消除障碍要遵循的基本原则。以患者为中心。有研究表明，以患者为中心的护理能提高健康状态. 并可以通过减少诊断测试和转诊提高治疗的效率，因此以患者为中心就是医生进行临床诊治的基本原则，是医患沟通的“中枢”，相应还需一些“躯干和四肢”，其分别是热心、细心、爱心、耐心、责任心，中枢自由支配才能成为一个完整的“人”。

其次，患者应该树立正确的就医观和价值观患者应充分地认识到我国提供的是分级医药卫生服务，各级各等医院的检查设备，治疗手段，技术水平参差不齐，不能过分要求低级别的医院一定要治好三级甲等医院才较大可能治愈的疾病，决不能为了眼前的利益，做出医闹等扰乱医疗卫生秩序的行为。有研究发现，有限的健康素养阻碍了医患沟通，原因可能是因为低健康素养导致患者出现一系列亚健康状态，如免疫力低下、心理失衡、食欲减退等症状。而这些症状单靠药物治疗效果很差，反复寻医问药，极易招致信任危机。对此，医务人员与患者的沟通应以提高患者对健康的认知和控制能力为重点，患者应学会调整自己不合理的生活方式和行为方式，提高自身的健康素养。

大多数患者知道自己具有医疗权利。但有部分患者不知道他们也具有相应的责任

（如基本的医疗权、对疾病的认知权、保护隐私权等）和义务（准确提供疾病资料的义务，遵守医院规章制度的义务，尊重医务人员的义务等），他们必须承担起相应的责任和履行对应的义务以方便医务人员能对其进行准确的诊断. 正确的治疗与必要的护理，优化患者的教育，如医学常识的宣教，能使患者更好地沟通，理解和依从。医患沟通是一个互动过程，需要在政府宏观调控下，医方、患方、全社会共同参与，将心比心，互相体谅，形成一个良性循环，大家才能多赢。

总之，医患沟通是建立在良好医患关系的基础上的，是改善医患关系的重要途径，在医疗护理工作中医护人员只有具备高度的责任感和同情心，熟练运用沟通技巧，把平时的沟通当作日常能力的培养，才能使医患沟通达到预期效果。

第十一章　深化医药卫生体制改革，促进和谐医患关系构建

2020年下半年的医药卫生体制改革，强调了以习近平新时代中国特色社会主义思想为指导，全面贯彻党的十九大和十九届二中、三中、四中全会精神，落实党中央、国务院决策部署，坚持以人民为中心的发展思想，坚持保基本、强基层、建机制，统筹推进深化医改与新冠肺炎疫情防治相关工作，把预防为主摆在更加突出的位置，补短板、堵漏洞、强弱项，继续着力推动以治病为中心转变为以人民健康为中心，深化医疗、医保、医药联动改革，继续着力解决看病难、看病贵问题，为打赢疫情防控的人民战争、总体战、阻击战，保障人民生命安全和身体健康提供了有力支撑。

第一节　医药卫生体制改革的演进与发展

一、《中共中央、国务院关于卫生改革与发展的决定》的指导意义

1996年全国卫生大会的文件明确规定：卫生工作的奋斗目标是以马克思列宁主义、毛泽东思想和邓小平建设有中国特色社会主义理论为指导，坚持党的基本路线和基本方针，不断深化卫生改革，到2000年，初步建立起具有中国特色的包括卫生服务、医疗保障和卫生执法监督的卫生体系，基本实现人人享有初级卫生保健，国民健康水平进一步提高。到2010年，在全国建立起适应社会主义市场经济体制和人民健康需求的、比较完善的卫生体系，国民健康的主要指标在经济较发达地区达到或接近世界中等发达国家的平均水平，在欠发达地区达到发展中国家的先进水平。

卫生改革的目的在于增强卫生事业的活力，充分调动卫生机构和卫生人员的积极性，不断提高卫生服务的质量和效率，更好地为人民健康服务，为社会主义现代化建设服务。要适应社会主义市场经济的发展，遵循卫生事业发展的内在规律，逐步建立起宏观调控有力、微观运行富有生机的新机制。

卫生改革的任务是：第一，改革城镇职工医疗保障制度。第二，改革卫生管理体制。第三，改革城市卫生服务体系。第四，改革卫生机构运行机制。现在需要思考的是，全国卫生工作会议所规定的卫生工作的奋斗目标、卫生改革的目的和卫生改革的任务的大方向是否正确？我国卫生改革和发展是否贯彻执行了全国卫生工作会议所规定的方针政策？是不是不成功？

二、医药卫生体制改革的历程

（一）我国首次医药卫生体制改革概述

早在 1985 年，国家卫生部便在全面开展县及县以上城市卫生机构的改革，在全国各地开启评选“卫生先进城市”等荣誉称号，并且纳入当地领导干部的考核之中。通过这种方式自上而下的开启了创城行动。这也是响应党的十二届三中全会决定的要求。也就是从这时起，轰轰烈烈的“创卫运动”在全国各地展开。

1. 首次医药卫生体制改革取得的成效

第一，在本次改革中，中央首次明确了医药卫生体制改革是事关改革发展，事关社会稳定的一项重要事情，在认识上将医药卫生体制改革提升到了一个新的高度。为了更好地推动本次医药卫生体制改革，国家颁布了《关于开展卫生改革中需要划清的几条政策界限》，并且实现了各部门之间的联动，在政策上对本次医药卫生体制改革保驾护航。第二，为今后的医药卫生体制改革提供了良好的借鉴。这一系列的改革配套措施的推行，为今后我国医药卫生事业取得快速发展奠定了良好的基础。

2. 本次医药卫生体制改革存在的不足

虽然在本次改革中中央出台了一系列的政策法规，力图保障本次改革的合理顺利推行。然而伴随着各个领域经济体制改革的深入发展，卫生领域不可避免地受到国有企业改革的影响，政府直接投入逐步减少，市场化逐步进入医疗机构。但是总的来说虽然涉及体制问题，但是改革更多是模仿了其他领域的改革，对卫生事业发展自身特性了解和认识不足，此时改革处在初级阶段。作为中华人民共和国成立以来的第一次大规模一套卫生体制改革，本次改革抛弃了原有医疗大锅饭的传统思想，结合当时改革开放国情，对原来固有的医疗体制进行了大胆的革新，极大地促进了我国医药卫生事业的发展，也为医疗卫生事业的进步打下了有力的基础。

（二）我国第二次医药卫生体制改革概述

党的十四大召开后，我国正式确立了走社会主义市场经济道路。在党的十四届四中全会之后，国家从多个领域对医药卫生事业进行了调整。1996 年，国务院召开全国卫生工作会议，并于 1997 年发布了《中共中央、国务院关于卫生改革与发展的决定》，文件基本目标是“到 2000 年，初步建立起具有中国特色的包括卫生服务、卫生执法监督的卫生体系，基本实现人人享有初级卫生保健，国民健康水平进一步提高。到 2010 年，在全国建立起适应社会主义市场经济体制和人民健康需求的、比较完善的卫生体系，国民健康的主要指标在经济较发达地区达到或接近世界中等发达国家的平均水平，在欠发达地区达到发展中国家的先进水平。”我国通过不断的努力，在2010年已经基本实现了上述目标，取得的成就在世界各国的医药卫生史上都是很罕见的。

1. 本次医药卫生体制改革取得的成效

首先，本次的改革过程更加具有针对性，在医院领域进行了大规模的调整改革。为适应建设社会主义市场经济的目标，我国对于医院提出了“建设靠国家，吃饭靠自己”的精神。通过这样的改革方针，我国医院开始努力提高自身的水平，在一定程度下医院取得了飞速发展的一个阶段。其次，本次的改革为今后的改革奠定了良好的基础。这些指导思想成为这一轮改革的基调和依据。

2. 本次医药卫生体制改革存在的不足

第一，造成了医疗资源分布不均，“看病贵、看病难”问题凸显。在此阶段的改革过程中，卫生部门工作会议中要求医院要在“以工助医、以副补主”等方面取得新成绩。这项卫生政策刺激了医院创收，弥补收入不足，同时，也影响了医疗机构公益性的发挥，酿成“看病问题”突出，群众反映强烈的后患。

第二，本次的改革缺乏整体性。这个阶段仍是在改革探索中，伴随着医疗机构市场化的是与非的争议，各项探索性改革仍在进行。总体来看，缺乏整体性，系统性的改革，一些深层次的问题有待下一阶段解决。通过以上这两次我国医药卫生领域的改革，我国进入21世纪时，医药卫生水平已经有了极大提高，人均寿命极大提高，新生儿死亡率及其他衡量一个国家卫生水平的指标均处在历史上最优的水平。但是不可否认的是，在以上两次医药卫生体制改革中，也存在着诸如地区之间、城乡之间医疗水平差距逐步增大，人民群众“看病贵、看病难”现象日益突出，人民日益增长的医疗需求与当前我国落后的医疗水平严重脱钩等现象。这些现象的存在也为本次改革埋下了伏笔。整体而言，虽然在这两次的医药卫生体制改革实施过程中存在一些缺陷，在结果上也并未完全取得预期成果，但是其在实施过程中所保留下来的经验，却成为后期我国医药卫生体制改革的借鉴。

三、我国新一轮医药卫生体制改革经历的几个阶段和主要任务

根据工作任务的不同，我国新一轮医药卫生体制改革经历了三个阶段。

（一）2009—2011年，以“五项重点改革”为主要任务

把基本医疗卫生制度作为公共产品向全民提供，实现人人享有基本医疗卫生服务，深入贯彻落实科学发展观，不断强化政府责任，坚持以人为本，解决广大人民群众最关心、最直接、最现实的医疗卫生问题。这是我国医疗卫生事业发展从理念到体制的重大变革。《意见》突出顶层设计和整体考虑，明确了深化医改的总体方向和基本框架。

深化医改的近期目标：到2011年，明显提高基本医疗卫生服务可及性，有效减轻居民就医费用负担，切实缓解群众“看病难、看病贵”问题；长远目标：到2020年，基本建立覆盖城乡的基本医疗卫生制度。完善构成基本医疗卫生服务制度的公共卫生服务、医疗服务、医疗保障、药品供应保障体系，形成了“四位一体”的基本医疗卫生制度；加强和完善管理、运行、投入、价格、监管、科技与人才、信息、法制等八个方面的工作，作为保障医药卫生“四大体系”有效运行的重要支撑，保障卫生体制有效规范运转。

作为医改工作的重要抓手，《实施方案》提出了2009—2011年“五项重点改革”任务，内容为加快推进基本医疗保障制度建设、初步建立国家基本药物制度、健全基层医疗卫生服务体系、促进基本公共卫生服务逐步均等化和推进公立医院改革试点，作为深化医药卫生体制改革的重点。

（二）2012—2015年，以“三项重点改革”为主要任务

2012年3月，国务院正式出台《“十二五”期间深化医药卫生体制改革规划暨实施方案》（国发〔2012〕11号），明确提出“十二五”期间的“三项重点改革”任务，即加快健全全民医保体系、巩固完善丛本药物制度和基层医疗卫生机构运行新机制、深化公立医院改革，标志着2009—2011年的“五项重点改革”任务转变为“十二五”期间的“三项重点改革”任务，改革的难点和重点进一步聚集。同时，围绕8个关键问题统筹推进相关领域配套改革：①全面取消以药补医、理顺补偿机制；②全面推进支付制度改革；③强化新农合的风险保护机制，合理设置管理体制；④巩固完善基层医疗卫生机构运行新机制；⑤全面建立信息公开制度，促进医疗机构良性竞争；⑥创新工作方式，全面落实基本公共卫生服务均等化；⑦全面推进药品集中采购；⑧创新人才培养和分配激励机制。

（三）2016年至今，以“五项制度”建设为主要任务

“十三五”期间，医改工作的重点是抓好科学合理的分级诊疗制度、科学有效的现代医院管理制度、高效运行的人民医疗保障制度、规范有序的药品供应保障制度和严格规范的综合监管制度等“五项制度”建设，同时统筹推进相关领域改革，进一步健全人才培养使用和激励评价机制、加快形成多元办医格局、推进公共卫生服务体系建设，争取到2020年，基本建立覆盖城乡居民的医疗卫生制度，实现人人享有基本医疗卫生服务的目标。

四、我国医药卫生体制现状

（一）医药合一，以药养医

医药合一，以药养医。财政差额拨款对医院的补偿与医院作为事业单位提供公共卫生服务所需要的资金之间相差悬殊、缺口巨大。医院在小而全、医药合一及医疗卫生服务和药品价格严重扭曲（医疗卫生服务收费低廉而药品价格高）的情况下，为了自己的生存、为了给职工谋取更多的福利，盈利渠道便自然要转到多“卖药”、卖“贵药”上来。高定价、高回扣就成为理所当然了。

（二）卫生资源条块分割、配置失衡

与计划经济下的条块分割相一致，中国城市中卫生机构重叠设置、职能交叉、效率低下。单位医院、部门医院、地区医院自成体系。医疗市场的正常状态应该呈金字塔状，底部是社区医院，中间是一、二级医院，顶端是三级大医院，绝大部分轻度病人被截留在社区医院，大医院的任务应该是治疗疑难杂症。但是，在中国医疗市场上，资源的分布是畸形的，中国的医疗市场一直是倒置的，大量病人涌到大医院，使大医院人满为患，同时一、二级医院却面临着生存危机。

目前我国医疗资源总的配置情况是：我国卫生资源 80 % 集中在城市，其中三分之二集中在大医院，一些高精尖设备数量已经接近或者超过发达国家的水平，为了生存，城市医疗机构都注重向大规模、高精尖方向发展，而能够为职工提供低成本、适应基本医疗服务的基层医疗机构却相对萎缩。为了获得更高的等级评定（设备、器械的拥有量是决定医院级别的决定性因素之一），从而得到更多的财政补贴、竞争优势和其他利益，各家医院争相购置高精尖的设备。争相购置高精尖的结果是这些昂贵的设备挤占了开展预防和基本医疗的经费，使得卫生费用激增。

现在一些大城市医院床位比需要多出 20 % ～ 25 %；一些大型诊疗设备比需要多出 25 % ～ 35 %，而在农村和基层卫生资源又很不足，看病很不方便，这也是我们资源配置扭曲的表现。近些年来医疗发展不均衡，问题逐渐暴露出来：医生工作量的负担从 1990 年到 1998 年是逐渐减少的，床位的使用率也是在减少的，但医生的平均年业务收入由 4.7 万元增加到 22.4 万元。据卫生部门统计，全国县级以上医院在床位大量增加、医疗机构大量增加、卫生人员大量增加的情况下，门诊在减少、住院在减少、床位使用率在减少。从国家整个经济发展来看，这是急需解决的问题。

五、国外医药体制改革的特点分析

（一）英国

英国国民医疗保健体制（NHS）是国际上公共医疗制度的典范，也是政府主导型医疗卫生体制及福利经济学的主要代表。NHS 改革为加强卫生人才队伍的建设，主要从以下三个方面进行了探索：

第一，加强全科医生的培养，这既包括从教育源头上向医疗行业输送更多的专业人才，也包括提高当前全科医生的福利待遇，吸引高水平人才进入基层医疗机构。第二，改革支付制度，良好的支付制度不仅有利于降低医疗费用，也是有效的激励手段。第三，完善公立医疗机构的绩效考核制度，由于卫生技术人员的产出和目标具有多重性和特定性，因而针对不同的卫生人员群体应采取不同的管理制度。

总之，英国的 NHS 改革在控制医疗费用、提升医疗服务绩效等方面作出了很多有效的尝试。决策者应理性看待我国在卫生体制改革发展中的问题，有选择地将英国的改革经验运用到我国医改实践中。

（二）美国

总体来说，美国作为世界上最大的发达经济体，已经形成了相对成熟的、高度市场化的医疗卫生体制。有学者将美国医疗与医药服务体系的均衡发展得益于“三驾马车”，即在面临医疗服务碎片化、医生资源不足、资源分布不均等问题的前提下，美国通过保险公司、医生医院及责任医疗组织构建起医疗主体的制度体系。其中，保险公司对医疗机构、医生和患者进行有效管理，引导患者通过家庭医生转诊就医，引导医疗机构与医生提高服务能力、降低治疗成本，进而提高医疗资源利用效率。

医生方面，美国医生与医院间不存在人事隶属关系且财务分开，医院只是医生行医的场所；医疗主体方面，营利性的私立医院是医疗行业的主体，从治疗到护理的各个层面，都形成门类齐全的服务体系。最后，责任医疗组织（ACOs）作为以初级保健医生为核心的自愿性医联体组织，旨在为联邦医保（Medicare）的参保者提供协同性的优质医疗服务并控制医保费用，从而从整体上带动了美国互联网医疗业的发展。

美国高度市场化的医疗体制在提高医疗服务质量方面具有明显的优势，但追求效率的同时难免会产生社会公平的问题。早在 20 世纪七八十年代，美国的医疗开支已经呈现出两位数的增长。当前，美国医疗费用无论是总数、人均还是占 GDP 比例都居世界第一，年增长幅度持续超过国民生产总值的增长幅度。总体来说，美国医疗系统中一个明显特征是供方力量强势，需方尤其是商业医保弱势，从而造成医疗费用不断上涨。总体来说，美国已经形成了相对成熟的、高度市场化的医疗体制。

（三）德国

与许多国家一样，德国医疗卫生体制改革始终围绕效率与公平这两大核心，在社会公平和市场效率之间进行协调和平衡。虽然德国医疗体制也面临很多问题，包括预防保健工作的弱化、医疗费用的过快上涨、由于采用第三方支付而缺乏有效的制约机制、医疗质量监管方面的缺失等，但20世纪八九十年代以来，德国医疗卫生体制改革采取了多项措施，包括限定药价、病人自付差额部分、定期抽查处方、建立新的财务激励机制等，在医疗卫生费用控制、促进竞争、提高公平性与扩大医疗保障覆盖面等方面取得了不少成就。

总之，在多年的改革实践中，德国逐渐形成了完善的医疗卫生体制，无论是医疗服务生产组织的完备程度、医疗从业人员的个人素质，还是医疗设备和医疗条件的先进性都处于国际领先地位，此外德国还具有完备的医疗保障制度。德国医疗系统对外来文明的包容、学习、吸收、借鉴和归纳值得中国进行学习。

六、国外医药卫生体制改革的启示

（一）卫生健康治理体系和治理能力

挪威医疗卫生服务去中心化改革、医院改革区域化和国有民营化管理、补供方和补需方兼顾的付费机制等，对我国强化政府与市场结合的卫生健康治理机制的启示：①强化规划职能，建立横向地域布局、纵向“金字塔”错位分级的医疗圈规划。②统分结合、以地方为主的管理体制，深化中央与地方财政事权和支出责任划分改革，对全国性或跨区域的重大传染病防控等重大公共卫生服务上划为中央财政事权，对一般性和地方性事务强化地方主体责任，完善权责配备的税制改革和转移支付体系。③强化公共卫生的财政全额保障，实行专业公共卫生机构“公益一类财政供给、公益二类事业单位管理”的体制；按照补供方和补需方结合的方式推进医院和基层医疗卫生机构补偿机制改革。

（二）从规模扩张型到质量效益型发展

近年来，我国千人床位数、年人均就诊次数、年住院率和人均卫生总费用等呈现快速上升态势。挪威的人口老龄化和社会福利远超我国，但千人床位数、年住院率比我国还低，且呈现逐年下降趋势。因此，我国医疗卫生主要矛盾不是资源总量不足，而是质量和效率不高的问题，启示是：①适度控制千人床位数规模，突出存量结构调整、严控城市公立医院扩张。②发展日间手术、门诊综合治疗（如恶性肿瘤、糖尿病、心脏病、脑血管病、慢性阻塞性肺疾病、高血压、急性上呼吸道感染、肺炎等高住院率病种）、老年照护体系（居家照护、社区照护和机构照护等），建立完善居家医疗服务项目清单、工作流程、服务标准、收费标准等“四位一体”政策；③完善医保支付方式和报销政策，降低住院诱导消费和不合理需求，推进慢性病按年累计总费用的规定病种医保报销政策。

（三）以县域医疗服务共同体为平台的家庭医生制度

实施初级卫生保健、推进家庭医生签约服务是国际通行做法和经验，如挪威 60 % 的门诊服务由全科医生提供，其费用只占门诊总费用的 27 %。但我国“基层不强”限制了家庭医生健康和费用“双守门人”作用的发挥。建议推进由县域医疗服务共同体（简称医共体）作为服务和支付的最终责任方、家庭医生作为直接服务方的健康和费用“双守门人”制度，一是供给侧改革：建立完善“1+1+1”（家庭医生、全科团队、医共体专科医生）签约服务机制，完善全科与专科联动、签约医生与团队协同、医防有机融合的工作机制。二是支付侧改革：建立服务和付费相匹配的激励机制，实施区域医保总额预算管理下，以县域医共体为统筹支付单元的复合型医保支付方式改革。利益冲突所有作者均声明不存在利益冲突。

七、深化医药卫生体制改革的指导思想、基本原则和总体目标

（一）深化医药卫生体制改革的指导思想

从我国国情出发，借鉴国际有益经验，着眼于实现人人享有基本医疗卫生服务的目标，着力解决人民群众最关心、最直接、最现实的利益问题。坚持公共医疗卫生的公益性质，坚持预防为主、以农村为重点、中西医并重的方针，实行政事分开、管办分开、医药分开、营利性和非营利性分开，强化政府责任和投入，完善国民健康政策，健全制度体系，加强监督管理，创新体制机制，鼓励社会参与，建设覆盖城乡居民的基本医疗卫生制度，不断提高全民健康水平，促进社会和谐。

（二）深化医药卫生体制改革的基本原则

医药卫生体制改革必须立足国情，一切从实际出发，坚持正确的改革原则。首先，坚持以人为本，把维护人民健康权益放在第一位。坚持医药卫生事业为人民健康服务的宗旨，以保障人民健康为中心，以人人享有基本医疗卫生服务为根本出发点和落脚点，从改革方案设计、卫生制度建立到服务体系建设都要遵循公益性的原则，把基本医疗卫生制度作为公共产品向全民提供，着力解决群众反映强烈的突出问题，努力实现全体人民病有所医。

其次，坚持立足国情，建立中国特色医药卫生体制。坚持从基本国情出发，实事

求是地总结医药卫生事业改革发展的实践经验，准确把握医药卫生发展规律和主要矛盾；坚持基本医疗卫生服务水平与经济社会发展相协调、与人民群众的承受能力相适应；充分发挥中医药（民族医药）作用；坚持因地制宜、分类指导，发挥地方积极性，探索建立符合国情的基本医疗卫生制度。

再次，坚持公平与效率统一，政府主导与发挥市场机制作用相结合。强化政府在基本医疗卫生制度中的责任，加强政府在制度、规划、筹资、服务、监管等方面的职责，维护公共医疗卫生的公益性，促进公平公正。同时，注重发挥市场机制作用，动员社会力量参与，促进有序竞争机制的形成，提高医疗卫生运行效率、服务水平和质量，满足人民群众多层次、多样化的医疗卫生需求。

最后，坚持统筹兼顾，把解决当前突出问题与完善制度体系结合起来。从全局出发，统筹城乡、区域发展，兼顾供给方和需求方等各方利益，注重预防、治疗、康复三者的结合，正确处理政府、卫生机构、医药企业、医务人员和人民群众之间的关系。既着眼长远，创新体制机制，又立足当前，着力解决医药卫生事业中存在的突出问题。既注重整体设计，明确总体改革方向目标和基本框架，又突出重点，分步实施，积极稳妥地推进改革。

（三）深化医药卫生体制改革的总体目标

建立健全覆盖城乡居民的基本医疗卫生制度，为群众提供安全、有效、方便、价廉的医疗卫生服务。到 2011 年，基本医疗保障制度全面覆盖城乡居民，基本药物制度初步建立，城乡基层医疗卫生服务体系进一步健全，基本公共卫生服务得到普及，公立医院改革试点取得突破，明显提高基本医疗卫生服务可及性，有效减轻居民就医费用负担，切实缓解“看病难、看病贵”问题。到 2020 年，覆盖城乡居民的基本医疗卫生制度基本建立。普遍建立比较完善的公共卫生服务体系和医疗服务体系，比较健全的医疗保障体系，比较规范的药品供应保障体系，比较科学的医疗卫生机构管理体制和运行机制，形成多元办医格局，人人享有基本医疗卫生服务，基本适应人民群众多层次的医疗卫生需求，人民群众健康水平进一步提高。

第二节　医药卫生体制改革价值取向

医药卫生作为保障人之生命、生存和生活的神圣事业，本身就是生命伦理的直接载体，其内涵的伦理价值观念及全部医药卫生的制度、规范和行为皆表征着一个国家对生命的态度，因而，医药卫生事业关系重大，按照人人享有平等的生命权和人人享有卫生保健的价值目标进行医药卫生体制改革是一项彰显生命伦理的逻辑起点和可通约的价值路径。即使在道德多元化的情境之下，生命伦理仍然能够提供同道德异乡人进行和平交流的语言，并且是“人们在启蒙工程的废墟上面对着道德分裂的悲剧仍然可以讲的一种语言。”只不过，医药卫生体制改革必须遵循强大的公正的生命伦理规则，这是每一个国家在进行医药卫生体制改革所仰赖的价值信念。我国的医药卫生体制改革作为政治体制改革的一部分，其进程却是步履维艰。时至2009年，《中共中央、国务院关于深化医药卫生体制改革的意见》（下称《意见》）、《医药卫生体制改革近期重点实施方案（2009—2011年）》的颁布拉开新一轮医改的帷幕。

一、对医药卫生体制改革的伦理评价

许多观点甚至是主流观点认为，“新”的改革方案是在定前一轮所谓“失败的改革”或“不成功的改革”的基础上形成的，所以本轮改革被称为“新医改”。但比较两轮改革，我们认为，就中国医疗卫生体制改革的政策本身来说，相互之间并没有本质的冲突和矛盾，更像是一种一脉相传的关系，正如《关于深化医药卫生体制改革的意见》所表述的那样，新的改革方式就是“深化”既有医药卫生体制的改革。

有学者指出，所谓“医疗改革失败”的结论本身值得商榷，因为要判断某项改革是否失败，需要确定失败的“判断主体”“标准”“程序”。认清这一点是非常重要的。如果认为前一轮改革是失败的，那就意味着要否定既定的医药卫生体制改革政策，需要重新确定新的医药卫生政策。显然，新一轮改革并非如此，我们认为，与其说新一轮改革是对前一轮改革的否定，不如说是对前一轮改革的坚持。那种认为“改革不成功”的观点，尽管迎合了人们对医药卫生现状的不满情绪，引起了人们的普遍共鸣，但这种模糊的观点，极易动摇改革的既定方向和政策。其实，这种观点并没有找准问题的关键，我们认为，问题的关键不是改革思路不对头，而是改革不够深入和彻底，解决问题的思路不是否定前轮改革，而是应该深化改革。我们之所以将这个问题作为一个重要的“伦理问题”加以讨论，是因为社会各界，尤其是普通民众正是基于这种伦理考量，而对上一轮医药卫生体制改革做出“不成功”评价的。

二、医药卫生体制改革的价值取向研究

关于医药卫生体制改革的基本取向，理论界目前仍然存在不同的认识。主要的分歧有两个：一是医药卫生体制改革的基本取向是以政府为主导，还是以市场为主导；二是如果以政府为主导，政府是否仅在构建全民医疗保险方面发挥主导作用。我们认为，我国深化医药卫生体制的改革应以政府主导为基本取向，政府不仅要在构建全民医疗保险方面发挥主导作用，还应在构建医疗服务供给体系上发挥重要作用。

医药卫生体制改革是一个世界性难题，没有让所有国民完全满意的医药卫生体制，

也没有哪一个国家的医药卫生体制改革是一劳永逸的，各国的医改总是在持续不断地进行改革。为了协调各方利益关系，美国前总统克林顿的医疗改革方案曾提出了指导卫生保健改革的“十四项伦理原则”。尽管“克林顿的医疗改革方案”由于医疗专业人士和保险业界等利益团体的反对，在1994年流产，但该项改革方案改革目标和原则，却具有较好的借鉴意义。

中华医学会医学伦理学分会也曾于1999年提出了我国医疗卫生改革的八项伦理原则，当时对医改实践产生很大的影响。目前我国的政治、经济和社会环境已经发生了较大的变化，随着医药卫生体制改革的深化，越来越多的学者对我国医改政策设计的价值取向进行了研究。例如：刘丽杭在回顾和总结美国医改政策的基础上提出，医改的主导价值取向，应是多方利益博弈过程中产生的一种“普适价值观”。

更多学者则是从“公平”和“效率”的角度探讨卫生政策的价值定位。成昌慧等对新型农村合作医疗制度的法制化建设进行了研究，认为公平性是新农合的本质属性，因而相关立法应遵循“公平优先、兼顾效率”的原则；吴传俭、梅强等人同样强调了社会医疗保险应坚持公平优先的原则，医保制度改革的目的之一就是消除仍然存在的不公平现象，降低社会人力总成本；吴恒认为我国卫生政策长期以来的价值取向是模糊不清的，在效率优先或公平优先之间摇摆，尤其是在发展市场经济的背景下，往往选择了效率优先。现有的价值取向的研究，主要从卫生事业管理学、卫生经济学等社会医学角度出发，尚未从政府职能转变的角度进行系统研究。

三、公平与效率并重式发展是医药卫生体制改革的价值取向

（一）卫生服务公平与效率的内涵

卫生服务公平就是“公正、合理地分配各种可利用的卫生资源，使每个人都能有相同的机会从中受益，不因其经济状况的不同而产生不应有的差距”。卫生服务效率是指在有限的卫生资源下，实现卫生服务系统产出的最优化，是卫生服务各项目、成果同花费的人力、物力、财力及时间之间的比较分析，是所有卫生服务相关制度与卫生服务运行各要素的适应程度。

我们以为，公平是卫生服务需求（筹资）的价值标准，效率是卫生服务供给的价值标准。公平的本质就是要通过服务价格的改革与医疗保险制度的建设避免患者在疾病时因经济支付能力而产生有获得卫生服务需要，而无卫生服务需求的倾向，有效解决看病贵的问题；而效率的本质就是要在扩大卫生服务供给总量的基础上，依据卫生服务需要、需求均衡地配置卫生资源，从而达到有效消除看病难的目的。

（二）公平与效率并重式发展是新时期医改的必然选

1. 公平与效率并重式发展是历史的演进路径

中华人民共和国成立到改革开放，我国的卫生体制改革的价值取向是“公平优先，兼顾效率”，结果是“公平有余、效率不足”，在解决看病贵老问题的同时产生看病难的新问题；改革开放到21世纪初，我国卫生体制改革的价值取向是“效率优先，兼顾公平”，结果是“效率有余、公平不足”，在解决看病难的老问题的同时产生看病贵的新问题。

21世纪中国的卫生体制改革必然以公平与效率的并重式发展为价值取向，以公平与效率的和谐发展为行为导向，这是对中华人民共和国成立以后“公平有余、效率不足”与改革开放以后“效率有余、公平不足”的否定之否定，是更高层次的科学的价值标准。符合医疗卫生规律和我国基本国情的医改方案，核心是在战略上坚持走“公平与效率相统一的资源节约型道路”。这是拥有14亿人口的大国的唯一选择，也是我国医疗卫生事业科学发展的根本体现。

2. 公平与效率并重式发展是新时期卫生领域主要矛盾决定的

人民群众日益增长的卫生服务需要同落后的卫生服务供给能力之间矛盾是中国当前卫生领域的主要矛盾。卫生领域的主要矛盾体现为两大问题：看病难，看病贵。

从卫生经济学上看，“看病难”主要是卫生服务供给总量不足、结构失衡的结果，改革应该以效率为标准，从卫生服务的建立机构、扩大资源、完善制度三个方面予以解决；“看病贵”主要是卫生服务需求不足的问题（卫生服务的需要不能转化为需求），改革应该以公平为价值标准，从控制卫生服务价格与健全医疗保险制度两个方面解决。但是医疗公平与效率是多层面对立统一的互动关系，所以，医疗改革的模式是选择公平优先，还是选择效率优先，是一个面临各方相互制约的复杂问题。对政策制定者而言，应当综合考虑各种因素，针对医疗事业发展的不同阶段，提出不同的政策目标组合，推进医疗改革的健康发展。

3. 公平与效率并重式发展是新时期医改的战略选择

首先，并重式发展是政府的责任。我国医疗卫生服务体系存在供给者、需求者和政府三个利益主体。医疗卫生服务中公平与效率并重式发展是从政府的角度提出的，政府属于医疗卫生服务的第三方，公平是针对医疗卫生服务的需求者，效率问题则针对医疗卫生服务的供给者，政府作为公共政策的制定者和监督者，有责任平衡公平与效率的关系，达到三方共赢的状态。

其次，并重式发展是历史发展的轨迹。根据福利经济学理论，医疗卫生资源的稀缺性，决定了它的分配必须在效率和公平之间选择。按照帕累托效率，进行卫生资源的分配时，公平与效率的关系大体可以分为以下四种类型：效率高、公平高；效率高、公平低；效率低、公平高；效率低、公平低。历史的发展逻辑是始于公平低、效率低的“双低”，终于公平高、效率高的“双高”，中间要经历公平高、效率低，公平低、效率高的“一高一低”两个阶段。21 世纪中国的卫生体制改革必然以公平与效率的并重式发展为价值取向，这是更高层次的科学的价值标准。

四、医药卫生体制改革绩效内涵的理论界定

医药卫生体制改革是国家整体改革战略中的重要组成部分，是关系到人民群众身体健康的基本改革。对医药卫生体制改革绩效进行评价既是改革的组成部分，也是进一步深化医药卫生体制改革的基础。因此，对医药卫生体制改革绩效的形成机理进行研究可以为进一步改革提供理论依据和改革方向。

医疗卫生政策绩效一直以来都是包括世界卫生组织在内的专家学者和组织机构研究、关注的重点。1998 年《SCIENCE》杂志明确将“医疗体系中的各种政策和干预手段带给患者和服务对象的最终实际结果”作为医疗卫生政策绩效的内容。WHO 发布的《2000 年世界卫生报告 —— 卫生系统：改进绩效》中，国家卫生系统绩效包括三个方面：对健康状况的改进度、对人群期望的反应性和对财政分担的公正性。

英国国家卫生服务制度（NHS）的绩效包含六个方面：健康改善程度、公平的可及性、有效提供适宜技术、效率、病人满意度和健康结果。根据公共政策绩效理论和各国家及世界卫生组织对医疗卫生政策绩效的界定，结合我国政治社会文化等特定语境，按照成绩、效果和影响三个维度来对医药卫生体制改革绩效进行界定，即医药卫生体制改革绩效是指医药卫生体制改革所取得的成绩和所产生的效果以及所带来的影响。

首先，医药卫生体制所取得的成绩是指医药卫生体制改革经过一定时间以后，改革所规定的目标和各项任务的完成程度。2009年的医药卫生体制改革规定了总体目标:“建立健全覆盖城乡居民的基本医疗卫生制度，为群众提供安全、有效、方便、价廉的医疗卫生服务。”具体来说，就是覆盖城乡居民的公共卫生服务体系、医疗服务体系、医疗保障体系、药品供应保障体系是否建立及医药卫生体系多大程度满足了人民群众多层次的医疗卫生需求和促进了人民群众健康水平的提高。

其次，新的医药卫生体制在执行一定时间以后所产生的客观效果。这个结果的主要体现就是人们健康水平的提高程度和人民群众对医药卫生体系的满意程度等。

再次，新的医药卫生体制在执行一段时间以后对政治、社会、经济等带来的影响，主要表现在医药卫生体制改革是否促进了党的执政地位的巩固；医药卫生体制改革后，人民群众对政府以及官员行政行为的满意度、支持度、信任度等的影响；医药卫生体制改革对经济产生何种影响，是有利于还是阻碍国家地方经济的发展；医药卫生体制

改革实施以后，社会公平性是否得到提高，人们生活的幸福度是否得到提高，以及社会安定团结局面是否得到提高等。因此，医药卫生体制改革绩效是由医药卫生体制改革的成绩、效果和影响三个方面构成。

这三个方面是密切联系、不可分割的统一体。在医药卫生体制改革绩效构成之中，医药卫生体制改革的效果，也就是新的医药卫生体制所带来的人民健康水平的提高是医药卫生体制改革绩效的核心地位，它是新的医药卫生体制改革所取得成绩的目的，也就是医药卫生体制改革的目标和各项任务完成的目的都是为了提高人民的健康水平。同时，新的医药卫生体制改革的客观结果是其对政治、经济、社会产生影响的基础和主要影响因素。医药卫生体制改革绩效是人民群众集体努力的结果。

五、新医改政策绩效评价主体选择

我们将利益相关者理论作为新医改政策绩效评价的基础理论，并通过利益相关者理论中确定利益相关者的方法作为选择新医改政策绩效评价主体的依据。在加拿大多伦多召开的利益相关者理论第二届研讨会上，有一个研究小组将利益相关者分为核心利益相关者、战略利益相关者和环境利益相关者三类。米切尔（Mitchell）、阿格尔（Agger）和伍德（Wood）提出了一个基于合理性、影响力和紧急性等特征利益相关者分类方法。合理性指的是企业所认为的某一利益相关者对某一权益要求的正当性和适切性。如企业的所有者、雇员和顾客等。影响力指的是生成某种结果（做成了用其他办法做不成的事）的才干和能力。紧急性指的是利益相关者需要企业对他们的要求给予急切关注或是回应的程度。

目前，国内在利用利益相关者理论对公共政策绩效评价主体进行分类时主要应用米切尔、阿格尔和伍德提出的分类方法。根据米切尔、阿格尔和伍德提出的利益相关者分类标准，我们可以将新医改政策绩效评价者分为决定性的利益相关者、主要的利益相关者和依靠的利益相关者三大类。

第一类是决定性的新医改政策绩效评价者，也就是在合理性、影响力和紧急性三个方面都具有显著特性的新医改政策绩效评价者。第二类为主要的新医改政策绩效评价者，也就是在合理性和影响力方面具有显著特性的利益相关者，但是在紧急性方面不显著的新医改政策绩效评价者。第三类是依靠的新医改政策绩效评价者，也就是在合理性、紧急性显著，但影响力不显著的新医改政策绩效评价者。

六、新医改政策绩效评价主体的评价路径

在利用利益相关者理论对医疗卫生体制改革绩效评价主体做出理论分析的同时，

也必须设计出一套有效的各评价主体参与评价的路径以使得新医改政策绩效评价的结果能够最接近于改革实施的成绩、效果和所产生的真实影响，从而为进一步深化医改提供依据和改革的方向。

（一）建立国家公共政策评价机构

公共政策绩效评价可以分为政策实施过程评价和结果评价两大类。一般地说，公共政策实施过程绩效评价应该由政策实施机构根据需要随时进行，以便对政策实施情况有较好的把握，从而对政策实施过程中存在的问题进行及时的分析和应对，进而向国家或政府提出政策的修改或是提出终止政策实施的意见建议。公共政策实施结果的评价应该由专门的国家公共政策评价机构来组织领导进行。

对于我国来说，也应该建立起专门的国家公共政策绩效评价机构来组织领导公共政策绩效评价工作。从我国目前的国家组织结构来说，人民代表大会是国家的权力机关，政府由它产生并对其负责。因此，应该在全国人民代表大会中建立专门的国家公共政策绩效评价委员会来组织领导国家层面的公共政策绩效评价工作。

对于新医改政策绩效评价来说，由于新医改政策不仅涉及国家卫健委，还涉及国家发改委、财政部、人社部等国家部委，因此，需要在国家公共政策绩效评价委员会的领导之下，由全国人民代表大会中的教育科学文化卫生委员会建立专门的医药卫生体制改革政策绩效评价部门来组织领导新医改政策绩效评价工作。日常评价工作主要由国家医改办来负责组织和协调。

（二）建立人民群众参与的新医改政策绩效评价机制

作为公共政策相对人的社会公众，他们能够亲身感受到公共政策给自己在经济、社会生活带来的影响，对公共政策最有发言权。新医改政策涉及人民群众的身体健康，关系到人民群众切身利益，是当前人民群众所关注的民生问题的焦点。

对于这样一个与人民群众切身利益密切相关的公共政策评价，如果没有人民群众参与评价的话，新医改政策绩效评价就不能真实地反映改革的实际效果及改革的实际影响。新医改政策绩效评价可能就只是一些客观的数据，比如医疗卫生财政的投入、医疗卫生人员病床数的增加及住院人数、出院人数、病床利用率等。这些并不能直接反映人民群众健康水平的提高及人们对于新医改政策满意度等。因此，对于新医改政策绩效评价来说，无论是评价指标的确定，还是评价过程都必须有广大人民群众的参与，绝不能让人民群众成为“沉默的大多数”。

新医改政策绩效评价指标在专家学者设计出来以后，还必须广泛地征询人民群众的意见建议，并根据人民群众的意见建议对评价指标体系进行必要的修改。在进行新医改政策绩效评价过程中，除了一些客观数据，还必须按照统计学的方法在全国范围内对人民群众进行抽样调查，以确定新医改政策对于政治、经济、社会所产生的实际影响，然后按照科学的方法确定权重，进行综合评价。

（三）充分发挥专家学者在新医改政策绩效评价中的作用

作为公共政策评价的专家或是其他方面的学者，他们对于公共政策指标设计、公共政策评价模型的选择、调查数据的分析整理等工作都具有专业知识，因此在公共政策绩效评价中必须有专家学者参与到评价过程中。在公共政策评价机构中要有适当比例的专家学者。公共政策评价机构要明确专家学者在公共政策评价中的权利义务，公开他们的聘任资格和工作经验等。对于新医改政策绩效评价来说，在评价前应该充分、广泛地征询专家学者们的意见和建议，聘请公共政策绩效评价方面和医疗卫生方面的专业人士共同设计新医改政策绩效评价指导原则、评价模型和指标体系，并在社会中进行广泛的征询意见建议的基础上确定具体指标，确定评价指标权重。新医改政策绩效在公共政策评价委员会指导下，在国家医药卫生体制改革政策绩效评价机构领导下，选择专家学者、政府行政人员、人大代表等共同组成绩效评价组织，进行实际的评价工作和评价报告的最终撰写。

第三节　医药卫生体制改革深化措施

一、深化医药卫生体制改革的重要意义

医药卫生事业涉及广大人民群众的切身利益，是重大的民生问题。深化医药卫生体制改革，是促进经济社会全面协调可持续发展的必然要求，是维护社会公平正义、提高人民生活质量的重要举措，也是加快医药卫生事业发展的战略选择和实现人民群众共享改革发展成果的重要途径。

（一）深入推进医改是推动科学发展、保障和改善民生的迫切需要

当前，医疗卫生服务公平性低、可及性差，看病难、看病贵的问题依然突出，因病致穷、因病返贫的现象还时有发生，与现阶段人民群众对提高生活质量和水平的新期待有较大差距。推动科学发展，保障改善民生，促进社会和谐，必须正视和解决这些问题，切实把医改这一涉及广大群众切身利益的重大民生工程建设好。深化医药卫生体制改革，解决存在的突出问题，成为促进全省经济社会协调发展和提高人民生活水平的一项重大任务。

（二）深入推进医改是扩大内需特别是消费需求、加快转变经济发展方式的重大举措

医改的重要目的，就是构建群众就医看病的安全网。深化医改，有利于增进群众健康，缓解群众后顾之忧，增强消费信心，增加即期消费，从而扩大消费需求，促进经济发展方式加快转变和经济长期平稳较快发展。发展医药卫生事业，不仅可以提高人民的健康素质，而且还可以稳定群众的消费预期，提振城乡居民的消费信心，增强全省经济发展的需求拉动作用。

（三）深入推进医改是加强社会管理和创新的重要内容

深化医改，一方面能够调整收入分配结构，促进社会公平和谐进步；另一方面也能够推动其他领域改革创新，有利于促进政府职能进一步转变。深入推进医改，实现基本医疗卫生服务均等化，既是解决广大群众看病难、看病贵问题和缓解城乡、区域贫富差距的有效途径，也是厘清政府与市场界限、回归公共医疗卫生公益性的重大举措。《意见》明确了医药卫生体制改革的近期目标，即基本医疗保障制度全面覆盖城乡居民，基本药物制度初步建立，城乡基层医疗卫生服务体系进一步健全，基本公共卫生服务得到普及，公立医院改革试点取得突破，明显提高基本医疗卫生服务可及性，有效减轻居民就医费用负担，切实缓解看病难、看病贵问题。

二、深化医药卫生体制改革的建议和思考

在推进医药卫生体制改革过程中我市卫生部门也遇到了一些问题，主要表现在：对照“两个率先”要求，卫生资源总量、发展速度、基建设备及人才培养等方面还有一定差距；城市社区和农村卫生工作比较薄弱，卫生资源结构不合理，城乡之间、地区之间服务条件和水平差距较大，卫生服务的公平性和可及性有待提高，卫生资源的优化组合还有大量工作要做；实施基本药物制度基层单位财政补助政策有待进一步落实，基层医疗卫生机构综合改革有待进一步推进，卫生实事项目建设资金缺口较大；医疗服务和安全管理有待加强，医德医风建设任务艰巨；等等。这些问题，在推进新医改的过程中虽是个例，但又带有一定的共性，进一步深化医药卫生体制改革，一定要针对这些阻碍医药卫生体制改革的突出问题，抓住关键环节，采取有力措施，努力加以克服解决，全面推进卫生事业发展。

（一）落实卫生投入

深化医药卫生改革是改善民生，加快社会建设的重大工程，为实现医改目标，要进一步落实各项投入政策。

一是在投入方向上要兼顾供需。医改方案明确要求，政府对卫生投入要兼顾供给方和需求方。这标志着卫生投入的方向由单纯投入供给方向兼顾供需双方的重大转变，意味着政府卫生投入既要投向医疗卫生机构等医疗卫生服务的提供方，更要投向让群众直接受益的医疗保障、公共卫生服务等领域的需求方，使人民群众得实惠。

二是在投入领域上要突出重点。各地财政部门应积极调整支出结构，切实加大财政投入，同时要调动各方面的积极性，带动社会资金投入，形成投资主体多元化、投资方式多样化的投入体制，有力促进医疗卫生事业全面协调可持续发展。

三是在投入方式上要创新机制。政府投入不仅是“量”的增加，更重要的是建立一个良性发展机制和运行机制。投入方式上的创新，主要是在核定工作任务的基础上，核定经常性收入、经常性支出及其收支差额；在绩效考核的基础上，核拨其基本公共卫生服务经费和核定收支后的差额补助，同时要考虑建设与发展经费纳入政府财政预算。积极探索实行购买服务等多种有效形式，推动医疗卫生机构收入分配等运行机制改革，变“养人办事”为“办事养人”，让有限的财政资金发挥更好的社会效益，努力提高卫生投入的效率。

（二）建立科学机制

要突出机制建设，保障医药卫生体系规范有效运转。医改千头万绪，建机制能够管全局、管根本、管长远，对于医药卫生事业发展十分重要。把基本医疗卫生制度作为公共产品向全民提供，落实投入是保障，形成机制是关键。这就要求处理好政府与市场、公平与效率、激励与约束等关系，建立起有利于增加服务、提高效率的长效机制。

要积极探索将完善基层补偿机制与解决“以药补医”和运行机制改革相结合；将健全基层医疗卫生服务体系与优化资源配置相结合；将落实政府投入政策、完善医疗保障制度与探索建立新的支付机制和费用控制机制相结合；将落实国家基本公共卫生服务经费与创新公共卫生服务提供机制相结合，逐步建立一套稳定、可持续的规范运行新机制。

（三）加强行业监管

医疗卫生行业的监管对于保证卫生行业特别是医疗卫生机构的健康发展至关重要。但我国的监管制度及体系还存在不完善的地方，需要进行改革。

1. 成立单独的医院监管机构

医疗行业监管机构独立于政府政策制定部门和医疗机构之外，分开决策者和被监督者，平等对待各种医疗机构，维护医疗市场公平的竞争环境，避免因政府职能部门职权分散，监督多口带来的重复监督，同时需要通过法律的途径通完善监管机构的监管规程，保证监管程序的透明。

2. 建立健全监管政策及法律体系

为保证医院监管按照规定程序进行，合理、合法，政府还应对目前分散的医院监管制度进行完善，修改相关规定，制定医疗行业监管的规章，规范医院运作模式。对政府财政补贴的使用、医院资产管理、医疗服务价格的落实、医疗保险支付、药品流通等方面实行全方位的管理，促使医疗机构最大限度地实现公益性，服务百姓。

加强内部监管。良好的内部监管体系的建立，对于保持医院良性运转十分必要。医院应成立内部监督管理委员会，对医院的医疗行为、医疗服务、药品价格及医疗收费、行政管理、行业作风等方面进行全方位的监督，保证医疗活动规范有序，医疗服务收费合理，杜绝行业不正之风。加强内部制度建设。促进医院科学化管理，推进院务公开，维护职工的权益。发挥社会力量的监管作用。医院监管的内容不仅涉及医疗行为、医疗价格、还涉及医院规模、医院财务等内容，内容众多，十分繁杂，仅仅通过政府机构对医院实施监管有很大困难。我们可借鉴国外的成功经验，比如美国和英国都充分发挥社会组织的作用，实行对医院服务质量的评价。充分发挥行业组织、学术团体、中介组织等对医院事项的监管，这样既可以实现对医院的监管，又可以降低管理成本，还能保持监管评估的中立性。

（四）改革人事薪酬制度，提高公立医院发展活力

编制、卫生、财政和人力社保部门联动，推行公立医院编制员额管理。公立医院基本编制根据医院类别、床位规模、床位使用率、人床比、门急诊人次和每千诊疗人次人员配比等指标进行核定。完善公立医院绩效工资政策，部门联合建立绩效工资水平合理增长机制及绩效工资总量与目标管理、考核结果相挂钩的激励机制，充分体现医务人员技术劳务价值，发挥绩效考核分配的激励导向作用，调动医务人员的积极性。

（五）强化部门综合监管，规范公立医院服务行为

①实施院长绩效考核，建立以公益性为核心、兼顾运行绩效的院长绩效考核指标体系，评估院长的年度管理业绩，并辅以奖惩机制。考核指标重点聚焦于患者满意度、医疗质量和费用控制、百元医疗收入消耗等，同时考核人才管理、医务人员满意度等，强化医院内部管理。②部门联动推行智慧监管，建立卫生与医疗保障跨部门信息共享机制，联合实施医保费用智慧监管。卫生健康部门在市级医院信息管理系统（HIS）中设置医保审核管理功能模块，实现智能审核，促进医院加强对医保费用的事前、事中和事后控制，提高了监管效能。③采取多形式的监管举措，通过医保基金巡查、临床路径管理、病例评审与处方点评、“阳光”公示等措施，多方位控制医药费用的不合理增长。

（六）积极推进公立医院改革试点，推广成熟经验

公立医院改革是医改的重点和难点，2010 年 2 月，卫计委等五部委联合印发《关于公立医院改革试点的指导意见》，确定了上海、镇江、鞍山等 16 个国家重点联系的公立医院改革试点城市，各地还结合实际自主选定了 31 个省级试点城市开展试点，围绕上下联动、内增活力、外加推力的原则要求，积极开展体制机制创新。

一是推进建立公立医院和基层医疗卫生机构分工协作机制。通过对口支援、分级诊疗等多种方式，使公立医院有更多的精力攻难关、上水平，使基层有更强的能力保基本、治小病。目前，包括军队医院在内的 1 100 个三级医院与 2 139 个县医院建立了长期对口协作关系，上海、北京等东部 9 省市与西部 8 省区和新疆生产建设兵团建立省际对口支援关系。

二是创新公立医院内部管理机制。以病人为中心优化诊疗流程，规范医疗行为，改善群众就医环境和感受，调动医务人员积极性。目前，23 个省（区、市）的 110 家医院开展了 112 个常见病种的临床路径管理试点，900 多家医院开展了优质护理服务示范工程，近 100 家医院开展了电子病历试点，1 200 所三级医院实行预约诊疗和分时段就诊，缩短看病就医等候时间。上海等地启动实施住院医师规范化培训，5 个省市开展了注册医师多点执业的试点。

三是积极开展公立医院管办分开、政事分开、医药分开、建立法人治理结构和完善补偿机制等改革探索，开展不同模式试点。

四是加快形成多元办医格局。国务院办公厅转发了《关于进一步鼓励和引导社会资本举办医疗机构的意见》，着力消除阻碍非公立医疗机构发展的政策障碍，促进公立医疗机构和非公立医疗机构共同发展。

参考文献

[1] 杨秉辉．潘志刚．医患关系与医患沟通技巧[M]．上海：上海科学普及出版社，2011.

[2] 余绿林．方明奎．构建和谐医患关系教程[M]．北京：中国传媒大学出版社，2007.

[3] 古津贤，李大钦．多学科视角下的医患关系研究[M]．天津：天津人民出版社，2009.

[4] 陈一凡．实用医患关系学[M]．北京：中国政法大学出版社，2017.

[5] 王晓波．我国和谐医患关系的建构[M]．成都：西南交通大学出版社，2014.

[6] 陈珊滢．论医患法律关系属性[J]．世界最新医学信息文摘，2019，19（96）：293-294.

[7] 贺庆功．医药卫生体制改革绩效形成机理研究[J]．锦州医科大学学报（社会科学版），2019，17（05）：44-48.

[8] 纪格非．医疗侵权案件过错之证明[J]．国家检察官学院学报，2019，27（05）：159-176.

[9] 陈秀丽，刘诗卉，陈伟，等．医患沟通艺术：更有效的医患沟通技巧[J]．中国医院，2019，23（07）：40-41.

[10] 姚景贤．论医患关系紧张之政府责任与解决对策[J]．赤峰学院学报（自然科学版），2012，28（24）：97-99.

[11] 岑一峰．建立医药卫生体制改革新机制[J]．人口与健康，2019（04）：62.

[12] 耿瑞，刘颖，王长宇，等．新时代医学生医德教育的再考量[J]．中国医学伦理学，2019，32（02）：246-249.

[13] 于芳，徐玉梅．健康中国战略融入医学生医德教育的伦理价值诉求[J]．中国医学伦理学，2018，31（10）：1250-1253+1268.

[14] 郑功成．深化医药卫生体制改革：加快完善全民医保制度[J]．中国党政干部论坛，2018（10）：12-16.

[15] 刘宏．论自媒体沟通势能与医患关系的积极传播[J]．现代传播（中国传媒大学学报），2018，40（09）：44-48.

[16] 张培．医护人员职业倦怠状况差异分析及对策研究[J]．卫生软科学，2018，32（08）：70-77.

[17] 郭春丽，严金海，赵一俏．我国医患沟通障碍分析[J]．中国医学伦理学，2018，31（07）：845-850.

[18] 王佳，王伟，程实．我国医患关系管理的历史进程与未来展望[J]．医学与社会，2013，26（02）：72-75.

[19] 王鲲，张家睿，翟春城，等．健康中国战略愿景下深化我国医药卫生体制改革的困境与出路[J]．中国卫生产业，2017，14（12）：193-195.
[20] 刘丹，陈治，傅翔．医患关系紧张的成因及对策分析[J]．当代医学，2013，19（09）：17-19.
[21] 孟睿偲．论医疗侵权责任的价值取向[J]．法学评论，2017，35（02）：74-83.
[22] 成秋娴，冯泽永，冯婧，等．医患关系面临的自媒体伦理失范及建议[J]．医学争鸣，2016，7（06）：63-66.
[23] 李丽萍，宋旭红，徐世林，等．医护人员坚韧性素质与职业倦怠的关系[J]．中国健康心理学杂志，2016，24（11）：1654-1657.
[24] 陈昶，周燕，黄川．风险与暴力：和谐医患关系的政府责任机制设计[J]．重庆第二师范学院学报，2016，29（05）：14-19+174.
[25] 李颖彦，王庭霖，董一博．自媒体环境下对医患关系传播的探究[J]．开封教育学院学报，2016，36（07）：269-270.
[26] 陈伟，田伟．医患关系管理专业化探究[J]．中国医院，2015，19（02）：8-10.
[27] 李明珠，赵祥坤，周顺鑫．"90后"医学生医德教育探析[J]．医学与社会，2015，28（03）：98-100.
[28] 凌子平，黎东生．医患冲突的根源及和谐医患关系的构建[J]．中国医学伦理学，2016，29（02）：219-221.
[29] 彭静，张武丽，张静，等．医患关系管理的研究进展[J]．蚌埠医学院学报，2016，41（03）：413-415.
[30] 赵利雅，史国华．我国医患关系伦理失范的现状及根源[J]．新西部（理论版），2016（03）：5+3.
[31] 王丹旸，朱冬青．医患沟通障碍的心理解析：信息交换视角[J]．心理科学进展，2015，23（12）：2129-2141.
[32] 陈娟，侯筱蓉，黄成．自媒体医患关系舆情传播有关分析[J]．中国卫生信息管理杂志，2015，12（04）：385-390.
[33] 赵琦，李颖彦，王庭霖．媒体传播对医患关系的影响[J]．科技经济市场，2015（07）：101.
[34] 任朝来．医患沟通的实用技巧[J]．医学与哲学（A），2015，36（06）：55-57.
[35] 袁承杰，唐云翔．医护人员职业倦怠变迁的横断历史研究[J]．中国健康心理学杂志，2015，23（05）：690-695.
[36] 李天舒．媒体传播对医患关系影响研究[J]．西部广播电视，2013（08）：16+18.
[37] 王安富．论过度医疗侵权行为及其法律规制[J]．法学论坛，2012，27（04）：138-145.

[38] 宋苗. 健康传播视域下医患冲突的原因及解决策略[D]. 济南：山东师范大学，2016.
[39] 刘平. 医患沟通与医患沟通现状及促进策略的综述[D]. 重庆：重庆医科大学，2014.
[40] 秦雅静. 医疗侵权举证责任分配制度研究[D]. 成都：西南财经大学，2014.
[41] 卢霄雯. 医患关系管理中的问题及对策研究：以S公立医院为例[D]. 济南：山东大学，2015.
[42] 李爽. 新医改背景下医患关系伦理失范的思考[D]. 锦州：锦州医科大学，2017.
[43] 蒋文峰. 我国医药卫生体制改革中的政府职能转变研究[D]. 北京：中央财经大学，2017.
[44] 韩思娜. 构建和谐医患关系中政府责任问题研究：以青海省为例[D]. 西安：陕西师范大学，2019.
[45] 贺红权. 中国医药卫生体制深化改革研究[D]. 重庆：重庆大学，2012.
[46] 邓绍希. 医患冲突中的信息不对称问题研究[D]. 成都：成都理工大学，2016.
[47] 阳欣哲. 媒体传播对医患关系影响研究[D]. 上海：上海交通大学，2012.
[48] 徐小玲. 影响医患关系的结构性因素：以对H医院医患关系的调查为例[D]. 沈阳：沈阳师范大学，2012.
[49] 叶莉华. 医患沟通过程现状及其影响因素研究[D]. 长沙：中南大学，2012.
[50] 耿华昌. 医患关系的法律调整：以构建和谐医患关系为中心的研究[D]. 镇江：江苏大学，2008.